城镇市容环境卫生建设标准汇编

垃圾处理处置卷

（第二版）

中国标准出版社　编

中国标准出版社

北　京

图书在版编目(CIP)数据

城镇市容环境卫生建设标准汇编. 垃圾处理处置卷/中国标准出版社编. —2版. —北京:中国标准出版社,2021.12

ISBN 978-7-5066-9877-1

Ⅰ.①城… Ⅱ.①中… Ⅲ.①城市卫生—环境卫生—卫生管理—标准—汇编—中国②城市—垃圾处理—标准—汇编—中国 Ⅳ.①R126-65②X799.305-65

中国版本图书馆CIP数据核字(2021)第224153号

中国标准出版社出版发行
北京市朝阳区和平里西街甲2号(100029)
北京市西城区三里河北街16号(100045)
网址 www.spc.net.cn
总编室:(010)68533533 发行中心:(010)51780238
读者服务部:(010)68523946
中国标准出版社秦皇岛印刷厂印刷
各地新华书店经销

*

开本 880×1230 1/16 印张 19.5 字数 582 千字
2021年12月第二版 2021年12月第二次印刷

*

定价 120.00 元

前　言

随着我国城镇建设事业的发展，城镇市容环境卫生行业标准化工作取得了很大成绩。标准的技术水平不断提高，标准的数量不断增多。标准覆盖固体废弃物投放、收集、运输、处理处置生命周期中的规划、设计、运行监管和评价全过程，以及城镇市容景观的规划、设计和管理。初步形成了先进的、系统的、具有较强操作性的国家标准和行业标准体系。为了便于更多的城镇市容环境卫生行业的科研、设计、建设和运行工作者们更好地了解标准、使用标准、贯彻标准，我们再次组织出版《城镇市容环境卫生建设标准汇编》。全书共分为以下两卷。

——垃圾处理处置卷。包含3部分标准内容：(1)垃圾处理处置设备标准；(2)生活垃圾填埋标准；(3)生活垃圾焚烧技术规范、产品标准。

——垃圾分类、检测和收集转运卷。包含3部分标准内容：(1)垃圾处理基础及通用标准；(2)生活垃圾监测标准；(3)生活垃圾收集转运标准。

本汇编为垃圾处理处置卷，收录了截至2021年10月底之前国家相关部门批准发布的各类城镇市容环境卫生国家标准和行业标准。本汇编包括的标准，由于出版年代的不同，其格式、计量单位乃至技术术语不尽相同。这次汇编时只对原标准中技术内容上的错误以及其他明显不妥之处做了更正。

编　者

2021年10月

目　录

一、垃圾处理处置设备标准

GB/T 24454—2009　塑料垃圾袋 …… 3
GB/T 28739—2012　餐饮业餐厨废弃物处理与利用设备 …… 15
GB/T 28797—2012　室内塑料垃圾桶 …… 23
GB/T 28018—2011　生物分解塑料垃圾袋 …… 31
GB/T 29151—2012　城镇粪便消纳站 …… 39
GB/T 33758—2017　碟管式膜处理设备 …… 47
CJ/T 279—2008　生活垃圾渗滤液碟管式反渗透处理设备 …… 61
CJ/T 460—2014　垃圾滚筒筛 …… 71

二、生活垃圾填埋标准

GB/T 25179—2010　生活垃圾填埋场稳定化场地利用技术要求 …… 87
GB/T 27871—2011　垃圾填埋压实机 …… 93
GB/T 29150—2012　垃圾卫生填埋场封场恢复植被生产线 …… 107
CJ/T 234—2006　垃圾填埋场用高密度聚乙烯土工膜 …… 115
CJ/T 276—2008　垃圾填埋场用线性低密度聚乙烯土工膜 …… 149
CJ/T 371—2011　垃圾填埋场用高密度聚乙烯管材 …… 167
CJ/T 430—2013　垃圾填埋场用非织造土工布 …… 179
CJ/T 436—2013　垃圾填埋场用土工网垫 …… 187
CJ/T 437—2013　垃圾填埋场用土工滤网 …… 197
CJ/T 452—2014　垃圾填埋场用土工排水网 …… 207

三、生活垃圾焚烧技术规范、产品标准

GB/T 18750—2008　生活垃圾焚烧炉及余热锅炉 …… 221
GB/T 25032—2010　生活垃圾焚烧炉渣集料 …… 233
GB/T 29152—2012　垃圾焚烧尾气处理设备 …… 245
GB/T 34552—2017　生活垃圾流化床焚烧锅炉 …… 261
GB/T 35170—2017　水泥窑协同处置的生活垃圾预处理可燃物 …… 270
GB/T 35251—2017　垃圾裂化焚烧装置 …… 279
CJ/T 432—2013　生活垃圾焚烧厂垃圾抓斗起重机技术要求 …… 293

广告明细

一、垃圾处理处置设备标准

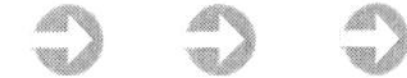

ICS 83.140.01
Y 28

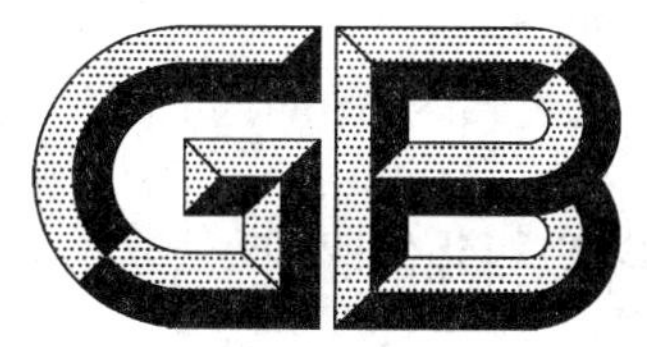

中华人民共和国国家标准

GB/T 24454—2009

塑料垃圾袋

Plastic refuse sack

2009-10-15 发布　　　　2010-03-01 实施

中华人民共和国国家质量监督检验检疫总局
中国国家标准化管理委员会
发布

前　言

本标准由中国轻工业联合会提出。

本标准由全国塑料制品标准化技术委员会(SAC/TC 48)归口。

本标准起草单位:浙江华发生态科技有限公司、惠州俊豪塑料发展有限公司、深圳市万达杰塑料制品有限公司、深圳市正旺塑胶制品有限公司、深圳市佳发塑料制品有限公司、轻工业塑料加工应用研究所、国家塑料制品质量监督检验中心(北京)。

本标准主要起草人:翁云宣、沈华峰、丁炎君、陈家琪、陈倩、苏俊铭、魏文昌、张坚洪、郑洪标、王洪星。

塑 料 垃 圾 袋

1 范围

本标准规定了塑料垃圾袋的要求、试验方法、检验规则及标志、包装、运输、贮存。

本标准适用于以树脂为主要原料生产的薄膜、经热合或粘合等制袋工艺加工制得的塑料垃圾袋。

2 规范性引用文件

下列文件中的条款通过本标准的引用而成为本标准的条款。凡是注日期的引用文件，其随后所有的修改单(不包括勘误的内容)或修订版均不适用于本标准，然而，鼓励根据本标准达成协议的各方研究是否可使用这些文件的最新版本。凡是不注日期的引用文件，其最新版本适用于本标准。

GB/T 1040.3—2006 塑料 拉伸性能的测定 第3部分:薄膜和薄片的试验条件(ISO 527-3:1995,IDT)

GB/T 2828.1—2003 计数抽样检验程序 第1部分:按接收质量限(AQL)检索的逐批检验抽样计划(ISO 2859-1:1999,IDT)

GB/T 2918—1998 塑料试样状态调节和试验的标准环境(idt ISO 291:1997)

GB/T 6672—2001 塑料薄膜与薄片厚度测定 机械测量法(idt ISO 4593:1993)

3 分类

按照用途，可以分为垃圾无分类收集垃圾袋和生活垃圾分类收集垃圾袋。

按照形状，垃圾袋可分为标准塑料垃圾袋、拉紧塑料垃圾袋、四耳塑料垃圾袋、两耳塑料垃圾袋和折叠塑料垃圾袋，各类垃圾袋示意简图见图1。

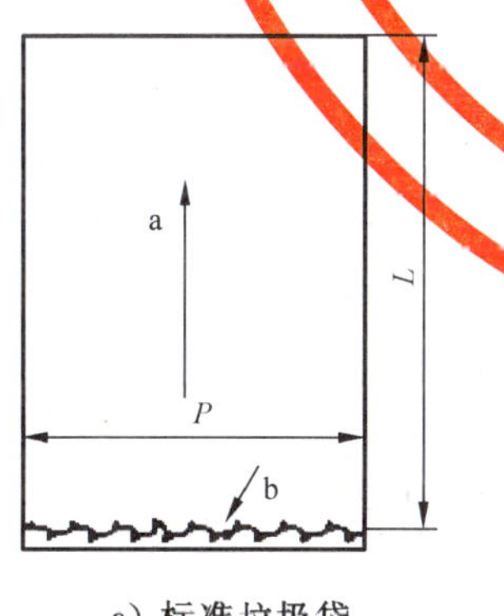

a) 标准垃圾袋

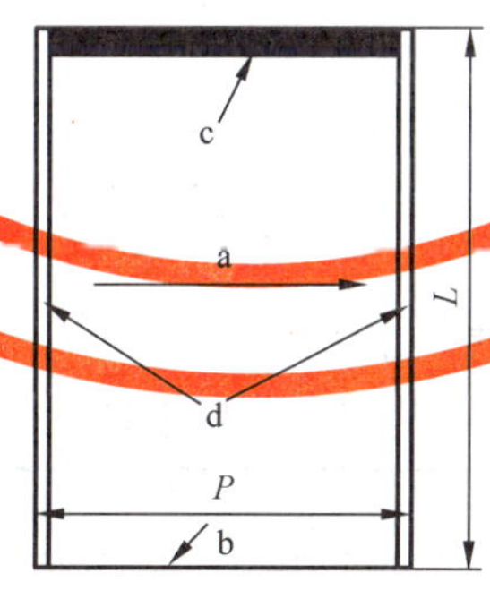

b) 绳拉紧垃圾袋

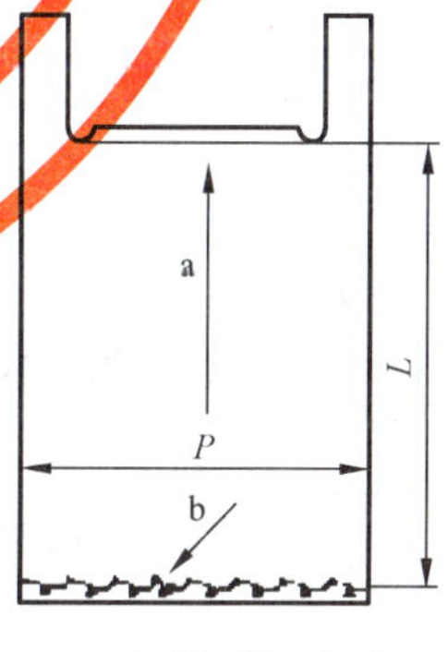

c) 两耳塑料垃圾袋

a——纵向；
b——袋底；
c——拉紧处；
d——密封边。

图1 塑料垃圾袋示意简图

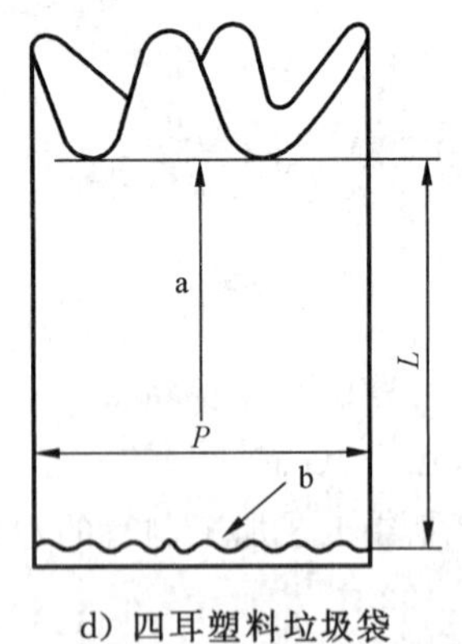

d) 四耳塑料垃圾袋

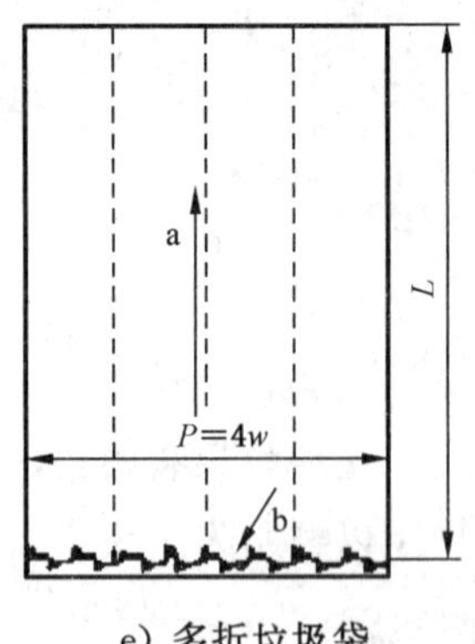

e) 多折垃圾袋

图 1（续）

4 标识

标识由标记和安全警示性文字组成。

塑料垃圾袋的标记由垃圾袋名称、标准代号和顺序号、材质、规格尺寸（标称有效长度 L、标称有效宽度 w 和标称厚度 e_0）、标称承重组成。

示例：标准垃圾袋 GB/T 24454>PE<600 mm×800 mm×0.030 mm 4 kg

"为了避免和防止窒息等危险，请远离婴幼儿！"

5 要求

5.1 尺寸偏差

5.1.1 厚度及偏差

塑料垃圾袋的厚度极限偏差及平均偏差应符合表 1 的规定。

表 1 厚度偏差

标称厚度(e_n)/mm	厚度极限偏差/mm	厚度平均偏差/%
$0.010 \leqslant e < 0.020$	±0.005	±15
$0.020 \leqslant e < 0.030$	±0.006	±10
$0.030 \leqslant e < 0.040$	±0.008	±9
$e \geqslant 0.040$	±0.010	±9

5.1.2 有效宽度偏差

塑料垃圾袋的有效宽度偏差应符合表 2 的规定。

表 2 宽度偏差

单位为毫米

标称有效宽度(P)	极限偏差
$P \leqslant 400$	$^{+20}_{-0.025 \times P}$
$400 < P < 700$	$^{+25}_{-0.025 \times P}$
$P \geqslant 700$	$^{+30}_{-0.025 \times P}$

5.1.3 有效长度偏差

塑料垃圾袋的有效长度偏差应符合表 3 的规定。

表 3 长度偏差

单位为毫米

标称有效长度(L)	极限偏差
$L \leqslant 500$	$+15$ $-0.025 \times L$
$500 < L < 1\ 100$	$+20$ $-0.025 \times L$
$L \geqslant 1\ 100$	$+25$ $-0.025 \times L$

5.2 感官

5.2.1 异嗅

塑料垃圾袋不应有明显异嗅。

5.2.2 外观

袋膜应均匀、平整,不应存在有碍使用的气泡、穿孔。不应存在有碍使用的鱼眼僵块、丝纹、挂料线等瑕疵。

5.3 物理力学性能

5.3.1 抗渗漏性能

试验五个样品,五个样品均不应漏水。

5.3.2 跌落性能

30 个垃圾袋样品试验后,不破裂样品数大于等于 27 个。

5.4 绳拉紧垃圾袋抗提性能

5.4.1 拉紧绳拉伸力

拉紧绳拉伸力应大于等于 40 N。

5.4.2 提吊试验

10 个垃圾袋样品试验后,不破裂样品数大于等于 9 个。

6 试验方法

6.1 取样

从塑料垃圾袋上取足够数量的试样进行试验。

6.2 试样状态调节和试验的环境

按 GB/T 2918—1998 中规定的标准环境(温度 23 ℃±2 ℃,湿度 50%±10%)进行,并在此条件下进行试验。状态调节时间应不小于 4 h。

6.3 厚度偏差

将塑料垃圾袋打开,将其剖开后,单面铺开,用测厚仪测量单面薄膜厚度。按 GB/T 6672—2001 的规定进行测量,沿塑料垃圾袋的宽度方向均匀测量 8 点,将记录的数据按式(1)、式(2)计算厚度极限偏差和厚度平均偏差。塑料垃圾袋有压花或压纹时,应将压花或压纹平整地压平后测定压平处厚度。

$$\Delta e = e_{\min或\max} - e_0 \qquad \cdots\cdots(1)$$

式中:

Δe——厚度极限偏差,单位为毫米(mm);

$e_{\min或\max}$——实测最小或最大厚度,单位为毫米(mm);

e_0——标称厚度,单位为毫米(mm)。

$$\Delta\bar{e} = \frac{\bar{e} - e_0}{e_0} \times 100 \qquad \cdots\cdots(2)$$

式中：

$\Delta\bar{e}$——厚度平均偏差，用%表示；

$\bar{e}$——平均厚度，单位为毫米(mm)；

e_0——标称厚度，单位为毫米(mm)。

6.4 有效宽度和长度偏差

将塑料垃圾袋平整地铺在水平面上(有折边时将折边打开)，用刻度分度为 1 mm 的直尺，分别沿样品长度和宽度方向以相等间隔测量塑料袋有效使用面积内的宽度和长度，至少测量 4 次。

将记录的数据按式(3)计算宽度极限偏差：

$$\Delta P = P_{\text{min或max}} - P_0 \qquad \cdots\cdots(3)$$

式中：

ΔP——宽度极限偏差，单位为毫米(mm)；

$P_{\text{min或max}}$——实测最小或最大宽度，单位为毫米(mm)；

P_0——标称宽度，单位为毫米(mm)。

按式(4)计算长度极限偏差：

$$\Delta L = L_{\text{min或max}} - L_0 \qquad \cdots\cdots(4)$$

式中：

ΔL——长度极限偏差，单位为毫米(mm)；

$L_{\text{min或max}}$——实测最小或最大长度，单位为毫米(mm)；

L_0——标称长度，单位为毫米(mm)。

6.5 感官

6.5.1 外观

在自然光线下目测。

6.5.2 异嗅

在室内正常条件下进行。

6.6 抗渗漏性能试验

按表 4 盛装自来水后，捏紧垃圾袋口部进行悬挂(对本身粘带绳子的密封垃圾袋，不去掉绳子，直接进行此项试验)，5 min 内观察是否有泄漏。试验 5 个样品。

表 4 抗渗漏性试验

垃圾袋尺寸	$P \leqslant 520$ mm 且 $L \leqslant 700$ mm	$P > 520$ mm 或 $L > 700$ mm
自来水	3 L 或三分之二袋容量	6 L 或三分之二袋容量

6.7 跌落试验

垃圾袋按照标称尺寸装入规定负荷后，从 1.20 m±0.01 m 处跌落至平整水泥地面。试验 30 个样品。

装入袋内的负荷是由棉布袋装入 500 g 低密度聚乙烯粒子，然后将棉布袋沿整个宽度方向离开口至少 40 mm 以上处缝纫封口。封口后的袋子尺寸应为(180±10)mm×(280±10)mm。

按照表 5 规定装入负荷袋后，逐渐压出垃圾袋样品内的空气，然后用适当的密封体系进行密封。当密封体系不是垃圾袋本身一部分的时候，则在离袋口 100 mm 处进行密封，对有效宽度 P 小于等于 520 mm 的垃圾袋样品或可从离口部 50 mm 处进行密封。

表 5 跌落试验负荷选择表

有效宽度(*P*)/mm	有效长度(*L*)/mm	装入垃圾袋的负荷袋数量/个	试验负荷/g
P≤520	*L*≤600	6	3 000
520<*P*≤600	600<*L*≤800	12	6 000
600<*P*≤700	800<*L*≤900	20	10 000
P>700	*L*>900	36	18 000
注：若长宽尺寸不能同时满足负荷表的规定，负荷应按照表中规定的较大负荷选取。			

试验后用直径为 61 mm 和 38 mm 的球来试验袋子是否有破裂及裂口大小。当有效宽度 *P* 小于等于 520 mm 时，采用 38 mm 的球来观察。当有效宽度 *P* 大于等于 520 mm 时用 61 mm 的球来试验。如果球未通过裂口，则表示合格；如果通过，则表示不合格。

6.8 绳拉紧垃圾袋抗提性能

6.8.1 拉紧绳拉伸力

直接以绳子为样条，按照 GB/T 1040.3—2006 进行，试验速度 500 mm/min。试验 10 个样品，结果取平均值。

6.8.2 提吊试验

按照表 6 装入负荷。封口后提吊拉紧绳(提吊的提钩示意见图 2)，不应扭结，将负荷垃圾袋放置在设备上，如图 3，搁置垃圾袋平板应离地面有足够距离以保证垃圾袋在试验过程中不接触到地面(除垃圾袋破坏情况以外)。

将垃圾袋拉紧绳在保证无拉伸情况下悬挂上悬钩。

使平板瞬间脱落，让样品自由落下。

当出现以下情况时，判定提吊试验不合格。

a) 拉紧绳从接合处脱离垃圾袋；

b) 拉紧绳断裂或封合处破裂；

c) 悬挂处断裂。

部分提吊试验不合格示例见图 4。

试验 10 个样品。

表 6 提吊试验负荷选择表

有效宽度(*P*)/mm	有效长度(*L*)/mm	装入垃圾袋的负荷袋数量/个	试验负荷/g
P≤520	*L*≤600	6	3 000
520<*P*≤600	600<*L*≤800	12	6 000
600<*P*≤700	800<*L*≤900	20	10 000
P>700	*L*>900	30	15 000
注：如 *P* 和 *L* 不同于表中尺寸时，取最高尺寸的袋数量。			

单位为毫米

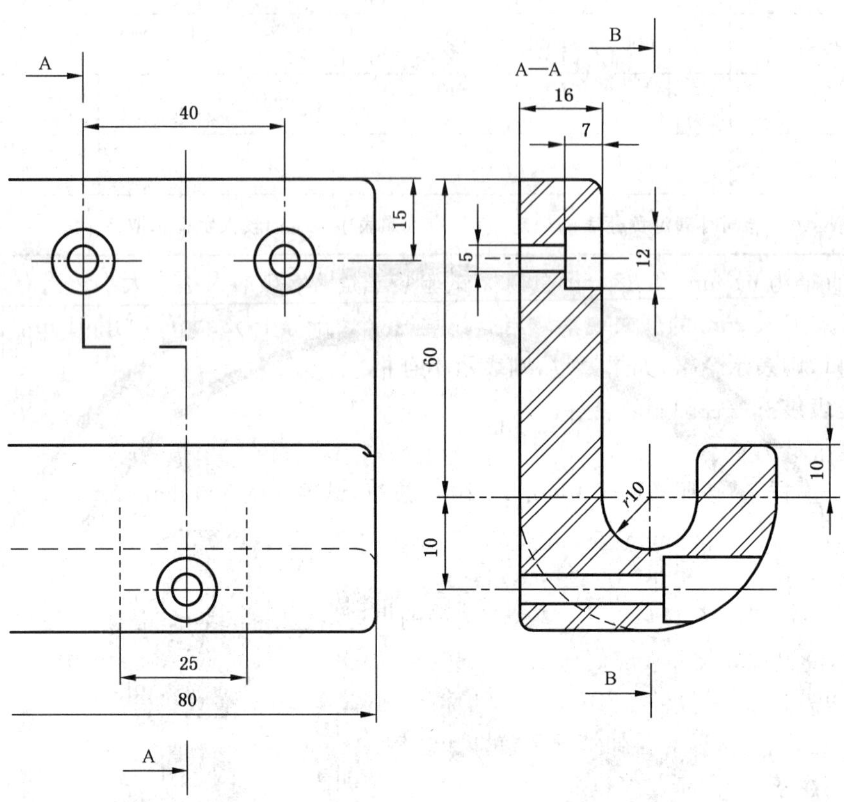

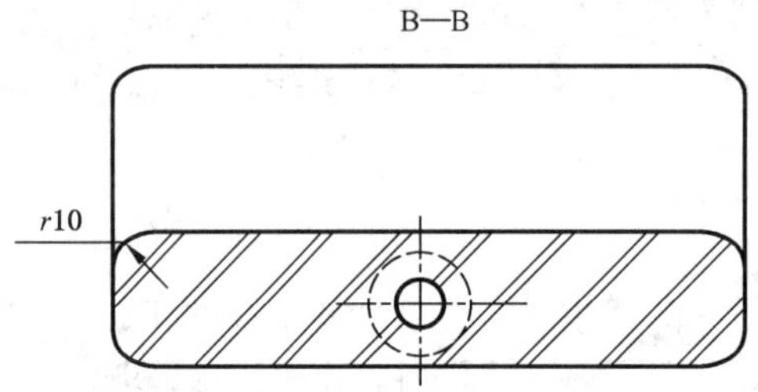

A——表示 A 剖面；
B——表示 B 剖面；
r——倒角半径。

图 2 提钩示意图

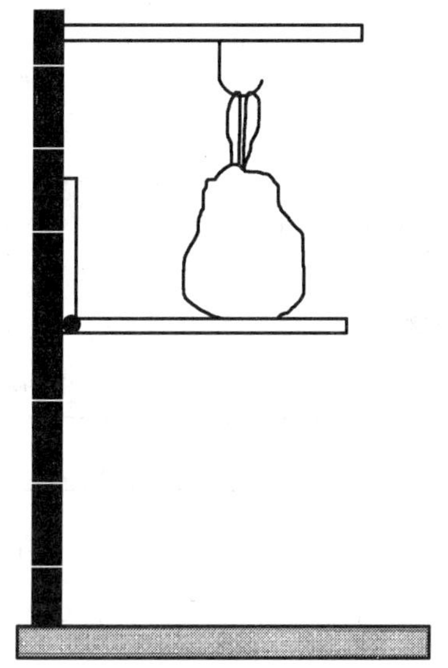

a）试验前样品未经拉伸

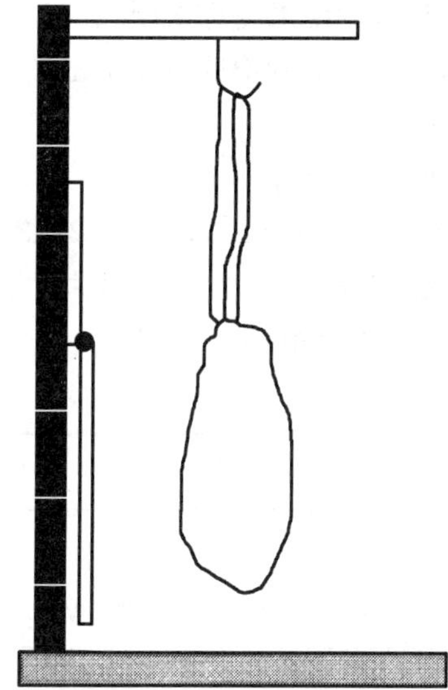

b）试验后拉紧绳无断裂，袋子保持密封，试验合格。

图3　拉紧垃圾袋提吊试验合格示意图

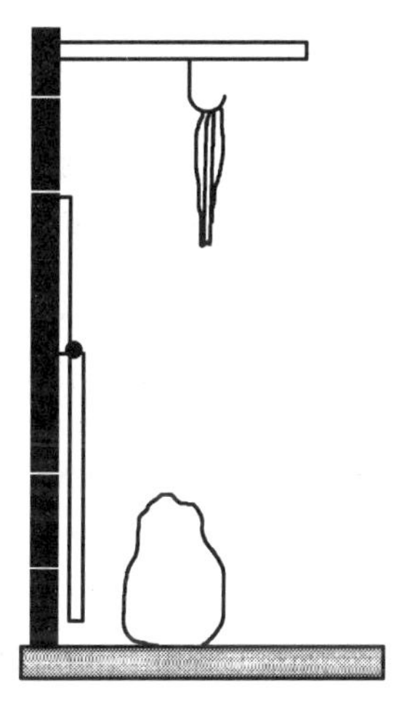

a）拉紧绳和袋脱离

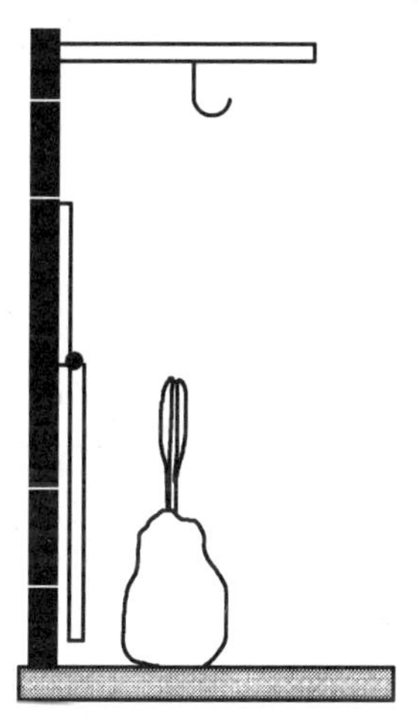

b）拉紧绳断裂

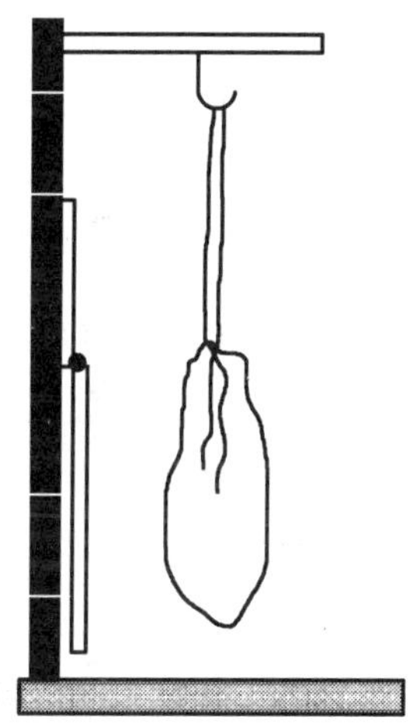

c）拉紧绳一边断裂

图4　绳拉紧垃圾袋提吊试验不合格示意图

7　检验规则

7.1　组批

产品以批为单位进行验收。同一牌号原料、同一规格、同一配方、同一工艺连续生产的产品，以不超过5 t为一批。

7.2　检验分类

7.2.1　出厂检验

出厂检验项目为外观、尺寸偏差、跌落和抗渗漏性能。

7.2.2　型式检验

型式检验项目为要求中的全部项目，有下列情况之一时应进行型式检验：

a）新产品或老产品转厂生产的试制定型鉴定；

b）正式生产后，如结构、材料、工艺有较大改变时；

c）正常生产后，每年至少一次；

d）产品停产半年后，恢复生产时；

e) 出厂检验结果与上次型式检验有较大差异时；

f) 国家质量监督检验机构提出进行型式检验要求时。

7.3 抽样方案

7.3.1 外观、尺寸偏差

出厂检验执行 GB/T 2828.1—2003 的计数抽样程序。采用检验水平(IL)为一般检验水平Ⅱ、接收质量限(AQL)为 6.5 的二次正常抽样，其批量、样本量、判定数组见表 7。每一单位包装作为一样本单位，单位包装可以是箱、捆、包、个等。试验时从每一单位包装中随机取一个袋样品检验。

表 7 抽样方案

单位为单位包装

批 量	样 本	样本大小	累计样本大小	接收数 Ac	拒收数 Re
26～50	第一 第二	5 5	5 10	0 1	2 2
51～90	第一 第二	8 8	8 16	0 3	3 4
91～150	第一 第二	13 13	13 26	1 4	3 5
151～280	第一 第二	20 20	20 40	2 6	5 7
281～500	第一 第二	32 32	32 64	3 9	6 10
501～1 200	第一 第二	50 50	50 100	5 12	9 13
1 201～3 200	第一 第二	80 80	80 160	7 18	11 19
≥3 201	第一 第二	125 125	125 250	11 26	16 27

7.3.2 抗渗漏、跌落、绳拉紧垃圾袋抗提性能

从抽取的样本中随机取足够数量样品进行。

7.4 判定规则

7.4.1 合格项的判定

7.4.1.1 尺寸偏差、感官

尺寸偏差、感官样本单位的判定按 6.1、6.2、6.3 进行。

样本单位的检验结果若符合表 7 的规定，则判标识、尺寸偏差、感官合格。

7.4.1.2 抗渗漏、跌落、绳拉紧垃圾袋抗提性能

抗渗漏、跌落、绳拉紧垃圾袋抗提性能若有不合格项目时，在原批中抽取双倍样品分别对不合格项目进行复检，复检结果全部合格则判该项合格，否则判该项不合格。

7.4.2 合格批的判定

所有检验项目检验结果全部合格，则判该批合格。

8 标志、包装、运输、贮存

8.1 标志

包装盒、袋上均应标识有：

a) 本标准编号；

b) 产品名称；

c) 产品数量；

d) 规格尺寸，有效宽度×有效长度×标称厚度，单位毫米(mm)；

e) 制造厂名；

f) 生产日期和贮存期；

g) 产品材质或种类；

h) 附有质量检验合格证。

8.2 包装

日用塑料袋一般用塑料薄膜包装或纸箱包装，也可以供需双方协商确定。

对绳拉紧垃圾袋，拉紧绳与垃圾袋分体时，其包装箱中的数目不应少于所包装垃圾袋的数量。

8.3 运输

塑料垃圾袋在运输时应防止机械碰撞及日晒雨淋，在搬运过程中要保持外包装完好。

8.4 贮存

产品应放在通风、阴凉、干燥的库房内贮存，避免阳光曝晒及雨淋，并远离污染源、热源，防潮、防鼠、防虫。应根据塑料垃圾袋性能确定合理贮存期。

ICS 13.030.40
J 88

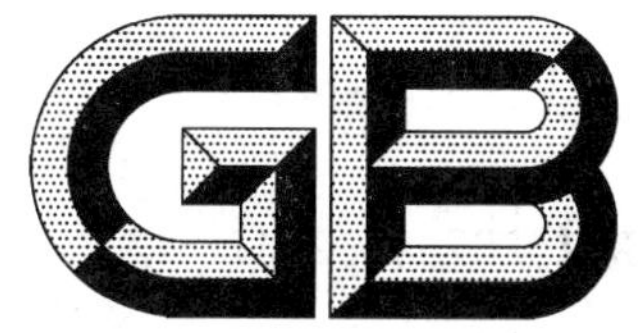

中华人民共和国国家标准

GB/T 28739—2012

餐饮业餐厨废弃物处理与利用设备

Kitchen waste treating and utilizing equipments in catering services

2012-11-05 发布　　　　2013-06-01 实施

中华人民共和国国家质量监督检验检疫总局
中国国家标准化管理委员会　发布

前　言

本标准按照GB/T 1.1—2009给出的规则起草。

本标准由中华人民共和国国家发展和改革委员会提出。

本标准由全国环保产品标准化技术委员会环境保护机械分技术委员会(SAC/TC 275/SC 1)归口。

本标准负责起草单位：中机生产力促进中心、中国农业机械化科学研究院、北京机电院高技术股份有限公司、中国包装和食品机械总公司。

本标准主要起草人：耿思增、王金武、赵传军、薛庆林、梁晓军、陈华、杨金枝。

餐饮业餐厨废弃物处理与利用设备

1 范围

本标准规定了中小型、无集中处理的餐饮业餐厨废弃物处理与利用设备的术语和定义、型号、型式和基本参数、技术要求、试验方法、检验规则、标志、包装、运输及贮存等要求。

本标准适用于餐饮业餐厨废弃物处理与利用设备(以下简称餐厨废弃物处理设备)。

本标准不适用于餐饮业餐厨/厨余废水及家庭用厨余垃圾的处理与利用设备。

2 规范性引用文件

下列文件对于本文件的应用是必不可少的。凡是注日期的引用文件,仅注日期的版本适用于本文件。凡是不注日期的引用文件,其最新版本(包括所有的修改单)适用于本文件。

GB 151 管壳式换热器

GB/T 191 包装储运图示标志

GB/T 3768 声学 声压法测定噪声源 声功率级 反射面上方采用包络测量表面的简易法

GB 5226.1—2008 机械电气安全 机械电气设备 第1部分:通用技术条件

GB 5959.1—2005 电热装置的安全 第1部分:通用要求

GB 5959.3—2008 电热装置的安全 第3部分:对感应和导电加热装置以及感应熔炼装置的特殊要求

GB 5959.6—2008 电热装置的安全 第6部分:工业微波加热设备的安全规范

GB/T 8196 机械安全 防护装置 固定式和活动式防护装置设计与制造一般要求

GB/T 9439 灰铸铁件

GB/T 9969 工业产品使用说明书 总则

GB/T 10067.1—2005 电热装置基本技术条件 第1部分:通用要求

GB/T 10067.3 电热装置基本技术条件 第3部分:感应电热装置

GB 12348—2008 工业企业厂界环境噪声排放标准

GB/T 13306 标牌

GB/T 13384 机电产品包装通用技术条件

GB 14048.5—2008 低压开关设备和控制设备 第5-1部分:控制电路电器和开关元件 机电式控制电路电器

GB 14554 恶臭污染物排放标准

GB 16297 大气污染物综合排放标准

3 术语和定义

下列术语和定义适用于本文件。

3.1

餐厨废弃物 restaurant and kitchen waste

来自餐饮企业、机关、企事业单位等厨房产生的可降解的剩余废弃物料和餐桌的剩余食物。

3.2

产出物　output products

餐厨废弃物经过餐厨废弃物处理设备无害化处理后的固型产物。

3.3

减容率　volume reduction rate

餐厨废弃物的总容积与产出物的容积之差和餐厨废弃物总容积的百分比，是评价减量型餐厨废弃物处理设备减容效果的技术指标。按式(1)计算：

$$p_V = \frac{(V - V_o)}{V} \times 100\% \quad \cdots\cdots\cdots\cdots(1)$$

式中：

p_V —— 减容率，%；

V ——餐厨废弃物总容积，单位为立方米(m^3)；

V_o —— 产出物容积，单位为立方米(m^3)。

3.4

减重率　weight reduction rate

餐厨废弃物的总质量与产出物的质量之差和餐厨废弃物总质量的百分比，是评价减量型餐厨废弃物处理设备减重效果的技术指标。按式(2)计算：

$$p_m = \frac{(m - m_o)}{m} \times 100\% \quad \cdots\cdots\cdots\cdots(2)$$

式中：

p_m —— 减重率，%；

m ——餐厨废弃物总质量，单位为千克(kg)；

m_o ——产出物质量，单位为千克(kg)。

3.5

利用率　utilization rate

可利用的产出物的质量与处理前餐厨废弃物总质量的百分比，是评价资源型餐厨废弃物处理设备产出物的利用效果的技术指标。按式(3)计算：

$$p_u = \frac{m_o}{m} \times 100\% \quad \cdots\cdots\cdots\cdots(3)$$

式中：

p_u —— 利用率，%；

m ——餐厨废弃物总质量，单位为千克(kg)；

m_o ——可利用的产出物质量，单位为千克(kg)。

3.6

出料周期　discharging cycle

一批餐厨废弃物由进料到出料的处理过程为一个出料周期。

4　型号、型式和基本参数

4.1　型号

餐厨废弃物处理设备型号应包括设备类别代号和主要技术参数。型号应反映产品的类别、系列、品种、规格、派生和改进的全部信息。型号编制规则如下：

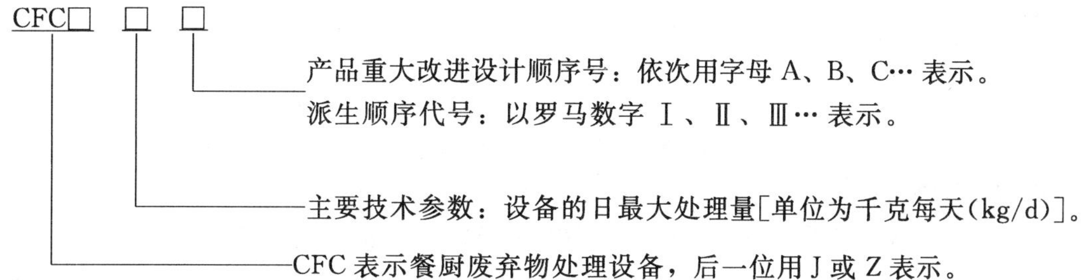

示例：

CFCJ5000 表示减量型餐厨废弃物处理设备，日最大处理量为 5 000 kg/d。

4.2 型式

4.2.1 减量型

以减容减重等减量化为目的的餐厨废弃物处理设备。用字母 J 表示。

4.2.2 资源型

以资源化利用为目的的餐厨废弃物处理设备(根据其处理后物料的不同可分为饲料型和肥料型)。用字母 Z 表示。

4.3 基本参数

4.3.1 减量型餐厨废弃物处理设备的基本参数应符合表 1 的规定。

表 1 减量型餐厨废弃物处理设备的基本参数

项目内容	基本参数
额定日处理能力/(kg/d)	100 ～10 000
减容率/%	≥ 70
减重率/%	≥ 70
使用环境温度范围/℃	5 ～ 40
运行噪声/dB(A)	<80
餐厨废弃物含水率/%	≤85
产出物含水率/%	≤15

4.3.2 资源型餐厨废弃物处理设备的基本参数应符合表 2 的规定。

表 2 资源型餐厨废弃物处理设备的基本参数

项目内容	基本参数
额定日处理能力/(kg/d)	100 ～10000
利用率/%	≥28
使用环境温度范围/℃	5 ～ 40
运行噪声/dB(A)	<80
餐厨废弃物含水率/%	≤85
产出物含水率/%	≤15

5 技术要求

5.1 餐厨废弃物处理设备应符合本标准的要求，并按经规定程序批准的图样及技术文件制造。

5.2 餐厨废弃物处理设备的铸件表面质量及缺陷应符合 GB/T 9439 的要求。

5.3 餐厨废弃物处理设备的钣金件不允许存在裂纹、起皱、飞边、明显划痕及锤击等痕迹。

5.4 餐厨废弃物处理设备的焊接件应除净焊渣、氧化皮及溅粒，焊缝应平整、光滑，不允许有虚焊、漏焊、裂纹、气孔、夹渣等影响使用性能和外观质量的缺陷存在。

5.5 餐厨废弃物处理设备的电路控制系统应安全可靠，动作准确，应符合 GB 14048.5 的要求。

5.6 餐厨废弃物处理设备的各指示和显示系统应反应灵活、显示正常，电气安全应符合 GB 5226.1 的要求。

5.7 餐厨废弃物处理设备的电源应符合 GB 5226.1—2008 中 4.3.2 的要求。

5.8 餐厨废弃物处理设备的加热装置应符合下列要求：

——采用蒸汽加热的加热装置的设计、制造、检验和验收应符合 GB 151 的要求；

——采用电加热的加热装置的技术要求应符合 GB/T 10067.1—2005 的要求；

——采用电加热的加热装置的安全性能应符合 GB 5959.1—2005 的要求；

——采用电磁感应加热的加热装置的技术要求应符合 GB/T 10067.3 的要求；

——采用电磁感应加热的加热装置的安全性能应符合 GB 5959.3 的要求；

——采用微波加热的加热装置的安全性能应符合 GB 5959.6 的要求。

5.9 餐厨废弃物处理设备运转应平稳，运动零部件的动作应灵敏、准确。

5.10 餐厨废弃物处理设备的排气管路及其各联接部位应密封可靠，无漏油、漏水、漏粉、漏气等现象。

5.11 餐厨废弃物处理设备搅拌轴与料仓连接的动密封和静密封应可靠耐用，无漏油、漏水、漏粉、漏气等现象。

5.12 料仓的进料口、出料口及其他连接部位应无漏料、漏油、漏水、漏粉等现象。

5.13 餐厨废弃物处理设备的高热部件和料仓表面应有隔热和保温装置，操作人员能够接触到的外表面温度应低于 50 ℃。

5.14 餐厨废弃物处理设备接触物料部分应采用防腐防锈材料。

5.15 操作人员接触到的外露运转件应符合 GB/T 8196 规定的安全防护要求。

5.16 气体排放应符合 GB 14554、GB 16297 的规定。

5.17 产品使用说明书应符合 GB/T 9969 的规定。

6 试验方法

6.1 试验条件

试验环境温度应不低于 5 ℃，不高于 40 ℃。

6.2 空运转试验

餐厨废弃物处理设备出厂前应进行空负荷运转试验，连续空运转时间应不少于 120 min，检查设备性能应符合 5.5、5.6、5.9、5.11 的规定。

6.3 噪声测试

在连续生产过程中，餐厨废弃物处理设备的工作噪声按 GB/T 3768 规定的方法进行测量，其噪声值应符合表 1、表 2 的规定。测试时的背景噪声应符合 GB 12348—2008 的规定。

6.4 减容率测算

减容率按 3.3 规定的公式进行测算，测算次数不少于三个出料周期，其平均值应符合表 1 的规定。

6.5 减重率测算

减重率按 3.4 规定的公式进行测算，测算次数不少于三个出料周期，其平均值应符合表 1 的规定。

6.6 利用率测算

利用率按 3.5 规定的公式进行测算，测算次数不少于三个出料周期，其平均值应符合表 2 的规定。

7 检验规则

7.1 出厂检验

7.1.1 餐厨废弃物处理设备出厂检验应逐台进行，并按 5.1、5.2、5.3、5.4、5.5、5.6、5.7、5.8、5.9、5.11、5.13、5.14、5.15 的规定进行检验。

7.1.2 出厂检验项目中若有一项不合格，产品即为不合格。

7.2 型式检验

7.2.1 餐厨废弃物处理设备有下列情况之一时应进行型式检验：

——新产品试制鉴定或转厂生产时；

——餐厨废弃物处理设备的结构、材料、工艺有较大改变时；

——餐厨废弃物处理设备长期停产后再生产时；

——国家质量监督机构提出进行型式检验要求时。

7.2.2 检验项目为 5.1、5.2、5.3、5.4、5.5、5.6、5.7、5.8、5.9、5.11、5.12、5.13、5.14、5.15 项。

7.2.3 型式检验的项目全部合格为型式检验合格。如有不合格项，应加倍抽样，对不合格项进行复检，复检仍不合格的则判定该产品型式检验不合格，其中安全性能不允许复检。

8 标志、包装、运输及贮存

8.1 每台设备应在其明显位置装设标牌，应符合 GB/T 13306 的规定。其内容包括：

——制造单位名称和地址；

——产品名称；

——商标；

——产品型号；

——制造日期；

——出厂编号、生产编号；

——产品主要参数。

8.2 在产品包装箱外表面上应有发货、包装、储运图示等标志，包装标志应符合 GB/T 191 的规定。

8.3 餐厨废弃物处理设备的包装应满足以下要求：

——餐厨废弃物处理设备如采用箱装，应符合 GB/T 13384 的要求。

——餐厨废弃物处理设备随机文件应包括：产品合格证，产品使用说明书(含设备安装图)，装箱单

(含随机备品、备件、工具清单)。

8.4 餐厨废弃物处理设备的运输应满足以下要求:

——运输时应有防雨、防震动措施。

——设备及其重量较大的电控柜等附属装置应设有便于吊运的设施,如吊孔、吊环等。

8.5 贮存场地应平整、通风,露天贮存时应有遮篷或其他防雨措施。

ICS 83.140.99
Y 28

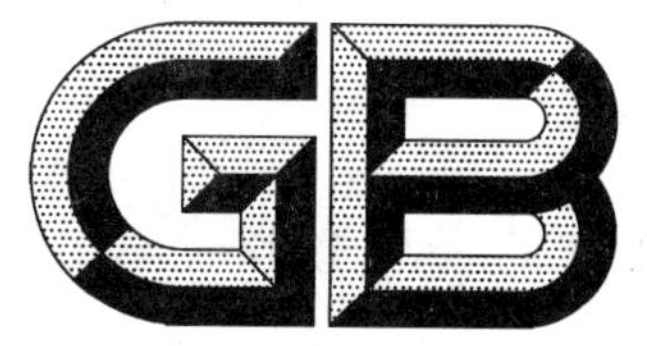

中华人民共和国国家标准

GB/T 28797—2012

室内塑料垃圾桶

Indoor plastic trash bin

2012-11-05 发布　　2013-03-01 实施

中华人民共和国国家质量监督检验检疫总局
中国国家标准化管理委员会　发布

前 言

本标准按照 GB/T 1.1—2009 给出的规则起草。

本标准由中国轻工业联合会提出。

本标准由全国塑料制品标准化技术委员会(SAC/TC 48)归口。

本标准负责起草单位:广州市振兴实业有限公司。

本标准参加起草单位:福建茶花家居塑料有限公司、广东海兴塑胶有限公司、宁波利时塑胶有限公司、轻工业塑料加工应用研究所。

本标准主要起草人:方文川、谭培均、谭权钧、万伟平、江联春、宋旭彬、赵东海、陈倩。

室内塑料垃圾桶

1 范围

本标准规定了室内塑料垃圾桶的术语和定义、分类、要求、试验方法、检验规则及标志、包装、运输和贮存。

本标准适用于家庭使用的塑料垃圾桶，也适用于办公室等室内场所使用的塑料垃圾桶。

本标准不适用镂空垃圾篓(桶)、市政垃圾桶和特种垃圾桶。

2 规范性引用文件

下列文件对于本文件的应用是必不可少的。凡是注日期的引用文件，仅注日期的版本适用于本文件。凡是不注日期的引用文件，其最新版本(包括所有的修改单)适用于本文件。

GB/T 2828.1—2003 计数抽样检验程序 第1部分：按接收质量限(AQL)检索的逐批检验抽样计划

GB/T 19095 生活垃圾分类标志

3 术语和定义

下列术语和定义适用于本文件。

3.1

室内塑料垃圾桶 Indoor plastic trash bin

能收纳和存放一定量生活垃圾的用于室内的不漏水塑料容器。

3.2

额定容积 nominal volume

室内塑料垃圾桶可使用的容积。

3.3

额定载荷 nominal load

垃圾平均密度与室内塑料垃圾桶额定容积之积(kg)，垃圾平均密度取 $0.4\times10^3\ \text{kg/m}^3$。

4 分类

4.1 室内塑料垃圾桶可分为有盖和无盖塑料垃圾桶。有盖塑料垃圾桶可分为脚踏翻盖、手动翻盖(包括摆动盖、揭盖等)。无盖垃圾桶指日常使用时无上盖、不镂空的塑料垃圾桶。

4.2 室内塑料垃圾桶也可分为有内桶和无内桶塑料垃圾桶。

5 要求

5.1 外观

室内塑料垃圾桶应无破裂，表面规整，不允许有明显波纹、划伤、杂质、气泡和熔合线。

5.2 气味

有内桶的室内塑料垃圾桶的内桶气味应不劣于4级。

5.3 容量偏差

室内塑料垃圾桶实际满装载容积与额定容积偏差应为0～5%。

5.4 物理和机械性能

5.4.1 耐温性能：－20 ℃～55 ℃平放4 h应不影响使用。

5.4.2 操作性：装配部位应配合适宜，需转动的部位应转动灵活、顺畅。

5.4.3 盛装性能：盛装40%容积的常温水，应无渗漏。

5.4.4 放置稳定性能：桶内装额定载荷PE料粒后，置于与地面呈15°倾角的水泥板面上，应不倾倒、不滑动。

5.4.5 提手强度：提手经强度试验后内桶挂耳应无损伤、挂孔距离变化±5%以内。

5.4.6 脚踏式开启上盖性能：24 h内重复开合10 000次，翻盖机构应不变形、不损坏，桶盖启闭自如。

5.4.7 内桶跌落性能：0 ℃试验样品的内桶在有盛装负荷条件下，经试验后重新注水4 h应不渗漏。

6 试验方法

6.1 外观

在一支40 W白色日光灯下，正常视力进行目测，目测距离为0.3 m。

6.2 气味

6.2.1 试验仪器

a) 具有空气循环功能的恒温测试箱，精度为±2 ℃；

b) 1 000 mL磨砂广口玻璃溶液瓶，在每次试验前应清洁并保持洁净、无任何气味状态。

6.2.2 试样准备

将塑料垃圾桶内桶进行破碎，其尺寸应小于广口瓶口径，称取100 g±1.0 g的已破碎样品。

6.2.3 试验步骤

按以下步骤测定气味：

a) 将恒温箱的温度调至80 ℃；

b) 将试样放置于1 000 mL的玻璃广口瓶内，上瓶塞后置于80 ℃恒温箱内，并保持120 min±10 min；

c) 从恒温箱中取出带试样的玻璃广口瓶，冷却至60 ℃±5 ℃后进行气味测定；

d) 由三个检验员独立测定，时间间隔不大于1 min。并按表1的规定判定气味的等级；若检验员之间的检测结果差距两个等级以上，应重新测定；

e) 采用各评分结果的算术平均值说明气味特性，评定的等级若介于两者之间，取较劣的一级。

表 1 气味等级

级 别	气味特性
1 级	不易感觉到
2 级	可感觉到,但不刺鼻
3 级	可明显感觉到,但不刺鼻
4 级	刺鼻
5 级	非常刺鼻
6 级	不可忍受

6.3 容量偏差

6.3.1 容积测量

采用注水溢流法测量试验样品的容积。

在室温下称得试验空垃圾桶质量 m_1,缓慢注水至开始溢流,再称量试验垃圾桶装水后总质量 m_2,按式(1)可计算出试验桶的有效容积。

$$V=\frac{m_2-m_1}{\rho} \qquad \cdots\cdots(1)$$

式中:

V ——垃圾桶有效容积,单位为毫升(mL);

m_1 ——空垃圾桶质量,单位为克(g);

m_2 ——垃圾桶装满水总质量,单位为克(g);

ρ ——水的密度,取 1 g/mL。

6.3.2 计算

室内塑料垃圾桶容量偏差率按式(2)计算。

$$X=\frac{V'-V}{V'}\times 100\% \qquad \cdots\cdots(2)$$

式中:

X ——垃圾桶容量偏差率,%;

V' ——垃圾桶额定容积,单位为毫升(mL);

V ——垃圾桶有效容积,单位为毫升(mL)。

6.4 耐温性能

6.4.1 低温试验

将试验样品正摆放在低温箱内,在−20 ℃±5 ℃保持 4 h,取出后在室温下平放 24 h,检查样品是否变形、是否影响使用性能。

6.4.2 高温试验

将已经通过低温试验并恢复到室温的试验样品正摆放在恒温箱内,在 55 ℃±2 ℃保持 4 h,取出后在室温下平放 24 h,检查样品是否变形、是否影响使用性能。

6.5 操作性

有开合、配合、转动的部位，按正常使用时的方式进行操作，检查是否顺畅。

6.6 盛装性能

往桶内注入40%容积的室温水，放置4 h后检查是否渗漏。

6.7 放置稳定性能

直接在试验样品的桶内盛装额定载荷的室温水后，整个试验样品置于与地面呈15°倾角的水泥板上，不倾倒、不滑动。

6.8 提手强度

在试验样品内按额定载荷装上PE料粒，然后用直径8 mm～12 mm的金属棒弯成的曲率半径40 mm的U型吊钩挂住试样提手中央部位，缓慢吊起，悬挂15 min后放下，卸去负荷，静置5 min后加以检查挂耳经强度试验后是否损伤，两个挂孔在试验前后距离变化率是否在±5%之内。

6.9 脚踏式开启上盖性能

6.9.1 试验仪器：垃圾桶自动计数开启机。

6.9.2 仪器工作原理：垃圾桶自动计数开启机的无级电机带动偏心轮，偏心轮带动拉杆上下移动，垂直拉杆上的横杆在行程内向下移动时，将垃圾桶脚踏机构踏板压至极限位置，垃圾桶上盖自动开启；拉杆向上移动，拉杆的横杆松离垃圾桶脚踏机构踏板，垃圾桶上盖自动闭合；一开一合计为开合一次。

6.9.3 试验操作：

a) 将试验样品用夹具固定在试验机的试验平台上，确保在试验过程中不发生平移；
b) 调节拉杆上下移动行程，使垂直拉杆的横杆在行程内向下移动可将垃圾桶脚踏机构踏板压至极限位置，垂直拉杆的横杆在向上移动可松离垃圾桶脚踏机构踏板；
c) 桶盖自然开、合为试验的一个重复；
d) 调节自动机频率至8次/min～20次/min，上开按下启动按钮，进行10 000次试验，中间允许有间隔，但总试验时间必须在24 h内完成；
e) 当重复了10 000次，停机，取出垃圾桶，检查脚踏翻盖机构变形、损坏情况和桶盖启闭状态。

6.10 内桶跌落试验

在试验样品内按额定载荷装上小包装聚乙烯(PE)料粒，每包聚乙烯(PE)料粒净重≤200 g，在0℃恒温保持4 h，取出后立即在桶底离水泥地板1.0 m高度自由跌落，使试验样品底部撞击在冲击板上，同一试验样品在额定载荷条件下连续自由跌落3次，试验样品重新注水后观察是否渗漏。

7 检验规则

7.1 检验分类

室内塑料垃圾桶的检验分出厂检验和型式检验。检验项目应符合表2的规定。

表 2 检验项目

检验项目	项目编号	出厂检验	型式检验
外观	5.1	√	√
气味	5.2	—	√
容量偏差	5.3	—	√
耐温性能	5.4.1	—	√
操作性	5.4.2	√	√
盛装性能	5.4.3	—	√
放置稳定性能	5.4.4	—	√
提手强度	5.4.5	—	√
脚踏式开启上盖性能	5.4.6	—	√
内桶跌落性能	5.4.7	—	√
注："√"表示需要检验，"—"表示不需要检验。			

7.1.1 组批和抽样

7.1.1.1 组批

产品以批为单位进行检验，同一规格、同一色泽、相同配方、相同生产工艺的产品为一批，每批不超过 10 000 个。

7.1.1.2 抽样方案

外观检验采用 GB/T 2828.1—2003 中 10.1 和 10.2 规定的正常检验一次抽样方案，采用一般检验水平Ⅰ类，AQL 值为 6.5，抽样数、接收数和拒收数的判定应符合表 3 的规定。如果批量数等于或小于样品数时，则执行 100% 检验。每个项目随机抽取 3 个(套)样品进行试验。

表 3 抽样数、接收数和拒收数

单位为个

批量范围	正常一次抽样，检验水平为Ⅰ；AQL=6.5		
	样本数 *n*	接收数 Ac	拒收数 Re
≤90	5	1	2
91～150	8	1	2
151～280	13	2	3
281～500	20	3	4
501～1 200	32	5	6
1 201～3 200	50	7	8
3 201～10 000	80	10	11

7.1.2 出厂检验

按表 3 的规定进行抽样，按表 2 出厂检验的规定进行检验。

7.1.3 型式检验

按表3的规定进行抽样，按表2型式检验的规定进行检验。每个项目随机抽取3个(套)样品进行试验。室内塑料垃圾桶生产有下列情况之一时，应进行型式检验：

a) 新产品投产或老产品转产的试制定型鉴定；
b) 正式生产后，如结构、材料、工艺有较大改变，可能影响产品性能时；
c) 产品长期停产后，恢复生产时；
d) 出厂检验结果与上次型式检验结果有较大差异时；
e) 国家质量监督机构提出进行型式检验时；
f) 正常生产时，每半年至少进行一次型式检验。

7.2 判定规则

7.2.1 出厂检验判定规则：按表2的规定进行出厂检验，按表3的规定进行判定。

7.2.2 型式检验判定规则：按表2的规定进行型式检验，按表3的规定进行判定。其中若有一项不合格，应在原批中抽取双倍样品复验不合格项，复验仍不合格，则判定该样品为不合格。当不合格样品数大于或等于表3规定的拒收数时，则判定该批产品不合格。

8 标志、包装、运输和贮存

8.1 标志

每个室内塑料垃圾桶应在明显位置标志以下内容：

a) 产品名称；
b) 产品额定容积或额定载荷；
c) 产品的主要材料成分；
d) 制造日期；
e) 标准代号；
f) 制造厂名、厂址及其他联系方式等；
g) 产品贮存期；
h) 敬告标志：不能用于装酸、碱、有机溶剂；
i) 其他。

8.2 垃圾分类标志

室内塑料垃圾桶如用作垃圾分类容器时，应按照GB/T 19095的规定进行标志。

8.3 包装和运输

包装和运输的方式根据产品规格、运距的不同，由供需双方商议进行包装和运输，运输中应避免与锐利物碰撞。

8.4 贮存

产品应贮存在干燥、阴凉、通风的仓库内，避免日晒雨淋、不应与有毒有害物品混放。贮存期限自生产之日起不超过六年。

ICS 83.140.01
Y 28

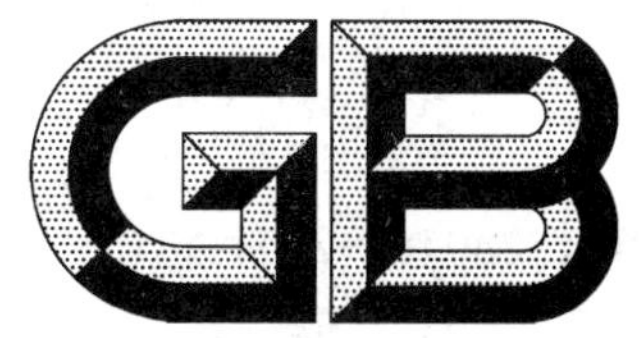

中华人民共和国国家标准

GB/T 28018—2011

生物分解塑料垃圾袋

Biodegradable plastic refuse sack

2011-10-31 发布 2012-02-01 实施

中华人民共和国国家质量监督检验检疫总局
中国国家标准化管理委员会 发布

前　言

本标准按照GB/T 1.1—2009给出的规则起草。

请注意本文件的某些内容有可能涉及专利。本文件的发布机构不应承担识别这些专利的责任。

本标准由中国轻工业联合会提出。

本标准由全国塑料制品标准化技术委员会(SAC/TC 48)归口。

本标准由轻工业塑料加工应用研究所、四川柯因达生物科技有限公司、武汉华丽环保科技有限公司、福建百事达生物材料有限公司、比澳格(南京)环保材料有限公司、浙江华发生态科技有限公司、浙江天禾生态科技有限公司、深圳市万达杰塑料制品有限公司、广东惠州俊豪塑料发展有限公司、深圳市佳发塑料制品有限公司、深圳正旺塑胶制品有限公司、重庆市联发塑料原料工业有限公司、上海心尔新材料科技股份有限公司、国家塑料制品质量监督检验中心(北京)起草。

本标准主要起草人:翁云宣、叶文彬、张先炳、余润保、陈昌平、尹晓民、裘陆军、魏文昌、苏俊铭、郑洪标、张坚洪、周久寿、王梓刚、李字义。

生物分解塑料垃圾袋

1 范围

本标准规定了生物分解塑料垃圾袋的术语和定义、分类、标识、要求、试验方法、检验规则及包装标志、包装、运输、贮存。

本标准适用于以可生物分解树脂为主要原料生产的薄膜、经热合或粘合等制袋工艺加工制得的用于盛装垃圾的塑料袋。

2 规范性引用文件

下列文件对于本文件的应用是必不可少的。凡是注日期的引用文件,仅注日期的版本适用于本文件。凡是不注日期的引用文件,其最新版本(包括所有的修改单)适用于本文件。

GB/T 2828.1—2003 计数抽样检验程序 第1部分:按接收质量限(AQL)检索的逐批检验抽样计划

GB/T 2918—1998 塑料试样状态调节和试验的标准环境

GB/T 19276.1—2003 水性培养液中材料最终需氧生物分解能力的测定 采用测定密闭呼吸计中需氧量的方法

GB/T 19276.2—2003 水性培养液中材料最终需氧生物分解能力的测定 采用测定释放的二氧化碳的方法

GB/T 19277—2003 受控堆肥条件下材料最终需氧生物分解和崩解能力的测定 采用测定释放的二氧化碳的方法

GB/T 19811—2004 在定义堆肥化条件下中试规模试验中塑料材料崩解程度的测定

GB/T 22047—2008 土壤中塑料材料最终需氧生物分解能力的测定 采用测定密闭呼吸计中需氧量或测定释放的二氧化碳的方法

GB/T 24454—2009 塑料垃圾袋

ISO 14853:2005 塑料 水性培养液中塑料材料最终厌氧生物分解率测定 采用测定释放的生物气体的方法(Plastics—Determination of the ultimate anaerobic biodegradation of plastic materials in an aqueous system—Method by measurement of biogas production)

ISO 15985:2004 塑料 高固态厌氧消化条件下最终厌氧生物分解率测定 采用测定释放的生物气体的方法(Plastics—Determination of the ultimate anaerobic biodegradation and disintegration under high-solids anaerobic-digestion conditions—Method by analysis of released biogas)

OECD 208 植物种植试验 出苗率和幼苗生长试验(Terrestrial plant test—Seedling emergence and seedling growth test)

3 术语和定义

下列术语和定义适用于本文件。

3.1

生物分解塑料垃圾袋 biodegradable plastics refuse sack

在自然界如土壤和/或沙土等条件下,和/或特定条件如堆肥化条件下或厌氧消化条件下或水性培养液中，由自然界存在的微生物作用引起降解，并最终完全被生物分解变成二氧化碳(CO_2)或/和甲烷(CH_4)、水(H_2O)及其所含元素的矿化无机盐以及新的生物质的塑料垃圾袋。

3.2

可堆肥塑料垃圾袋　compostable plastic refuse sack

一种生物分解塑料垃圾袋，可在堆肥化条件下，由于生物反应过程，可被降解和崩解，并最终完全分解成二氧化碳(CO_2)、水(H_2O)及其所含元素的矿化无机盐以及新的生物质，最后形成的堆肥的重金属含量、毒性试验、残留碎片等必须符合相关标准的规定。

3.3

相对生物分解率　relative degree of biodegradation

生物分解试验中，试样的生物分解率和参比材料的生物分解率的百分比。

4　分类

生物分解塑料垃圾袋的分类按 GB/T 24454—2009 中的第 3 章进行。

5　标识

生物分解塑料垃圾袋应标识标准编号、规格尺寸(标称有效长度 L、标称有效宽度 w 和标称厚度 e_0)、材质，并标识用途以及安全警示性文字。

注：垃圾袋还可以标识有关部门对垃圾袋用途的文字或图标等说明。

示例：生物分解塑料垃圾袋 GB/T 28018 600 mm×800 mm×0.030 mm　＞PBS＜

“为了避免和防止窒息等危险，请远离婴幼儿”

6　要求

6.1　尺寸偏差

按 GB/T 24454—2009 中的 5.1 要求。

6.2　感官

按 GB/T 24454—2009 中的 5.2 要求。

6.3　物理力学性能

6.3.1　抗渗漏性能

按 GB/T 24454—2009 中的 5.3.1 要求。

6.3.2　跌落性能

按 GB/T 24454—2009 中的 5.3.2 要求。

6.4　绳拉紧垃圾袋抗提性能

6.4.1　拉紧绳拉伸力

按 GB/T 24454—2009 中的 5.4.1 要求。

6.4.2 提吊试验

按 GB/T 24454—2009 中的 5.4.2 要求。

6.5 生物分解性能

6.5.1 生物分解率

当垃圾袋由单一组分的聚合物加工成型得到时，垃圾袋的生物分解率应≥60%。

当垃圾袋由多种组分的混合物加工成型得到时，垃圾袋成分中有机成分应≥51%，其相对生物分解率应≥90%，且垃圾袋材料中组分≥1%的各类有机成分的生物分解率应≥60%。

6.5.2 可堆肥性能

当垃圾袋宣称是可堆肥时，除满足 6.5.1 要求外，还应同时满足以下要求（仅对宣称可堆肥时有要求）：

a) 垃圾袋堆肥化条件下崩解程度应≥90%，堆肥后的熟化堆肥的生态毒性应满足 OECD 208 的要求；

b) 重金属含量应满足表 1 的规定。

表 1 可堆肥塑料垃圾袋重金属含量的要求

单位为毫克每千克

名　　称	指　　标	名　　称	指　　标
Zn	150	Cr	50
Cu	50	Mo	1
Ni	25	Se	0.75
Cd	0.5	As	5
Pb	50	F	100
Hg	0.5	Co	38

7 试验方法

7.1 取样

从生物分解塑料垃圾袋上取足够数量的试样进行试验。

7.2 试样状态调节和试验的环境

按 GB/T 2918—1998 中规定的标准环境（温度 23 ℃±2 ℃，湿度 50%±10%）进行，并在此条件下进行试验。状态调节时间应不小于 4 h。

7.3 厚度偏差

按 GB/T 24454—2009 中 6.3 进行。

7.4 有效宽度和长度偏差

按 GB/T 24454—2009 中 6.4 进行。

7.5 感官

按 GB/T 24454—2009 中 6.5 进行。

7.6 抗渗漏性能

按 GB/T 24454—2009 中 6.6 进行。

7.7 跌落性能

按 GB/T 24454—2009 中 6.7 进行。

7.8 绳拉紧垃圾袋抗提性能

按 GB/T 24454—2009 中 6.8 进行。

7.9 生物分解性能

生物分解试验可按 GB/T 19277—2003、GB/T 19276.1—2003、GB/T 19276.2—2003、GB/T 22047—2008、ISO 14853—2005、ISO 15985:2004 中的任一种方法进行。

7.10 可堆肥性能

可堆肥性能中的生物分解率按 GB/T 19277—2003 进行。

崩解率按 GB/T 19811—2004 进行，堆肥的生态毒性试验按 OECD 208 进行。

重金属含量测试时，将样品经高压系统微波消解，然后用原子吸收仪或电感耦合等离子体质谱仪等仪器测定。

8 检验规则

8.1 组批

产品以批为单位进行验收。同一牌号原料、同一规格、同一配方、同一工艺连续生产的产品，以不超过 50 万个为一批。

8.2 检验分类

8.2.1 出厂检验

出厂检验项目为外观、尺寸偏差、跌落和抗渗漏性能。

8.2.2 型式检验

型式检验项目为要求中除 6.5 要求的生物分解性能外的全部项目，有下列情况之一应进行型式检验。

a) 新产品或老产品转厂生产的试制定型鉴定；
b) 正式生产后，如结构、材料、工艺有较大改变时；
c) 正常生产后，每年至少一次；
d) 产品停产半年后，恢复生产时；
e) 出厂检验结果与上次型式检验有较大差异时；
f) 国家质量监督检验机构提出进行型式检验要求时。

8.3 抽样方案

8.3.1 标识、外观、尺寸偏差

采用 GB/T 2828.1—2003 的二次正常抽样方案。检查水平(IL)为一般检查水平 II,接收质量限(AQL)为 6.5,其样本、判定数组详见表 2。每一单位包装作为一样本单位,单位包装可以是箱、捆、包、个等。试验时从每一单位包装中随机取一个袋样品检验。

表 2 抽样方案

单位为单位包装

批 量	样 本	样本量	累计样本量	接收数 Ac	拒收数 Re
26～50	第一	5	5	0	1
	第二	5	10	1	2
51～90	第一	8	8	0	3
	第二	8	16	3	4
91～150	第一	13	13	1	3
	第二	13	26	4	5
151～280	第一	20	20	2	5
	第二	20	40	6	7
281～500	第一	32	32	3	6
	第二	32	64	9	10
501～1 200	第一	50	50	5	9
	第二	50	100	12	13
1 201～3 200	第一	80	80	7	11
	第二	80	160	18	19
≥3 201	第一	125	125	11	16
	第二	125	250	26	27

8.3.2 抗渗漏、跌落、绳拉紧垃圾袋抗提性能

从抽取的样本中随机取足够数量样品进行。

8.4 判定规则

8.4.1 合格项的判定

8.4.1.1 尺寸偏差、感官

尺寸偏差、感官样本单位的判定,按 6.1、6.2、6.3 进行。

样本单位的检验结果若符合表 2 的规定,则判标识、尺寸偏差、感官合格。

8.4.1.2 抗渗漏、跌落、绳拉紧垃圾袋抗提性能

抗渗漏、跌落、绳拉紧垃圾袋抗提性能若有不合格项目时,在原批中抽取双倍样品分别对不合格项目进行复检,复检结果全部合格则判该项合格,否则判该项不合格。

8.4.2 生物分解性能

生物分解性能若有不合格项目时,不再进行复检,判该项不合格。

8.4.3 合格批的判定

所有检验项目检验结果全部合格，则判该批合格。

9 包装标志、包装、运输、贮存

9.1 包装标志

包装应标志以下内容：

a) 本标准编号；
b) 产品名称；
c) 如果宣称可堆肥时，垃圾袋应标识可堆肥塑料垃圾袋；
d) 产品数量；
e) 规格尺寸，有效宽度×有效长度×标称厚度，单位毫米(mm)；
f) 制造厂名和厂址；
g) 生产日期和贮存期；
h) 产品材质或种类；
i) 附有质量检验合格证。

9.2 包装

生物分解塑料垃圾袋一般用塑料薄膜包装或纸箱包装，也可以供需双方协商确定。

对绳拉紧垃圾袋，拉紧绳与垃圾袋分体时，其包装箱中的数目不能少于所包装垃圾袋的数量。

9.3 运输

生物分解塑料垃圾袋在运输时，防止机械碰撞及日晒雨淋，在搬运过程中要保持外包装完好。

9.4 贮存

产品应放在通风、阴凉、干燥的库房内贮存，避免阳光曝晒及雨淋，并远离污染源、热源，防潮、防鼠、防虫。应根据生物分解塑料垃圾袋性能确定合理贮存期。

ICS 13.020
J 88

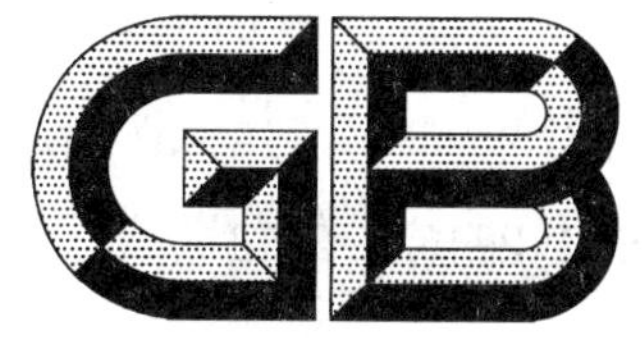

中华人民共和国国家标准

GB/T 29151—2012

城镇粪便消纳站

The plant of town night soil

2012-12-31 发布　　2013-10-01 实施

中华人民共和国国家质量监督检验检疫总局
中国国家标准化管理委员会　发布

前　言

本标准按照 GB/T 1.1—2009 给出的规则起草。

本标准由中华人民共和国国家发展和改革委员会提出。

本标准由全国环保产品标准化技术委员会环境保护机械分技术委员会(SAC/TC 275/SC 1)归口。

本标准起草单位:中机生产力促进中心、北京世纪国瑞环境工程技术有限公司、中国环保机械行业协会。

本标准主要起草人:王绍康、苏昭辉、王金武、朱霖、吴炳泉、郭宝林、王海山、孙再冉、张江、汤坤玲、李光伟、李爽。

城镇粪便消纳站

1 范围

本标准规定了城镇粪便消纳站的术语和定义、设计规模和站址选择、技术要求和检验方法、环境保护和劳动条件以及运行与维护。

本标准适用于城镇粪便消纳站等设施。

2 规范性引用文件

下列文件对于本文件的应用是必不可少的。凡是注日期的引用文件，仅注日期的版本适用于本文件。凡是不注日期的引用文件，其最新版本(包括所有的修改单)适用于本文件。

GB 4053.3 固定式工业防护栏杆安全要求 第3部分：工业防护栏杆及钢平台

GB 5226.1 机械电气安全 机械电气设备 第1部分：通用技术条件

GB 7959 粪便无害化卫生标准

GB 8172 城镇垃圾农用控制标准

GB/T 8576 复合肥料中游离水含量测定 真空烘箱法

GB 8978 污水综合排放标准

GB/T 9969 工业产品使用说明书 总则

GB 12348 工业企业厂界环境噪声排放标准

GB/T 12467.4 焊接质量要求 金属的熔化焊 基本质量要求

GB 14048.5 低压开关设备和控制设备 第5-1部分：控制电路电器和开关元件 机电式控制电路电器

GB 14554 恶臭污染物排放标准

GB 16297 大气污染物综合排放标准

GB 50028 城镇燃气设计规范

CJ/T 51 城市污水水质检验方法标准

CJJ 64 城市粪便消纳站设计规范

CJJ 86—2000 城市生活垃圾堆肥消纳站运行、维护及其安全技术规程

NY 525 有机肥料

HJ/T 55 大气污染物无组织排放监测技术导则

3 术语和定义

下列术语和定义适用于本文件。

3.1

粗渣 coarse residue

粪便中的块状物、杂(重)物等固体物。

3.2

粪液 fecal liquid

固液分离设备分离出来的液体部分。

3.3

滤液　filter liquid

经絮凝脱水处理后的液体。

3.4

絮凝脱水污泥　dewatered sludge

经絮凝脱水处理后的固体。

4　设计规模和站址选择

4.1　设计规模

设计规模按照服务区域内人均系数方法进行计算。由服务范围内人口(常住人口＋流动人口)和人均产生粪便量的乘积乘上粪便的收集率求得。计算按式(1)：

$$A = aN\,k/1\,000 \qquad \cdots\cdots(1)$$

式中：

A——设计规模,单位为吨每天(t/d)；

a——人均产生粪便量,单位为千克每人天[kg/(人·d)]；

N——服务范围内人口,单位为人；

k——收集率,%。

其中,人均产生粪便量可按照0.5 kg/(人·d)计算。

4.2　站址选择

站址的选择应符合：

a)　消纳站的建设应该符合城市总体规划；

b)　站址选择和站内布置应符合CJJ 64要求。

5　技术要求

5.1　基本要求

5.1.1　设备设计应符合本标准的要求,并按规定程序批准的图样和技术文件进行制造。设备所需的外购件必须是通过国家有关部门鉴定的定型产品。设备上的零部件、紧固件以及结构件应尽可能采用标准件。

5.1.2　设备外观应平整、光滑、色泽均匀谐调,不应有露底漆、起皱、裂纹、毛边和剥落等缺陷。

5.1.3　所有焊合件要焊接牢固可靠。安装工艺允许的现场焊接应焊缝均匀,无烧穿及焊点外溢。焊接要求应符合GB/T 12467.4的规定。

5.1.4　设备安全性应符合GB 5226.1、GB 4053.3的规定。

5.1.5　设备装配完成后各转动部件应牢固可靠、运转平稳。设备初次空运转期间应无异常声响,无卡滞,无漏油现象。

5.1.6　制造单位应提供设备使用说明书。使用说明书应符合GB/T 9969的规定。

5.1.7　消纳站处理对象为城镇粪便,不应混入其他有毒有害物质。

5.1.8　消纳站各处理设备应密闭,无漏液、漏气现象。

5.1.9　消纳站应配备计量设备。

5.2 固液分离系统

5.2.1 用于分离进站粪便中粗渣，系统应包括：与粪便运输车密闭对接装置、固液分离设备、出渣设备。

5.2.2 对接装置应具备快速对接和快速拆卸功能，并在运输车卸粪过程中无漏液。对接排放管直径大于或等于 200 mm。

5.2.3 固液分离设备应为分离、脱水一体化密闭设备，设备所有和介质接触部分的机件应为耐腐蚀材质。

5.2.4 固液分离设备应具有重物自动分拣功能，设备筛孔直径应小于或等于 20 mm。冲击处理能力大于或等于 3 m^3/min。

5.2.5 固液分离设备对 20 mm 以上的粗渣去除率应达到 100%，对 0.5 mm 以上的沉砂去除率大于或等于 90%。

5.2.6 固液分离设备应具有防缠绕功能，无泄漏现象。

5.2.7 出渣设备应为密闭、无轴螺旋型。

5.2.8 分离出的粗渣和沉砂含水率小于或等于 65%。

5.2.9 固液分离系统中每一单体装置、设备均应设有臭气收集口。

5.3 储存调节系统

5.3.1 接收储存固液分离出的粪液，具有缓冲、调节、均质供料功能的设施或装置(调节池)，系统应包括调节池(罐)、防粪液分层和结痂的动力循环搅拌装置。

5.3.2 调节池(罐)有效容积应为消纳站设计日处理规模的 100%～150%。

5.3.3 调节池(罐)应设置臭气负压收集装置，设置通风孔、液位测量装置。

5.3.4 动力循环搅拌装置应使调节池内粪液保持紊流状态，使调节池(罐)内不产生结痂和沉淀。

5.4 絮凝脱水系统

5.4.1 用于进一步分离去除粪液中悬浮物，系统设备包括：絮凝液制备装置、絮凝脱水设备、出渣设备。

5.4.2 絮凝液制备装置应为三腔自动配制设备，第三腔的絮凝液浓度应为 0.1%～0.2%。

5.4.3 絮凝脱水设备应为全密闭，并配置进料调节和设备冲洗装置。设备所有和介质接触部分机件应为耐腐蚀材质。

5.4.4 絮凝脱水设备应设有臭气收集口。

5.4.5 絮凝脱水后的滤液中悬浮物(SS)应小于 0.3%。

5.4.6 絮凝脱水污泥含水率应小于或等于 80%。

5.4.7 出渣设备应为密闭、螺旋式，并设置臭气收集口。

5.5 厌氧消化系统

5.5.1 厌氧消化用于处理粪液或进一步处理滤液，设备包括：厌氧消化反应器、沼气收集净化装置、沼气利用装置。

5.5.2 厌氧消化可采用单级或两级中温消化，单级厌氧消化温度应保持 33 ℃～35 ℃。

5.5.3 单级厌氧消化反应器(两级厌氧消化反应器中的第一级)污泥应加热并搅拌，应有防止浮渣结痂措施。

5.5.4 厌氧消化反应器内壁应采取防腐措施，外壁应采取保温措施。

5.5.5 厌氧消化反应器的总有效容积设计应符合 CJJ 64 的要求。

5.5.6 用于粪液或滤液投配、循环、加热、切换控制的设备和阀门宜集中布置。室内应设置强制通风和除臭设施。

5.5.7 沼气收集净化装置应其由脱硫装置、存贮装置、余气燃烧装置、配气管等组成。

5.5.8 沼气收集净化装置应采取防腐、防爆措施。气管、存贮装置的设计应符合 GB 50028 的规定。

5.5.9 脱硫装置应设在存贮装置前，设计应符合 CJJ 64 的要求。

5.5.10 沼气利用方式应根据粪便消纳站的实际情况进行设计。

5.6 滤液深化处理系统

5.6.1 滤液不能单独排入城镇污水消纳站时，应在城镇粪便消纳站内进行滤液深化处理，满足排放标准。

5.6.2 深化处理工艺应根据排入市政管网和排入水体的具体要求合理设计。

5.6.3 深化处理方式包括：厌氧消化、好氧微生物、物理化学方法等。

5.6.4 深化处理方式的组合形式应进行多方案比较，满足实用、经济、运行稳定的要求。

5.6.5 处理后的出水应符合 GB 8978 的要求。

5.6.6 深化处理系统产生的污泥应经过脱水后进行无害化处理。

5.7 堆肥系统

5.7.1 用于絮凝脱水污泥和其他系统产生的污泥无害化处理和资源化利用。系统包括：堆肥仓、翻堆机、通风供氧装置、辅助设备。

5.7.2 堆肥方式采用好氧动态槽式堆肥。

5.7.3 堆肥发酵温度保持在 55 ℃以上的发酵时间不应小于 5 d，一级堆肥发酵周期应不小于 10 d。

5.7.4 堆肥物料的含水率应在 55％～65％，物料粒径小于 20 mm。

5.7.5 堆肥仓内，翻堆次数每日不应大于 2 次。

5.7.6 堆肥过程中其他设计参数应符合 CJJ 86—2000 中 8.1 的规定。

5.7.7 堆肥仓应封闭，设有臭气收集装置。

5.7.8 翻堆机应运行平稳，其工作部件结构设计应利于改善料堆通风供氧，促进物料发酵腐熟和去除水分。借助液压或机械装置上下升降，工作部件可以适应不同的作业状态。

5.7.9 翻堆机运行速度和抛料距离应能满足堆肥系统的工艺要求，可配套布料设备和出料设备提高机械化作业程度。

5.7.10 通风供氧采取强制通风方式供氧。通风量依据生产试验确定。

5.7.11 堆肥产品应符合 GB 8172 和 GB 7959 的要求。

5.7.12 辅助设备应采取防腐措施，并符合 CJJ 86—2000 中第 3 章的规定。

5.8 除臭系统

5.8.1 收集处理粪便处理过程中产生的臭气。处理方式分为集中收集处理和开放空间喷洒除臭剂。系统设备包括：引风收集系统、除臭塔、雾化喷洒设备。

5.8.2 卸粪口、固液分离设备、絮凝脱水设备、出渣设备、调节池、堆肥仓等处应设置负压吸风口，采取引风集中处理。粪便处理车间、出渣间等开放空间采用雾化喷洒方式除臭。

5.8.3 引风系统应配置消声装置。

5.8.4 除臭塔采用生化、物理化学吸附方式。

5.8.5 雾化喷洒时，除臭剂的雾化粒谱直径应小于或等于 20 μm。

5.8.6 废气的排放应符合 GB 14554 和 GB 16297 的要求。

5.9 电气控制

5.9.1 控制柜及操作台宜采用集中控制与分散控制相结合的方式，便于现场操作和集中观察。控制界面应有中文操作系统。

5.9.2 电气控制设备应具备顺序启动和顺序停机、单机启动和停机及各设备连锁功能，并具有短路、过载、零电压、欠压及过压保护作用。

5.9.3 电气控制、电路控制系统应安全可靠，动作准确，应符合 GB 14048.5 的要求。

5.9.4 设备的各指示和显示系统应灵活，显示正常，电气安全应符合 GB 5226.1 的要求。

6 环境保护和劳动条件

6.1 消纳站内环境劳动保护设施设备配置应符合 CJJ 64 要求。

6.2 废气的排放应符合 GB 14554 和 GB 16297 的要求。

6.3 处理后的出水应符合 GB 8978 的要求。

6.4 噪声控制限值应符合 GB 12348 的要求。

6.5 消纳站内应设置监视、监控和有毒有害气体检测报警装置。

7 检验规则

7.1 检验在现场进行。设备进入消纳站时，应有经制造单位质量检验部门检验合格证。

7.2 进站设备的检验应按 5.1.1、5.1.2、5.1.3、5.1.4、5.1.5、5.1.6 规定的内容执行。

7.3 设备的使用功能按照第 5 章的相关要求进行检验。

7.4 以上检验有一项不合格即为设备不合格。

8 验收

8.1 检验条件

设备安装应符合产品使用说明书的有关规定，并能满足检验要求。

——供电电压偏差不应大于额定值的±10%。

——验收时物料应数量充足，能满足验收检测时的需要。

——各系统设备空载、清水运转正常。

8.2 检测方法

检测方法应满足：

——出水水质检测应按 CJ/T 51 规定的检验方法。

——粗渣和污泥含水率检测应按 GB/T 8576 规定。

——废气排放检测应按 HJ/T 55 规定的检验方法。

——堆肥产品指标测定方法应按 NY 525 规定的试验方法。

8.3 验收方法

8.3.1 水质验收检测采样点应设置在固液分离出水口、调节池内、絮凝脱水出水口、滤液深化处理出水口。

8.3.2 站界内无组织排放废气按 HJ/T 55 的要求进行采样，有组织排放的废气按 GB 14554 的要求进行采样。

8.4 验收规则

同时符合 5.6.1、第 6 章、第 7 章的要求即为合格。

ICS 13.020.40
J 88

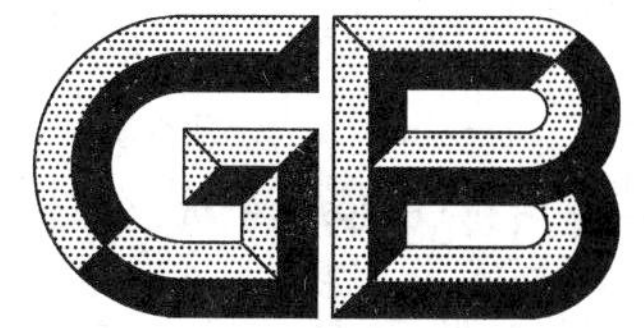

中华人民共和国国家标准

GB/T 33758—2017

碟管式膜处理设备

Disk tubular membrane equipment

2017-05-12 发布 2017-12-01 实施

中华人民共和国国家质量监督检验检疫总局
中国国家标准化管理委员会 发布

前　言

本标准按照 GB/T 1.1—2009 给出的规则起草。

本标准由中华人民共和国国家发展和改革委员会提出。

本标准由全国环保产业标准化技术委员会(SAC/TC 275)归口。

本标准起草单位:北京天地人环保科技有限公司、华中科技大学、中国市政工程中南设计研究总院有限公司、北京化工大学、沈阳市环境卫生工程设计研究院、北京北方节能环保有限公司、北京合创天地环保科技有限公司、宜兴市产品质量监督检验所。

本标准主要起草人:齐奇、饶斌、陈朱琦、罗继武、马润宇、吉崇喆、谷振华、张立娜、谢文刚、宋黎明、朱民。

碟管式膜处理设备

1 范围

本标准规定了碟管式膜处理设备的术语和定义、分类和型号、设备工作条件、设备整体性能要求、试验方法、检验规则、标志、包装、运输和贮存。

本标准适用于采用碟管式膜技术处理高浓度污水(如垃圾渗滤液、各类反渗透浓水、循环排污水等)且设计压力不超过 20 MPa 的水处理设备。

2 规范性引用文件

下列文件对于本文件的应用是必不可少的。凡是注日期的引用文件,仅注日期的版本适用于本文件。凡是不注日期的引用文件,其最新版本(包括所有的修改单)适用于本文件。

GB/T 191 包装储运图示标志

GB 5226.1 机械电气安全 机械电气设备 第1部分:通用技术条件

GB/T 7251.1 低压成套开关设备和控制设备 第1部分:总则

GB/T 9969 工业产品使用说明书 总则

GB/T 11901 水质 悬浮物的测定 重量法

GB/T 11914 水质 化学需氧量的测定 重铬酸盐法

GB/T 19866 焊接工艺规程及评定的一般原则

GB 50235 工业金属管道工程施工规范

HG/T 20520 玻璃钢/聚氯乙烯(FRP/PVC)复合管道设计规定

HJ/T 51 水质 全盐量的测定 重量法

HJ 537 水质 氨氮的测定 蒸馏-中和滴定法

SL 78 电导率的测定(电导仪法)

3 术语和定义

下列术语和定义适用于本文件。

3.1

碟管式膜组件 disk tubular membrane module

由平板膜制作的碟片状膜片以平面状态安装在管式膜壳中而构成的膜组件。

3.2

碟管式膜处理设备 disk tubular membrane equipment

由碟管式膜组件及其他配套设备构成的一套完整的膜分离设备。

注:配套设备如电控、各种仪表、管道、水泵、阀门以及化学清洗接口等。

3.3

回收率 recovery

膜处理设备产生的透过液流量与原水流量的百分比。

3.4

淤积指数　silt density index;SDI

通过对 0.45 μm 标准滤膜堵塞速率计算所得出的一项指标,是判断进水对膜污染程度的重要参数。

4　分类和型号

4.1　产品分类

按膜性能种类,产品可分为碟管式反渗透膜(DTRO)设备、碟管式纳滤膜(DTNF)设备等。

4.2　产品型号

以碟管式膜的英文字头 DT 和膜的种类、设计压力代号、原水处理能力和级数代号组合而成,见图 1。

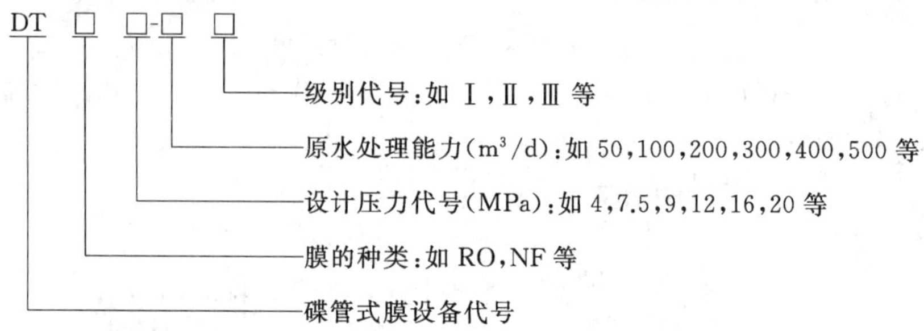

图 1　碟管式膜处理设备产品型号示意图

示例:DTRO4-50Ⅱ 表示:原水处理能力为 50 m^3/d,设计压力为 4 MPa 的两级碟管式反渗透膜处理设备。

5　设备工作条件

5.1　进水水质

为确保碟管式膜处理设备正常运行,可以对原水进行预处理或水质调整,设备进水水质应满足如下要求:

a)　pH:6～9;

b)　淤积指数(SDI_{15})≤6.5;

c)　游离氯≤0.1 mg/L;

d)　溶解性总固体(TDS)≤100 000 mg/L;

e)　化学需氧量(COD)≤35 000 mg/L;

f)　温度:5 ℃～32 ℃。

注:淤积指数测定方法参见附录 A。

5.2　设备供电

碟管式膜处理设备要求稳定不间断供电,供电方式宜为三相五线制,接地电阻应小于 4 Ω。如计划停电,应至少提前 3 h 通知现场人员,对碟管式膜处理设备进行冲洗后再关闭系统。

5.3　工作环境

碟管式膜处理设备不得安置在多尘、高温、振动的地方,宜安装于室内,避免阳光直射。环境温度低于 5 ℃时，应采取防冻措施。

6 设备整体性能要求

6.1 碟管式反渗透(DTRO)设备性能指标(见表 1)

表 1 碟管式反渗透(DTRO)设备性能指标

产品类别	脱盐率	回收率	污染物脱除率			膜片使用寿命
			化学需氧量(COD)	氨氮(NH_4^+-N)	悬浮物(SS)	
DTRO 设备	≥95%	≥50%	≥95%	≥90%	≥99%	≥3 年

6.2 碟管式纳滤(DTNF)设备性能指标(见表 2)

表 2 碟管式纳滤(DTNF)设备性能指标

产品类别	脱盐率	回收率	污染物脱除率			膜片使用寿命
			化学需氧量(COD)	氨氮(NH_4^+-N)	悬浮物(SS)	
DTNF 设备	≥80%	≥70%	≥80%	≥15%	≥99%	≥3 年

6.3 设备材质要求

6.3.1 凡与原水接触的部件材质，不得与原水产生任何有害的物理或化学反应，必要时应采取防腐及保护措施。

6.3.2 碟管式膜组件：膜片材质宜采用聚酰胺复合膜，其他部件应采用具有抗腐蚀性的不锈钢和非金属材料。不锈钢材质不低于 022Cr23Ni5Mo3N 的要求，非金属材质宜采用 FPR、POM、ABS、NBR 等材质。

6.3.3 管路：压力等级不高于 1.0 MPa，可采用 UPVC、PE 等非金属材质；压力等级高于 1.0 MPa，应采用不锈钢材质或高压橡胶软管，不锈钢材质不低于 06Cr17Ni12Mo2 的要求。

6.3.4 所有泵类的过流部件：宜采用非金属、不锈钢或合金材质，不锈钢材质不低于 06Cr17Ni12Mo2 的要求，合金材质不低于镍铝青铜的要求。

6.3.5 所有仪表的过流部件：宜采用非金属或不锈钢材质，不锈钢材质不低于 06Cr19Ni10 的要求。

6.4 设备组装和安装要求

6.4.1 碟管式膜处理设备组装应按系统组装工艺规范进行。各部件连接处均应光滑平整、严密、不渗漏。

6.4.2 管道安装应平直，走向合理，符合工艺要求，接缝紧密不渗漏，塑料管道、阀门的连接应符合 HG/T 20520 的规定，金属管道安装与焊接应符合 GB 50235 的要求。碟管式膜处理设备与外界接口宜集中布置，并应注明接口流向和名称。

6.4.3 泵的安装应平稳，且须考虑防震措施。高压泵进、出口应分别设置柔性连接。

6.4.4 碟管式膜处理设备安装时，应留有膜组件换膜、检修的空间，膜柱上方应留有不小于膜组件长度 1.2 倍的距离空间。

6.5 外观要求

6.5.1 碟管式膜处理设备应设计合理,外观结构紧凑、美观,占地面积及占用空间小。

6.5.2 碟管式膜处理设备主机架应安装牢固,焊缝平整,水平及垂直方向公差应符合设计要求,涂层应均匀、美观、牢固、无擦伤、无划痕,应符合 GB/T 19866 的要求。

6.5.3 膜壳外表面应平整、无明显缺陷,棱边无明显毛刺,耐压等级应满足工艺设计要求。

6.6 设计压力要求

碟管式膜处理设备设计压力的取值宜比浓水端的理论渗透压高 2 MPa。

6.7 膜组件保护要求

6.7.1 碟管式膜处理设备应有防止膜组件进水侧压力过高和透过液侧产生背压的保护措施。

6.7.2 碟管式膜处理设备应有防止水锤冲击的保护措施。

6.7.3 碟管式膜处理设备关机和化学清洗时,应有排出膜组件内浓缩液的保护措施。

6.8 电气控制要求

6.8.1 碟管式膜处理设备配备的仪器、仪表的量程和精度应满足设备性能的需要,接口不应有泄漏,显示部分宜集中布置。

6.8.2 自动化控制灵敏,宜配置就地触摸屏,遇故障时应能立即止动,并显示故障代码,具有自动安全保护功能。

6.8.3 电气控制柜应符合 GB/T 7251.1 的要求,防护等级应不低于 IP43,对于腐蚀性较强的环境,应有防腐措施,如设置独立的冷却系统、提高防护等级等。

6.8.4 各类电器接插件的安装应接触良好,操作盘、电机、泵及相关电气设备均应有安全保护措施,保证电气安全,均应符合 GB 5226.1 的要求。

7 试验方法

7.1 外观检验

7.1.1 应检查碟管式膜处理设备所用膜组件、泵、管道阀门、仪表等设备构件外观上是否存在明显缺陷,确认各构件规格型号、安装位置是否与设计图纸一致。

7.1.2 应检查碟管式膜处理设备外观结构是否合理,各部件连接是否符合安装要求,管道安装和走向是否合理,预留有化学清洗接口且各预留接口是否有流向和名称标识。

7.1.3 应采用测厚仪检查涂层是否均匀,是否达到设计厚度,是否存在皱纹、是否粘附颗粒杂质和明显刷痕等缺陷。

7.1.4 应采用水平仪测量主机框架,容器、泵及相应管线,其水平方向和垂直方向均应符合设计和相关标准要求。

7.2 液压试验

7.2.1 对膜组件进行压力测试,使其达到设计压力,保压 3 h,要求膜组件无渗漏。

7.2.2 管路液压试验压力应为设计压力的 1.25 倍,保压 30 min,要求管路、焊缝及各连接处均无渗漏和异常变形。

7.3 设备性能检测

7.3.1 脱盐率

碟管式膜处理设备脱盐率可采用下列两种方法之一进行计算：

a) 重量法(仲裁法)：

按照 HJ/T 51 测量原水和透过液含盐量，然后采用式(1)计算，保留 3 位有效数字：

$$R=(C_f-C_p)/C_f\times 100\% \quad \cdots\cdots(1)$$

式中：

R ——脱盐率；

C_f ——原水含盐量，单位为毫克每升(mg/L)；

C_p ——透过液含盐量，单位为毫克每升(mg/L)。

b) 电导率测定法：

按照 SL 78 测定原水电导率和透过液电导率，然后采用式(2)计算，保留 3 位有效数字：

$$R=(C_1-C_2)/C_1\times 100\% \quad \cdots\cdots(2)$$

式中：

R ——脱盐率；

C_1 ——原水电导率，单位为微西每厘米(μS/cm)；

C_2 ——透过液电导率，单位为微西每厘米(μS/cm)。

注 1：碟管式反渗透(DTRO)设备脱盐率检验测试液：根据设计原水电导率，配制相应电导率的氯化钠溶液，温度 25 ℃，pH 值 8；

注 2：碟管式纳滤(DTNF)设备脱盐率检验测试液：根据设计原水电导率，配制相应电导率的硫酸镁溶液，温度 25 ℃，pH 值 8。

7.3.2 回收率

回收率可用透过液流量、原水流量、浓缩液流量按式(3)或式(4)进行计算，保留 3 位有效数字：

$$Y=Q_p/Q_f\times 100\% \quad \cdots\cdots(3)$$

或

$$Y=Q_p/(Q_p+Q_r)\times 100\% \quad \cdots\cdots(4)$$

式中：

Y ——回收率；

Q_p ——透过液流量，单位为立方米每小时(m^3/h)；

Q_f ——原水流量，单位为立方米每小时(m^3/h)；

Q_r ——浓缩液流量，单位为立方米每小时(m^3/h)。

7.3.3 化学需氧量(COD)脱除率

按照 GB/T 11914 测定原水和透过液的化学需氧量(COD)，然后采用式(5)计算，保留 3 位有效数字：

$$E=(E_f-E_p)/E_f\times 100\% \quad \cdots\cdots(5)$$

式中：

E ——化学需氧量(COD)脱除率；

E_f ——原水化学需氧量(COD)，单位为毫克每升(mg/L)；

E_p ——透过液化学需氧量(COD)，单位为毫克每升(mg/L)。

7.3.4 氨氮(NH_4^+-N)脱除率

按照 HJ 537 测定原水和透过液的氨氮(NH_4^+-N)，氨氮(NH_4^+-N)脱除率计算方法参照 7.3.3。

7.3.5 悬浮物(SS)脱除率测定

按照 GB/T 11901 测定原水和透过液的悬浮物(SS),悬浮物(SS)脱除率计算方法参照 7.3.3。

7.4 可靠性检测

7.4.1 仪表的设置校准

按照各仪表厂商提供的仪表安装和使用说明书等相关要求,检查碟管式膜处理设备各测量仪表的量程和精度是否达到设计要求,安装是否正确合理。按照实际情况设定参数并加以校正,必要时可参照实验室经校准后的仪器仪表进行校正。

7.4.2 自动保护功能检测

调节供水泵控制阀、浓水阀,当高压泵调到最低进水压力、出水压力、最高设计压力时,检查自动保护止动的效果。必要时检查防止水锤冲击的保护措施是否有效。

7.5 运行试验

7.5.1 运行试验的前期准备包括:

a) 按照碟管式膜处理设备安装图、工艺图、电器原理图、接线图,对设备系统进行全面检查,确认其安装正确无误;

b) 在滤芯未放入保安滤器内,膜组件未与管路连接的情况下,打开电源开关,启动供水泵,对碟管式膜处理设备管路进行循环冲洗,检查系统渗漏情况,压力表及其他仪表工作情况和电气安全及接地保护是否有效,冲洗直至清洁为止;

c) 如果有预处理设备,将预处理设备冲洗干净后再将滤芯放入保安过滤器内冲洗干净,然后将膜组件与管路连接。

7.5.2 碟管式膜处理设备运行步骤:

a) 碟管式膜处理设备经试运行之后,开启总电源开关,将运行开关旋钮置于开启位置;

b) 碟管式膜处理设备开始运行,根据运行情况,供水泵开始运转,高压泵、循环泵按控制时间依次启动,系统开始升压产水,调整系统调节阀,达到设计参数,碟管式膜处理设备运行试验不宜少于 72 h;

c) 运行期间应检查供水泵、高压泵、循环泵运转是否平稳,透过液与浓缩液排放情况是否正常,自动控制是否灵敏,电气是否安全,自动保护是否可靠;

d) 按 7.3 的规定检查透过液的电导率,确定碟管式膜处理设备脱盐率、回收率、COD、NH_4^+-N、SS 脱除率是否达到要求。

7.5.3 为保证该项试验的准确性,运行试验可以在项目现场具备调试条件后进行。

8 检验规则

8.1 检验分类

碟管式膜处理设备分为出厂检验和型式检验两类。

8.2 设备出厂检验

8.2.1 每台出厂的碟管式膜处理设备均应按表 3 的检验项目及检验方法进行出厂检验。

8.2.2 判定规则:检验结果全部符合本标准对应要求条款的规定要求时,判为合格。

8.3 设备型式检验

8.3.1 碟管式膜处理设备在下列情况下，应进行型式检验：

a) 新产品和老产品转厂生产的试制定型鉴定；

b) 产品的结构、材料、工艺有较大改变，可能影响产品性能时；

c) 正常生产，每3年进行一次；

d) 连续停产2年，重新恢复生产。

8.3.2 抽样、检验与判定规则：

a) 可用在企业中经出厂检验合格的碟管式膜处理设备1台～2台作为样品进行型式检验，也可用经竣工验收合格的碟管式膜处理设备1台～2台做为样品；

b) 碟管式膜处理设备应按照表3的规定进行型式检验，检验的各项结果全部符合本标准对碟管式膜处理设备的要求时，判为合格。

表3 检验项目及检验方法

序号	检验项目	检验类别		对应的要求条款号	试验方法的条款号
		出厂检验	型式检验		
1	外观检验	√	√	6.3～6.5,6.7	7.1
2	液压检验	√	√	6.6	7.2
3	可靠性检验	√	√	6.7～6.8	7.4
4	脱盐率检测	√	√	6.1～6.2	7.3.1
5	回收率检测	√	√	6.1～6.2	7.3.2
6	化学需氧量脱除率检测	—	√	6.1～6.2	7.3.3
7	氨氮脱除率检测	—	√	6.1～6.2	7.3.4
8	悬浮物脱除率检测	—	√	6.1～6.2	7.3.5
9	运行试验	—	√	6.8	7.5

9 标志、包装、运输和贮存

9.1 标志

碟管式膜处理设备上面必须有标志牌，其内容包括：

a) 设备名称及型号；

b) 处理规模；

c) 最大操作压力，单位：MPa；

d) 设备编号；

e) 出厂日期；

f) 生产厂名称；

g) 设备总质量，单位：kg；

h) 设备尺寸(长×宽×高)；单位：mm；

i) 设备功率，单位：kW；

j) 电源电压。

9.2 包装

9.2.1 碟管式膜处理设备出厂包装时，应擦干水分，所有接头、管口、法兰面全部封住。

9.2.2 装箱前，所有仪器、仪表应加以保护。

9.2.3 碟管式膜处理设备应采用适当材料包装，适合长途转运，包装的结构和性能应符合有关规定。

9.2.4 碟管式膜处理设备包装箱内应有随机文件，包括：

a) 设备主要零部件清单；

b) 按 GB/T 9969 规定编写的设备使用说明书；

c) 设备检验合格证。

9.2.5 包装箱外应标明：

a) 品名；

b) 生产厂名称、通讯地址和电话；

c) 按 GB/T 191 规定标明的“易碎物品”“向上”“怕晒”“怕雨”“禁止翻滚”和“重心”等图示标志。

9.3 运输

碟管式膜处理设备的运输应轻装轻卸，途中不应拖拉、摔碰。

9.4 贮存

碟管式膜处理设备中已装入湿态膜的，应注满保护液贮存于干燥防冻的仓库内，并定期更换保护液。温度低于 5 ℃时须采取防冻措施。

附 录 A
（资料性附录）
淤积指数的测定

A.1 方法概述

在表压为0.21 MPa的恒定压力下，被测水样通过平均孔径为0.45 μm的标准滤膜，测量水样对标准滤膜的堵塞速率，再根据所测得的堵塞速率计算淤积指数。

A.2 仪器和材料

A.2.1 淤积指数测定仪

如图A.1所示。

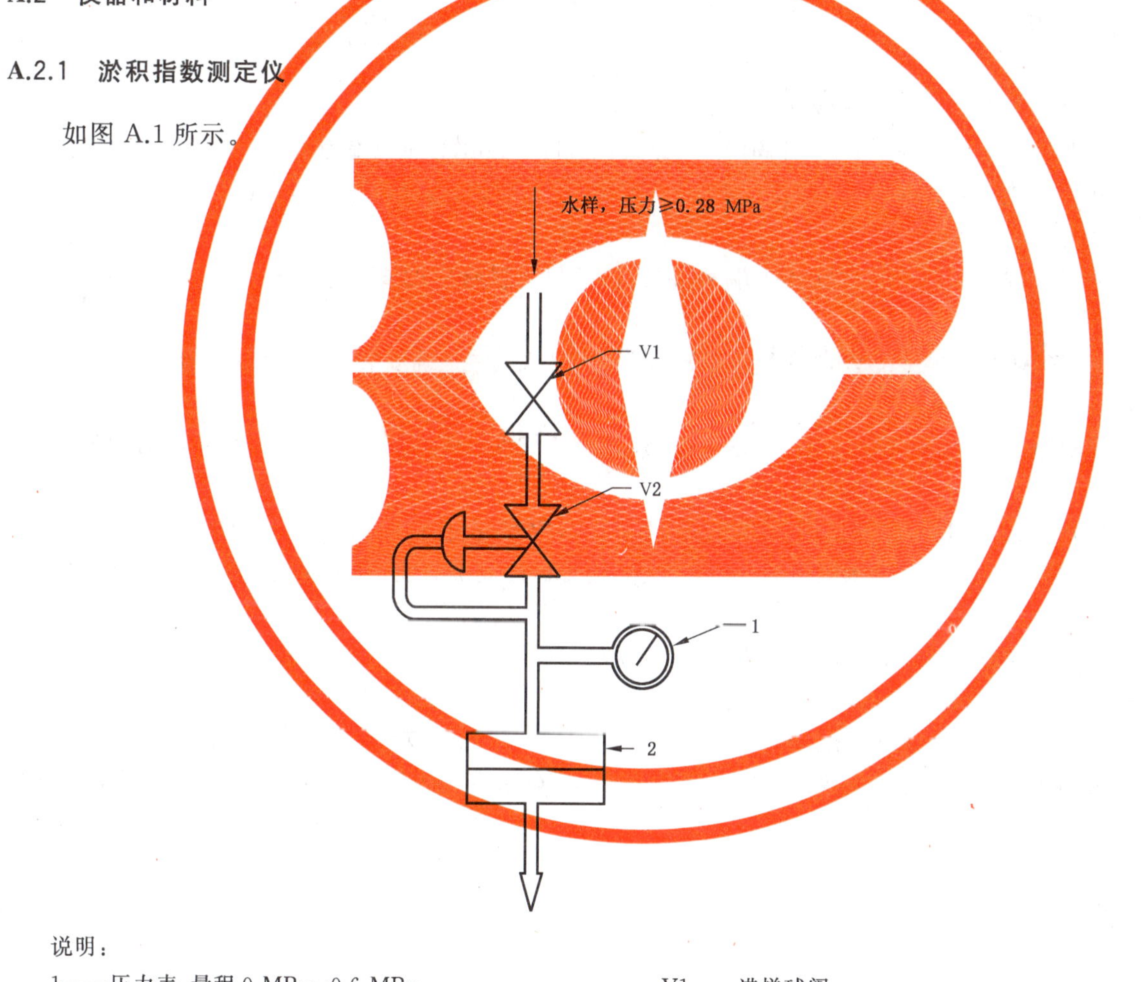

说明：

1——压力表，量程0 MPa～0.6 MPa；

2——膜过滤器组合件；

V1——进样球阀；

V2——压力调节阀，输出压力0.1 MPa～0.3 MPa。

图A.1 淤积指数测定仪

A.2.2 滤膜

A.2.2.1 材料：白色亲水性的、硝酸纤维素（50%～75%）和乙酸纤维素（MCE）混合材质。

A.2.2.2 平均孔径：0.45 μm。

A.2.2.3 直径:47 mm。

A.2.2.4 厚度:115 μm～180 μm。

A.2.3 量筒

容量 500 mL。

A.2.4 秒表

精度:0.01 s。

A.2.5 温度计

玻璃温度计,读数可精确到±1 ℃,测量范围 0 ℃～100 ℃。

A.3 测量步骤

A.3.1 按图 A.1 所示,将淤积指数测定仪各部件连接好。调节阀门 V2 使压力表指示在 0.21 MPa。

A.3.2 在未装入滤膜的情况下,打开阀门 V1 让水样通过 5 min,以冲洗各部件上残留的污染物。在此期间,检查压力表是否始终指示在 0.21 MPa±0.01 MPa 范围内,以确保阀门 V2 工作正常。

A.3.3 测定水样温度。

A.3.4 关闭阀门 V1,打开膜过滤器上端盖,用钝镊子将滤膜盒中的 0.45 μm 标准滤膜夹起并放置在内,不可用手直接触摸标准滤膜。

A.3.5 检查确认膜过滤器配套的 O 型橡胶密封圈性能良好,并正确安装到位,然后轻轻合上膜过滤器上端盖。

A.3.6 将阀门 V1 稍微打开一点点,让水样慢慢流出,以浸湿滤膜为准,以排除各部件内滞留的空气,完成后关闭阀门 V1,拧紧膜过滤器上端盖。

A.3.7 打开阀门 V1,同时在膜过滤器的下部用量筒收集透过滤膜的水样,用秒表测量初始收集 500 mL水样所需的时间。让水继续流出,若发现膜过滤器的周围有泄漏,则应更换滤膜重新进行测定。

A.3.8 从开始流出水样算起,分别在 5 min、10 min、15 min 时各收集 500 mL 水样。测试每次收集 500 mL水样所需的时间。在收集每个水样时,均需测量水温和检查压力表压力。

注意:1. 整个测试过程中的压力应始终保持在(0.21±0.01)MPa。

2. 整个测试过程中的水温应保持恒定(±1 ℃)。水温的变化会导致流速的变化 3%/℃。

A.3.9 关闭阀门 V1,将标准滤膜从膜过滤器中取出,检查滤膜周边压痕是否完整,有损坏则应重新测定,滤膜应保存好,以备将来参考。

A.4 计算

按式(A.1)计算水样的淤积指数(SDI):

$$SDI_T = \frac{P}{T} = \frac{\left[1 - \frac{t_i}{t_f}\right] \times 100}{T} \qquad \text{(A.1)}$$

式中:

P——过滤时间 T(min)后,标准滤膜的堵塞率,以%表示;

T——总过滤时间,单位为分(min),一般为 15 min,根据需要也可采用 5 min 或 10 min;

t_i——初始收集 500 mL 水所需的时间,单位为秒(s);

t_f——过滤 T 之后，再收集 500 mL 水样所需的时间，单位为秒(s)。

A.5 记录

A.5.1 淤积指数(SDI)要有下标 T，用于表示总过滤时间，如写为 SDI_5 或 SDI_{10}。如果总过滤时间为 15 min，可不注下标。

A.5.2 试验前后的水样温度。

A.5.3 试验所用 0.45 μm 标准滤膜生产厂家和商标。

ICS 91.140
P 41

中华人民共和国城镇建设行业标准

CJ/T 279—2008

生活垃圾渗滤液碟管式反渗透处理设备

Disk-Tube reverse osmosis equipment for domestic waste leachate treatment

2008-06-03 发布　　2008-10-01 实施

中华人民共和国住房和城乡建设部　发布

前　言

本标准的附录A为资料性附录。

本标准是根据碟管式反渗透渗滤液处理设备的设计和调试需要，参考GB/T 19249—2003《反渗透水处理设备》，根据碟管式反渗透渗滤液处理设备的特点而编写。

本标准由住房和城乡建设部标准定额研究所提出。

本标准由住房和城乡建设部城镇环境卫生标准技术归口单位上海市市容环境卫生管理局归口。

本标准负责起草单位：沈阳市环境卫生工程设计研究院。

本标准参加起草单位：北京天地人环保科技有限公司、瓦房店垃圾处理厂、沈阳市大辛生活垃圾处理场。

本标准主要起草人：吉崇喆、王如顺、郑晓宁、齐小力 、金志英、隋儒楠、贾晓辉、李悦。

本标准为首次发布。

生活垃圾渗滤液碟管式反渗透处理设备

1 范围

本标准规定了生活垃圾渗滤液碟管式反渗透处理设备(以下简称设备)的产品分类与型号、要求、试验方法、检验规则、标志、包装、运输及贮存。

本标准适用于采用碟管式反渗透技术处理生活垃圾渗滤液的水处理设备。

2 规范性引用文件

下列文件中的条款通过本标准的引用而成为本标准的条款。凡是注日期的引用文件,其随后所用的修改单(不包括勘误的内容)或修订版均不适用于本标准,然而,鼓励根据本标准达成协议的各方研究是否可使用这些文件的最新版本。凡是不注日期的引用文件,其最新版本适用于本标准。

GB 150　钢制压力容器

GB/T 191　包装储运图示标志

GB 7251　低压成套开关设备和控制设备

GB 9969.1　工业产品使用说明书　总则

GB/T 19249　反渗透水处理设备

GB 50205　钢结构工程施工质量验收规范

GB 50235　工业金属管道工程施工及验收规范

HJ/T 91　地表水和污水监测技术规范

HG 20520　玻璃钢/聚氯乙烯(FRP/PVC)复合管道设计规定

3 术语和定义

GB/T 19249 确立的以及下列术语和定义适用于本标准。

3.1

碟管式反渗透膜组件　disk tube reverse osmosis membrane module

由碟管式膜片、水力导流盘、O 型橡胶圈、屑形密封圈、中心拉杆和耐压套筒所组成,是专门用来处理高浓度污水的膜组件。

3.2

去除率　cleaning efficiency

表明设备对废水某一项指标的去除效率。

3.3

石英砂式过滤器　silica sand filter

滤料为石英砂,用来除去原水中悬浮物、胶体、泥砂、铁锈等的石英砂式过滤器。

3.4

芯式过滤器　cartridge filter

由过滤精度小于或等于 10 μm 的微滤滤芯构成的过滤器,装在膜柱前,对膜起保护作用。

3.5

淤塞指数(SDI_{15})　blockage index

淤塞指数是表示反渗透进水中悬浮物、胶体物质的浓度和过滤特性,是反渗透进水检测指标之一。

4 产品分类与型号

4.1 产品分类

产品分两类：

a) 常压反渗透渗滤液处理设备；

b) 高压反渗透渗滤液处理设备。

4.2 产品型号

4.2.1 产品型号以碟管式反渗透的英文字头 DTRO 和设备的类别代号、规格代号、控制方式代号和反渗透的级数代号组合而成：

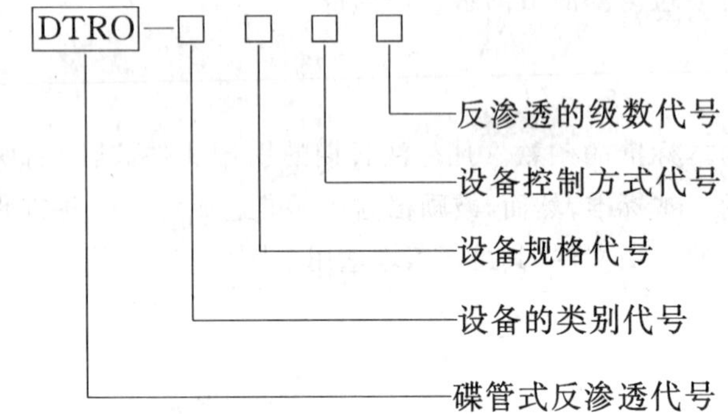

4.2.2 设备类别代号(用汉语拼音字头表示)：

C——常压反渗透渗滤液处理设备；G——高压反渗透渗滤液处理设备。

4.2.3 设备的规格代号按设备的日额定处理量[m^3/d(24 h、25℃水温计，以下同)]的不同分为以下八类(以阿拉伯数字表示)：

1——≤1.0 m^3/h (24 m^3/d)；

2——≤2.0 m^3/h(48 m^3/d)；

3——≤4.0 m^3/h(96 m^3/d)；

4——≤6.0 m^3/h(144 m^3/d)；

5——≤13.0 m^3/h(312 m^3/d)；

6——≤30.0 m^3/h(720 m^3/d)；

7——≤40.0 m^3/h(960 m^3/d)；

8——≤83.0 m^3/h(2 000 m^3/d)。

4.2.4 设备控制方式代号(以阿拉伯数字表示)：

1——连续半自动系统；2——批次全自动系统；3——批次半自动系统；4——连续全自动系统。

4.2.5 反渗透的级数代号(以阿拉伯数字表示)：

1——一级反渗透；2——二级反渗透；3——三级反渗透。

4.2.6 型号示例：

DTRO-C111 表示：用碟管式反渗透膜构成的常压一级连续半自动反渗透渗滤液处理设备，额定处理量为 24 m^3/d。

5 要求

5.1 设备的使用条件

5.1.1 为确保设备正常运行，设备的进水应满足如下要求：

a) 淤塞指数 SDI_{15}＜20；

b) 游离余氯：＜0.1 mg/L；

c) 悬浮物 SS＜1 500 mg/L；

d) 化学需氧量 CODcr＜35 000 mg/L；

e) 氨氮 NH_3-N＜2 500 mg/L；

f) 总溶解性固体 TDS＜40 000 mg/L。

5.1.2 操作温度、操作压力：

a) 操作温度：运行温度范围 5℃～45℃；当超过 45℃时应增加冷却装置，低于 5℃时应要预热装置。

b) 操作压力：根据工艺要求，常压级反渗透操作压力不应大于 7.5 MPa；高压反渗透操作压力不应大于 12.0 MPa 或 20.0 MPa。

5.1.3 为保护设备正常运行，设备要求供电方式应为三相五线制，接地电阻应小于 4 Ω。

5.2 生活垃圾渗滤液蝶管式反渗透处理设备性能指标

a) 脱盐率大于等于 97%。

b) CODcr 的去除率大于等于 96%。

c) NH_3-N 的去除率大于等于 90%。

d) 原水回收率：

——原水电导率小于等于 1 000 μS/cm，原水回收率大于等于 90%；

——原水电导率小于等于 5 000 μS/cm，原水回收率大于等于 85%；

——原水电导率小于等于 15 000 μS/cm，原水回收率大于等于 80%；

——原水电导率小于等于 20 000 μS/cm，原水回收率大于等于 75%。

原水含盐量更高时，原水回收率按具体设计。

e) 根据工艺进出水质具体要求，可采取一级碟管式反渗透设备、二级碟管式反渗透设备或三级碟管式反渗透设备。为提高原水回收率可增加高压级碟管式反渗透设备。

5.3 原材料要求

5.3.1 反渗透膜组件、泵、各种管道、仪表等设备构件，均应符合相应的标准和规范要求；

5.3.2 凡与渗滤液接触的部件的材质不应与渗滤液产生任何有害物理化学反应，必要时采取适当的防腐及有效保护措施，不应污染水质，应符合有关安全标准的要求。

高压部分采用 316 L 材质公称压力 PN 100 的不锈钢管件和阀门；低压部分采用 PN 10 的 UPVC 管件和阀门。

低压管路设计压力：PN 10；

高压管路设计压力：常压反渗透为 PN 100；高压反渗透为 PN 160 或 PN 200。

5.4 外观

5.4.1 设备应设计合理，外观结构紧凑、美观，占地面积及占用空间小。

5.4.2 设备主机架安装牢固，焊缝平整，水平及垂直方向公差应符合国家标准的要求，涂层均匀、美观、牢固、无擦伤、无划痕，符合 GB 50205 标准。

5.5 组装技术要求

5.5.1 设备组装按系统组装工艺规定进行；各部件连接处均应结构光滑平整、严密、不渗漏。

5.5.2 管道安装平直，走向合理，符合工艺要求，接缝紧密不渗漏，塑料管道、阀门的连接应符合 HG 20520规定，金属管道安装与焊接应符合 GB 50235 的要求。设备与外界接口尽量集中布置，并标明接口流向，名称和管径。

5.6 仪器仪表、自动控制、电气安全

5.6.1 设备配备的仪器、仪表的量程和精度应满足设备性能的需要，符合有关规定，接口不应有任何泄漏，显示部分集中布置。

5.6.2 自动化控制灵敏，遇故障应立即止动，具有自动安全保护功能。

5.6.3 电气控制柜应符合国家现行标准的规定，安装应便于操作，符合 GB 7251 要求。

5.6.4 各类电器接插件的安装应接触良好，操作盘、柜、机、泵及相关设备均应有安全保护措施，保证电气安全。

5.7 设备安装

设备安装见附录A。

5.8 设备清洗

设备应设有化学清洗系统或接口，采用碱性清洗剂、酸性清洗剂定期进行清洗。

6 试验方法

6.1 目测检验

6.1.1 目测外观结构是否合理，各构件联接应符合设计图纸的要求。

6.1.2 目测涂层是否均匀，是否存在皱纹、是否粘附颗粒杂质和明显刷痕等缺陷。

6.1.3 用水平仪测量主机框架，容器、泵及相应管线，其水平方向和垂直方向均应符合设计图样和相关标准要求。

6.2 设备性能测试

6.2.1 脱盐率的测定

根据需要，设备脱盐率，可采用下列两种方法之一种进行测定。

a) 重量法(仲裁法)

按HJ/T 91规定的溶解性总固体检测方法测量原水和渗透水含盐量，然后采用式(1)计算，保留三位有效数字：

$$R=\frac{C_f-C_p}{C_f}\times 100\% \qquad (1)$$

式中：

R——脱盐率，%；

C_f——原水含盐量，mg/L；

C_p——渗透水含盐量，mg/L。

b) 电导率测定法

电导率测定是用电导率仪测定原水电导和渗透水电导率，然后采用式(2)计算，保留三位有效数字：

$$R=\frac{C_1-C_2}{C_1}\times 100\% \qquad (2)$$

式中：

R——脱盐率，%；

C_1——原水电导率，μS/cm；

C_2——渗透水电导率，μS/cm。

6.2.2 原水回收率的测定

原水回收率可用渗透水流量、原水流量、浓缩水流量按式(3)或式(4)进行计算，保留三位有效数字：

$$Y=\frac{Q_p}{Q_f}\times 100\% \qquad (3)$$

或

$$Y=\frac{Q_p}{Q_p+Q_r}\times 100\% \qquad (4)$$

式中：

Y——原水回收率，%；

Q_p——渗透水流量，m^3/h；

Q_f——原水流量，m^3/h ；

Q_r——浓缩水流量，m^3/h 。

6.2.3 **化学需氧量CODcr去除率的测定**

$$E=\frac{E_f-E_p}{E_f}\times 100\% \quad \cdots\cdots(5)$$

式中：

E——去除率，%；

E_f——原水化学需氧量，mg/L；

E_p——渗透水化学需氧量，mg/L。

6.2.4 **氨氮NH_3-N的去除率**

氨氮NH_3-N的去除率计算方法与6.2.3相同。

6.3 **液压试验**

按GB 150的规定使系统试验压力为设计压力的2.5倍，但不应小于0.6 MPa；保压30 min；检验系统焊缝及各连接处有无渗漏和异常变形。试验用压力表的精度为1.5级。

6.4 **自动保护功能检测**

调节供水泵控制阀、浓水阀，当高压泵调到最低进水压力、出水压力、最高设计压力时，检查自动保护止动的效果。必要时检查防止水锤冲击的保护措施是否有效。

6.5 **运行试验**

6.5.1 **试运行**

本运行试验适用于碟管式膜。

按照设备安装图、工艺图、电器原理图、接线图，对设备系统进行全面检查，确认其安装正确无误，在微滤滤芯未放入保安滤器内，打开电源开关，启动供水泵，对反渗透系统进行循环冲洗，检查系统渗漏情况，压力表及其他仪表工作情况和电气安全及接地保护是否有效，冲洗直至清洁为止。将石英砂按设计高度装入砂滤器，手动启动供水泵将石英砂冲洗干净；将微滤滤芯放入保安过滤器的外壳内冲洗干净。

6.5.2 **运行试验**

设备经试运行之后，开启总电源开关，将运行开关旋钮置于开启位置。反渗透装置开始运行，根据运行情况，供水泵开始运转，高压泵按控制时间启动，系统开始升压产水，调整系统调节阀，达到设计参数，设备运行试验不宜少于72 h，运行期间检查供水泵、高压泵运转是否平稳，产水与排浓缩水情况是否正常，自动控制是否灵敏，电气是否安全，自动保护是否可靠。按6.2的规定检查渗透水的电导率，确定设备脱盐率、原水回收率、CODcr去除率、NH_3-N去除率是否达到要求。

6.6 **液压试验和设备脱盐率测定**

液压试验和设备脱盐率测定可在厂内进行；为保证运行试验的准确性，原水回收率、CODcr去除率、NH_3-N、SS去除率试验应在安装现场进行。

7 检验规则

7.1 设备应逐台检验。

7.2 检验分类：出厂检验。

7.3 出厂检验

7.3.1 每台出厂的设备均应按表1的规定进行目测检验、液压试验和运行试验。

表1 出厂检验

序号	检验项目	对应的要求条款号	试验方法条款号	检验方式
1	目测检验	5.3;5.4	6.1	逐台检验
2	液压试验	5.2;5.4	6.3	逐台检验
3	运行试验	5.1;5.4～5.7	6.2;6.5	逐台检验

7.3.2 判定规则:试验结果符合本标准的规定判为合格。

8 标志、包装、运输、贮存

8.1 标志

设备上面必须有标志牌,其内容包括:

a) 设备名称及型号;

b) 处理规模;

c) 最大操作压力,单位:MPa;

d) 设备编号;

e) 出厂日期;

f) 生产厂名称;

g) 设备总质量,单位:kg;

h) 设备尺寸(长×宽×高);单位:mm;

i) 设备功率,单位:kW;

j) 电源电压。

8.2 包装

8.2.1 设备出厂包装时,应擦干水分,所有接头、管口、法兰面全部封住。

8.2.2 装箱前,所有仪器、仪表应加以保护。

8.2.3 设备应采用适当材料包装,适合长途转运,包装的结构和性能应符合有关规定。

8.2.4 设备包装箱内应有随机文件,包括:

a) 设备主要零部件清单;

b) 设备使用说明书,使用说明书按 GB 9969.1 规定编写;

c) 设备检验合格证。

8.2.5 包装箱外应标明:品名、生产厂名称、通讯地址、电话,按 GB/T 191 规定标明“易碎物品”、“向上”、“怕晒”、“怕雨”、“禁止翻滚”、“重心”等图示标志。

8.3 贮存

8.3.1 设备中已装入湿态膜的,应注满保护液贮存于干燥防冻的仓库内,并定期更换保护液,避免日晒和雨淋。

8.3.2 反渗透膜、泵等主要零部件应贮存在清洁干燥的仓库内,防止受潮变质,环境温度低于4℃时应采取防冻措施。

8.4 运输

设备的运输应轻装轻卸,途中不应拖拉、摔碰。

附　录　A
（资料性附录）
设　备　安　装

A.1　泵的安装

泵安装平稳。高压泵进、出口分别设有低压保护和高压保护。检查进出口的流向与实际是否一致。对于大功率泵，注意做好减震措施。

A.2　UPVC 管路的安装

UPVC 管路宜采用承差粘接形式连接。对于粘接部分用 PVC 清洗剂擦拭后涂胶，待部分溶剂挥发而胶着性增强后，插入保持；要求胶水充满承差间隙，无针孔等缺陷。

A.3　不锈钢管路的安装

A.3.1　不锈钢管路的工程施工及验收规范符合 GB 50235。

A.3.2　焊接方式按设计要求的焊接工艺卡，焊缝表面不得出现咬边、裂纹、气孔等缺陷。

A.3.3　管路需试压，试验压力按设计要求；焊后酸洗钝化。

A.4　反渗透膜的保护系统

反渗透膜的保护系统安全可靠，必要时应有防止水锤冲击的保护措施；膜元件渗透水侧压力不得高于 0.3 MPa；设备关机时，应将膜内的浓缩水冲洗干净；停机时间超过一个月时，应注入保护液进行保护。

A.5　设备安装要求

设备应安装于室内或集装箱内。设备安装于室内时，设备四周应留有不小于膜元件长度 1.2 倍距离的空间，以满足检修的要求。设备不能安置在多尘、高温、振动的地方，避免阳光直射，环境温度低于 4℃时，应采取防冻措施。

ICS 91.040
P 53

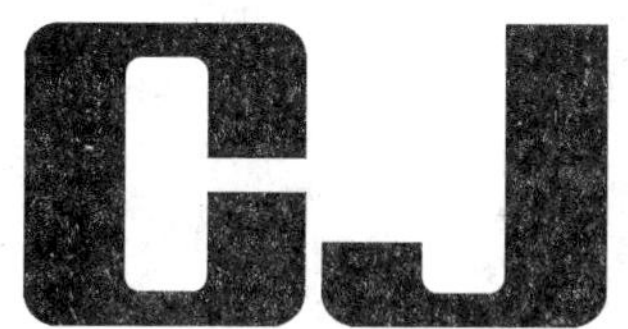

中华人民共和国城镇建设行业标准

CJ/T 460—2014
代替 CJ/T 5013.1—1995

垃 圾 滚 筒 筛

Waste trommel

2014-09-11 发布　　2015-02-01 实施

中华人民共和国住房和城乡建设部　　发 布

前　言

本标准按照 GB/T 1.1—2009 给出的规则起草。

本标准是对 CJ/T 5013.1—1995《垃圾分选机　垃圾滚筒筛》的修订，与 CJ/T 5013.1—1995 相比，主要技术变化如下：

——调整了术语和定义范围；

——修改了技术要求、试验方法、检验规则；

——增加了材料要求(见 5.3)；

——增加了结构(见 4.4)；

——增加了环境要求(见 5.5)；

——增加了可靠性要求(见 5.6)；

——增加了型式和结构方面的细节性规定；

——调整了通用技术要求。

本标准由住房和城乡建设部标准定额研究所提出。

本标准由住房和城乡建设部市容环境卫生标准化技术委员会归口。

本标准负责起草单位：上海市环境工程设计科学研究院有限公司、宜昌市固废处置管理中心、江苏三信环保设备有限公司、北京机电院高技术股份有限公司、中国科学院武汉岩土力学研究所、中国市政工程华北设计研究总院。

本标准主要起草人：熊辉、张安杰、刘婷婷、曹成运、任稚萍、张益、戴亚南、薛强、许雯佳、李江山、郭漫宇、张成波、迟向磊、朱喜、王琦、刘淑玲、靳俊平。

本标准所代替标准的历次版本发布情况为：

——CJ/T 5013.1—1995。

垃 圾 滚 筒 筛

1 范围

本标准规定了垃圾滚筒筛的术语和定义、型式和结构、要求、试验方法、检验规则以及标志、包装、运输和贮存。

本标准适用于对生活垃圾进行分选的垃圾滚筒筛。

2 规范性引用文件

下列文件对于本文件的应用是必不可少的。凡是注日期的引用文件,仅注日期的版本适用于本文件。凡是不注日期的引用文件,其最新版本(包括所有的修改单)适用于本文件。

GB/T 1184 形状和位置公差 未注公差值

GB/T 1804 一般公差 未注公差的线性和角度尺寸的公差

GB/T 3797 电气控制设备

GB 4053.3 固定式钢梯及平台安全要求 第3部分:工业防护栏杆及钢平台

GB 8350 输送链、附件和链轮

GB 12348 工业企业厂界环境噪声排放标准

GB/T 12467.3 金属材料熔焊质量要求 第3部分:一般质量要求

GB/T 13384 机电产品包装通用技术条件

GB 16754 机械安全 急停 设计原则

JB/T 5946 工程机械 涂装通用技术条件

JG/T 5050 建筑机械与设备可靠性考核通则

3 术语和定义

下列术语和定义适用于本文件。

3.1

垃圾滚筒筛 waste trommel

用于生活垃圾分选,以筒形筛面绕其中心轴线作旋转运动,完成筛分的专用设备。

3.2

筛网 sieve

采用耐磨耐腐蚀材料制成的具有均匀通孔或网格,对不同粒径垃圾具有筛分作用的部件。

3.3

破袋刀 bag broken knife

安装于滚筒筛内,可将垃圾包装物刺破,利于垃圾散落后筛分的部件。

3.4

滚筒长度 drum screen length

滚筒筛筒体的总长度。

3.5

滚筒直径　drum screen diameter

滚筒筛筒体内圈的公称直径。

3.6

滚筒倾斜度　drum screen angle

滚筒筛筒体回转轴线与水平面的夹角。

3.7

破袋率　bag broken rate

用于反映在设定工况下破袋效果的指标。

$$q=\frac{S_1-S_2}{S_1}\times 100\%$$

式中：

q ——破袋率，单位为%；

S_1——输入总袋数，单位为个；

S_2——输出未破袋数，单位为个。

3.8

筛分效率　screening efficiency

物料经筛分后，筛下物质量占进料中可筛下物质量的百分比。

$$\eta=\frac{m_1}{m_2}\times 100\%$$

式中：

η ——筛分效率，单位为%；

m_1——筛下物质量，单位为吨(t)；

m_2——进料中可筛下物质量，单位为吨(t)。

3.9

处理能力　capacity

单位时间的入筛垃圾量。

4　型式和结构

4.1　分类

滚筒筛分类如下：

a)　按筛网样式分类：编织网式、钻孔网式；

b)　按破袋特性分类：破袋式、非破袋式。

4.2　型式

滚筒筛型号由设备类别代码、型式代码、滚筒直径代码、滚筒长度代码、企业自编代码等组成，其型号如下：

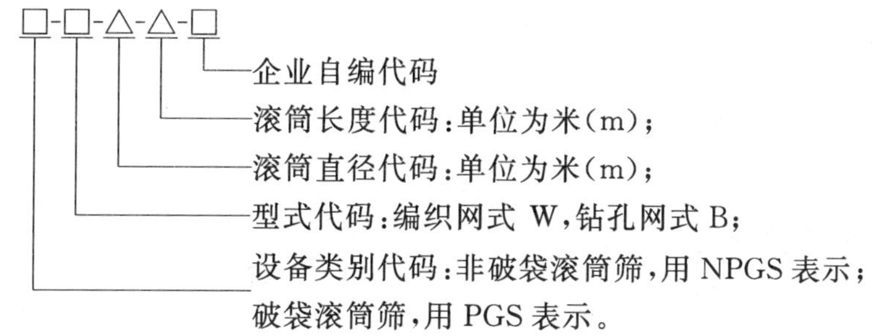

4.3 标记示例

示例 1：

滚筒直径为 1 800 mm，滚筒长度为 9 500 mm 的编织网式非破袋滚筒筛产品标记为：

NPGS-W-1.8-9.5-□

示例 2：

滚筒直径为 2 000 mm，滚筒长度为 9 000 mm 的钻孔网式破袋滚筒筛产品标记为：

PGS-B-2.0-9.0-□

4.4 结构

滚筒筛主体结构见图 1。

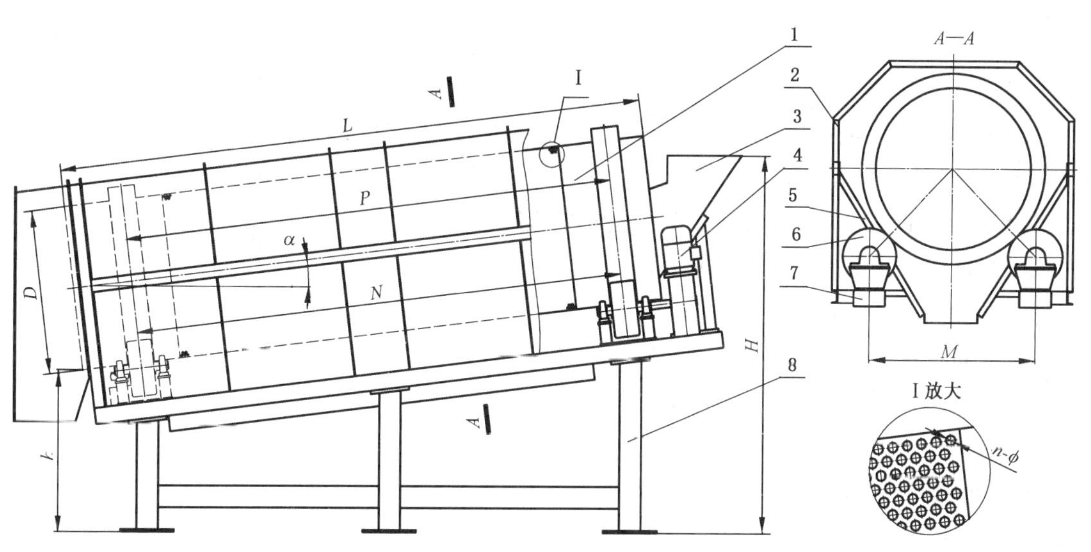

说明：

1——滚筒装置；	6——滚轮总成；	ϕ——筛孔直径；	α——滚筒倾斜度；
2——罩壳装置；	7——机架总成；	n——筛孔数量；	M——支撑轮径向中心距；
3——进料斗总成；	8——支腿总成；	P——滚圈中心距；	N——支撑轮轴向中心距。
4——驱动总成；	D——滚筒直径；	h——滚筒出料高度；	
5——落料斗；	L——滚筒长度；	H——滚筒上料高度；	

图 1 滚筒筛主体结构图

5 要求

5.1 主要技术参数要求

滚筒筛的主要参数应符合表1的规定。

表1 滚筒筛主要参数

滚筒直径 D mm	滚筒长度 L m	滚筒转速 n r/min	处理能力 w t/h	破袋率 q %	筛分效率 η %	功率 p kW
1 200	4～8	0～14.6	≥20	60～90	70～90	4.0～5.5
1 600	5～9	0～14.8	≥42			5.5～7.5
1 800	6～10	0～12.2	≥50			7.5～11.0
2 000	8～11	0～13.7	≥63			11.0～15.0
2 200	9～12	0～12.8	≥70			15.0～18.5
2 500	10～15	0～12.6	≥84			18.5～22.0

5.2 一般要求

5.2.1 所有零部件应符合 GB 8350 的规定。

5.2.2 滚筒筛几何尺寸及形位公差应符合 GB/T 1184 及 GB/T 1804 的规定。

5.2.3 滚筒筛的运转应正常、连续、平稳，不应有卡滞、干涉现象以及异常声响。

5.2.4 滚筒筛主要部件应装拆方便，维护维修简单，利于安全作业。

5.2.5 滚筒筛的各部件不应产生影响使用性能的变形。

5.2.6 涂装质量应符合 JB/T 5946 的规定。

5.2.7 焊缝质量应符合 GB/T 12467.3 的规定。

5.2.8 电气系统的设计、安装应符合 GB/T 3797 的规定。

5.2.9 控制箱(盒)的各种按钮、按键起停应准确、可靠。

5.2.10 控制系统的程序应符合工艺、安全要求。

5.2.11 控制系统应能实现变频调速。

5.2.12 滚筒筛应按照 GB 16754 设过载保护装置和事故紧急停机报警提示装置。

5.3 材料要求

5.3.1 滚筒筛的筛筒宜采用耐磨钢板或不锈钢网格制造，耐磨钢板厚度不应小于 8 mm，不锈钢网格网丝直径不应小于 3.5 mm。

5.3.2 破袋滚筒筛的破袋刀宜采用合金钢制造。

5.3.3 罩壳采用折边制作工艺时，钢板厚度不应小于 2 mm；采用焊接制作时，钢板厚度不应小于 3 mm。

5.3.4 滚轮、限位轮、减速机应用高强度螺栓固定。

5.3.5 驱动轴的机械性能不应低于 45 号钢，并应作调质处理。

5.3.6 滚轮与滚圈接触面宜采用压配式实心橡胶材料。

5.4 工艺要求

5.4.1 滚筒筛应具有良好的抗负荷冲击能力，结构应便于拆装和维修。

5.4.2 滚筒外壁与落料斗内壁之间空隙不应小于 200 mm。

5.4.3 筛孔周边不应有毛刺。

5.4.4 罩壳应具有良好的封闭性能，出料端应留有检查门和观察窗。

5.4.5 机架主梁的直线度公差不应大于 1/1 000，沿机架纵向直线度公差不应大于 10 mm。

5.4.6 滚筒筛周边应配有检修平台和扶梯，并符合 GB 4053.3 的规定。

5.4.7 根据生活垃圾成分及特性，可增加筛网疏通、清扫装置。

5.5 环境要求

5.5.1 设备的作业环境温度应为－15 ℃～＋40 ℃。

5.5.2 满负荷运行的机械噪声值应符合 GB 12348 的规定。

5.5.3 按需要可配置通风换气、除尘、除臭及污水收集装置。

5.6 可靠性要求

5.6.1 可靠性试验累计工作时间为 300 h，平均无故障工作时间不应小于 150 h，可靠度不应小于 85％。

5.6.2 新产品的定型，可用 300 h 工业性试验代替可靠性试验。

6 试验方法

6.1 试验项目及方式

试验项目主要包括对设备主要性能筛分率、破袋率及可靠性进行试验，可采取单一性能专项试验或多项性能合并试验的方式进行。

6.2 试验前准备

6.2.1 试验前物料及设备准备应包括以下内容：

a) 适量的含水率在 40％～50％城市生活垃圾；
b) 计时器；
c) 称重设备；
d) 转运设备；
e) 滚筒筛调试。

6.2.2 技术资料应包括以下内容：

a) 试验中应执行的标准；
b) 滚筒筛使用说明书；
c) 试验记录表格；
d) 需用的图样。

6.2.3 总装后的成品滚筒筛应经清洗、检验、运转和调试，确认能进入正常工作状态。

6.2.4 试验仪器、量具应经计量主管部门检查和校准，在有效使用期内。

6.3 外观质量与几何尺寸

6.3.1 涂装质量应按 JB/T 5946 的规定进行测试，试验结果按表 A.1 填写。

6.3.2 焊缝质量应按 GB/T 12467.3 的规定进行测试，试验结果按表 A.1 填写。

6.3.3 几何尺寸及形位公差应按照 GB/T 1804 的规定进行测试,试验结果按表 A.2 填写。

6.4 运行性能

6.4.1 目测滚筒筛的运转是否正常、连续、平稳,有无卡滞、干涉和异常声响,试验结果按表 A.3 填写。

6.4.2 统计滚筒筛正常工况下的转速,试验结果按表 A.3 填写。

6.4.3 检测滚筒筛正常工况下的处理能力,取适量的生活垃圾,在指定时间内通过上料系统均匀送入滚筒筛,统计其通过滚筒筛的总质量按附录 A 记入表 A.3 填写。

6.4.4 统计实际破袋包装物数量与被测试包装物总数,按式(1)计算破袋率后按表 A.4 填写。

6.4.5 统计通过滚筒筛的筛上物与筛下物的数量,按式(2)计算筛分效率后按表 A.5 填写。

6.4.6 破袋率和筛分效率均应试验 3 次,取其平均值。

6.5 可靠性试验方法

6.5.1 在满足设备处理能力的工况下,机械稳定运行累积 300 h,不出现附录 B 中第一类故障,并按附录 B 中统计故障次数。按 JG/T 5050 的规定,计算可靠度 R,并将结果按表 A.6 填写。

6.5.2 所有项目的测试和试验应在同一台滚筒筛及其配套设备上进行。

6.5.3 滚筒筛在可靠性试验期间的情况按表 A.6 填写。

6.5.4 试验时长按作业时间累计统计,作业时间以外的辅助时间不计入试验时长,但应作记录。

6.5.5 正常的维护保养和故障排除作业时间不应计入试验时长,允许每试验 8 h 停机 0.5 h 进行维护和保养,但不应更换非随机备件。

6.5.6 试验期间不应带故障作业。

6.5.7 可靠性指标计算

可靠度按式(1)、式(2)、式(3)计算:

$$R=\frac{t_0}{t_0+t_1}\times 100\% \qquad \cdots\cdots (1)$$

$$t_0=\sum_{i=1}^{n}h_{0i} \qquad \cdots\cdots (2)$$

$$t_1=\sum_{i=0}^{n}(h_{1i}\times a_i) \qquad \cdots\cdots (3)$$

式中:

R ——可靠度,无量纲;

t_0 ——累计试验时长,单位为小时(h);

t_1 ——修复故障所用时长与危害系数乘积的总和,单位为小时(h);

注:t_0、t_1 均不含保养时间。

h_{0i}——单次试验时长,单位为小时(h);

h_{1i}——单次修复故障的时长,单位为小时(h);

a_i ——危害系数,无量纲。

7 检验规则

7.1 出厂检验

7.1.1 滚筒筛在厂内应进行出厂检验,现场检验可结合设备验收进行。

7.1.2 滚筒筛应经过质量检验部门检验,保证所有零部件、配套件与整机质量符合要求,检验合格并填写产品合格证书后才允许出厂。

7.1.3 出厂检验项目见表2。

表2 检验项目

检验项目	序号	检验内容	型式检验	出厂检验	现场检验
外观质量	1	油漆及构件表面	△	△	
	2	焊接及联结构件	△	△	
几何尺寸及形位公差	1	滚筒直径/mm	△	△	
	2	滚筒长度/mm	△	△	
	3	筛孔直径/mm	△	△	
	4	滚圈中心距/mm	△	△	
	5	支撑轮径向中心距/mm	△	△	
	6	支撑轮横向中心距/mm	△	△	
运行性能	1	平稳性	△	△	△
	2	运行时噪声	△		△
	3	电机性能	△	△	△
	4	电气系统安全	△	△	△
主要参数	1	滚筒转速	△	△	
	2	筛分效率	△		
	3	破袋率	△		△(必要时)
	4	处理能力	△		
可靠性试验	1	可靠度	△		△(必要时)

7.2 型式检验

7.2.1 产品有下列情况之一时,应进行型式检验:

a) 新产品生产的试验定型时;

b) 产品停产3年及3年以上,恢复生产时;

c) 产品的结构、材料或制造工艺有重大改变,可能影响性能时。

7.2.2 型式检验时,如果属于7.2.1中a)、b)两种情况,应按表2中型式检验项目进行检验,如果属于7.2.1中c)情况,可仅对受影响的项目进行检验。

8 标志、包装、运输和贮存

8.1 标志

应在每台滚筒筛的醒目位置固定不易锈蚀的产品铭牌,并应标明以下内容:

a) 制造厂名称;

b) 产品名称和规格;

c) 主要技术参数;

d) 出厂编号和制造日期。

8.2 包装

8.2.1 产品包装应符合 GB/T 13384 的规定。电气设备和随机备件应采用箱式包装。

8.2.2 随机文件应包括：

a） 产品合格证；

b） 产品说明书；

c） 安装图和装箱单。

8.2.3 应保证整机、产品零部件和备件在运输与贮存过程中不被损坏和丢失。

8.3 运输

产品运输时应安放牢固，运输状态的外形尺寸应符合国家现行标准的规定。在运输和吊装过程中，应采取防护措施，避免损伤产品。

8.4 贮存

产品贮存应防雨、防潮；箱式包装的部件及电气设备应存放在干燥、通风的库房里。

附　录　A
（资料性附录）
滚筒筛试验检查项目记录表

表 A.1　外观质量检查记录

试验滚筒筛型号：＿＿＿＿＿＿＿＿　制造商：＿＿＿＿＿＿＿＿
出厂编号：＿＿＿＿＿＿＿＿　检查地点：＿＿＿＿＿＿＿＿
检查日期：＿＿＿＿＿＿＿＿　检查人员：＿＿＿＿＿＿＿＿

检测项目	问题	结论
涂装		
焊接		
构件表面		
联结件、紧固件		
外观整体评价		

记录：＿＿＿＿＿＿　校核：＿＿＿＿＿＿

表 A.2　几何尺寸及形位公差检查记录

试验滚筒筛型号：＿＿＿＿＿＿＿＿　制造商：＿＿＿＿＿＿＿＿
出厂编号：＿＿＿＿＿＿＿＿　检查地点：＿＿＿＿＿＿＿＿
检查日期：＿＿＿＿＿＿＿＿　检查人员：＿＿＿＿＿＿＿＿

序号	检查内容	要求	检查结果	检查结论
1	滚筒直径/mm			
2	滚筒长度/mm			
3	筛孔直径/mm			
4	滚圈中心距/mm			
5	支承轮轴向中心距/mm			
6	支承轮径向中心距/mm			

记录：＿＿＿＿＿＿　校核：＿＿＿＿＿＿

表 A.3 滚筒转速及运转检查记录

试验滚筒筛型号：________ 制造商：________
出厂编号：________ 检查地点：________
检查日期：________ 检查人员：________

序号	检查内容	要求	检查结果	检查结论
1	滚筒转速/(r/min)			
2	处理能力/(t/h)			
3	运转状态： 是否正常、连续、平稳 有无卡滞、干涉和异常声响			

记录：________ 校核：________

表 A.4 破袋率统计表

试验滚筒筛型号：________ 制造商：________
出厂编号：________ 检查地点：________
检查日期：________ 检查人员：________

日期	开始时间	结束时间	输入总袋数	输出未破袋数	破袋率
合计					
破袋率 $q=$ %					

表 A.5 筛分效率统计表

试验滚筒筛型号：________ 制造商：________
出厂编号：________ 检查地点：________
检查日期：________ 检查人员：________

日期	开始时间	结束时间	进料中可筛下物质量/t	筛下物质量/t	筛分效率/%
合计					
筛分效率 $\eta=$ %					

表 A.6 可靠性试验记录表

试验滚筒筛型号：________________ 制造商：________________

出厂编号：________________ 检查地点：________________

检查日期：________________ 检查人员：________________

日期	试验开始时间	试验结束时间	试验时长(h_0)	故障类别	修复故障时长(h_1)
合计					

附 录 B
（规范性附录）
故障分类

B.1 故障分类

故障分类见表 B.1。

表 B.1 故障分类

故障类型	划分原则	危害系数
一类	涉及人身安全，可能导致人身伤亡，造成主要部件报废，造成重大经济损失	∞
二类	导致专用功能失效；造成主要零部件损坏，且不能用随机工具和易损备件在 1 h 内修复	3
三类	造成专用性能下降，但不会导致主要零部件损坏，并可用随机工具和易损备件或价值低的零件在 1 h 内修复	1
四类	不影响正常使用，不需要更换零部件，可用随机工具在 20 min 内排除	0.1

B.2 故障统计原则

故障统计应按以下原则：

a) 可靠性试验只对产品在试验中由于本身固有的缺陷引起的故障（基本故障）类别进行统计，对由于外界原因或作业人员违反操作规程，不按规定的条件使用所造成的故障（非基本故障）不计入故障次数，但应如实记入记录表中；
b) 当发生由于外界原因或作业人员违反操作规程使用所造成的故障，并造成可靠性试验中断时，允许重新抽样、试验；
c) 同时发生多个故障，若为非关联故障，则各个故障应分别统计故障类别；若为关联故障，则按最严重的故障统计故障类别，但其余故障应在试验记录的备注中注明；
d) 一个故障应判定为一个故障次数，并只能判定为故障类别中的一类；
e) 在排除故障期间所发生的同一零部件的另一故障一起被认为是一次故障，不单独统计，但应以其中严重者确定故障类别，并在试验记录的备注中注明；
f) 按产品维护保养手册规定进行保养和更换易损件不作为故障，但应在试验报告中加以说明。

二、生活垃圾填埋标准

ICS 13.030.99
Z 68

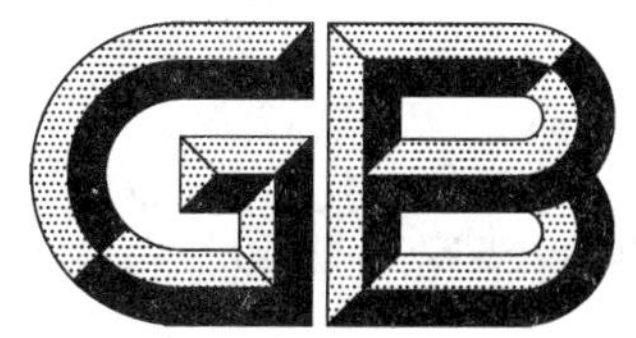

中华人民共和国国家标准

GB/T 25179—2010

生活垃圾填埋场稳定化场地利用技术要求

Technical requirements for site utilization after stabilization in municipal solid waste landfill

2010-09-26 发布　　2011-08-01 实施

中华人民共和国国家质量监督检验检疫总局
中国国家标准化管理委员会　发布

前　言

本标准按照 GB/T 1.1—2009 的规定编写。

本标准由全国城镇环境卫生标准化技术委员会(SAC/TC 451)提出并归口。

本标准负责起草单位:上海市环境工程设计科学研究院有限公司。

本标准参加起草单位:同济大学、华中科技大学、武汉市环境卫生科学研究院。

本标准主要起草人:赵爱华、王声东、柴晓利、陈朱蕾、冯其林、邵军、赵由才、李北涛、梁林峰、吴晓晖、牛冬杰、解莹、田宇。

生活垃圾填埋场
稳定化场地利用技术要求

1 范围

本标准规定了生活垃圾填埋场稳定化场地利用的要求和监测。

本标准适用于生活垃圾填埋场稳定化后场地再利用。

2 规范性引用文件

下列文件对于本文件的应用是必不可少的。凡是注日期的引用文件,仅注日期的版本适用于本文件。凡是不注日期的引用文件,其最新版本(包括所有的修改单)适用于本文件。

GB 3095 环境空气质量标准

GB 3838 地表水环境质量标准

GB 14554 恶臭污染物排放标准

GB/T 18772 生活垃圾填埋场环境监测技术要求

CJ/T 96 城市生活垃圾 有机质的测定 灼烧法

CJ/T 3039 城市生活垃圾采样和物理分析方法

HJ/T 91 地表水和污水监测技术规范

HJ/T 193 环境空气质量自动监测技术规范

HJ/T 194 环境空气质量手工监测技术规范

JCJ 8 建筑变形测量规程

3 术语和定义

下列术语和定义适用于本文件。

3.1

填埋场稳定化 landfill stabilization

填埋场封场后,垃圾中可生物降解成分基本降解,各项监测指标趋于稳定,垃圾层沉降符合场地稳定化利用判定要求的过程。

3.2

填埋场终场 landfill closure

填埋场填埋物达到稳定状态,土地可以重新利用的阶段。

3.3

场地利用 landfill site utilization

填埋场封场后,土地的重新开发利用的活动。

4 分类

4.1 场地利用

按利用方式,场地利用可分为低度利用、中度利用和高度利用三类:

a) 低度利用一般指人与场地非长期接触，主要方式包括草地、林地、农地等。

b) 中度利用一般指人与场地不定期接触，主要包括小公园、运动场、运动型公园、野生动物园、游乐场、高尔夫球场等。

c) 高度利用一般指人与场地长期接触，主要包括学校、办公区、工业区、住宅区等。

4.2 植被恢复

按稳定化程度，填埋场封场后植被的恢复可分为恢复初期、恢复中期、恢复后期三种：

a) 初期，生长的植物以草本植物生长为主。

b) 中期，生长的植物出现了乔灌木植物。

c) 后期，植物生长旺盛，包括各类草本、花卉、乔木、灌木等。

5 要求

5.1 一般要求

5.1.1 为确保填埋场的再利用能与周边用地规划紧密结合，终场后的利用方式应在填埋场建设之前确定。

5.1.2 填埋场稳定化程度应通过对填埋场的监测判定。

5.1.3 填埋场稳定化利用之前应进行稳定化监测并符合相关要求。

5.1.4 填埋场场地利用，按照不同利用方式应满足国家有关环保要求。

5.2 判定要求

5.2.1 填埋场稳定性特征包括封场年限，填埋物有机质含量，地表水水质，填埋堆体中气体浓度，大气环境，堆体沉降和植被恢复等。

5.2.2 填埋场稳定化场地利用应按表1的规定进行判定。

表1 填埋场场地稳定化利用的判定要求

利用方式	低度利用	中度利用	高度利用
利用范围	草地、农地、森林	公园	一般仓储或工业厂房
封场年限/a	较短，≥3	稍长，≥5	长，≥10
填埋物有机质含量	稍高，＜20％	较低，＜16％	低，＜9％
地表水水质	满足 GB 3838 相关要求		
堆体中填埋气	不影响植物生长， 甲烷浓度≤5％	甲烷浓度 5％～1％	甲烷浓度＜1％ 二氧化碳浓度＜1.5％
场地区域大气质量	—	达到 GB 3095 三级标准	
恶臭指标	—	达到 GB 14554 三级标准	
堆体沉降	大，＞35 cm/a	不均匀，(10-30)cm/a	小，(1-5)cm/a
植被恢复	恢复初期	恢复中期	恢复后期

[a] 封场年限从填埋场完全封场后开始计算。

6 监测

6.1 气体监测

6.1.1 大气监测

环境空气监测中的采样点、采样环境、采样高度按 HJ/T 193 或 HJ/T 194 执行。各项污染物采样频率和浓度限值的要求应按 GB 3095 的规定执行。

6.1.2 填埋气监测

应按 GB/T 18772 的规定执行。

6.2 地表水监测

地表水水质监测应按 HJ/T 91 的规定执行。各项污染物的浓度限值应按 GB 3838 的规定执行。

6.3 填埋物有机质监测

6.3.1 采样

6.3.1.1 采样方法有对角线法、梅花形法、棋盘法、蛇形法。应结合地形选择方法和采样点数量。各种方法及适用条件见表 2。

表 2 采样方法及适用条件

采样方法	适用条件	采样点/个
对角线法	水泡及洼地	4～5
梅花形布点法	面积小、地势平坦、土壤较均匀	5～10
棋盘法	中等、地势平坦、地形开阔但土壤不均匀	≥10
蛇形法	面积较大,地势不平坦、土壤不够均匀	15～20

6.3.1.2 本底监测应在填埋前取表层土 1 次为本底值。

6.3.1.3 深层垃圾样应采用空筒干钻取样法。

6.3.1.4 填埋后应每年钻探 1 次取深层垃圾样品,宜按填埋深度每 2 m 深取 1 点。

6.3.1.5 采样点总数应结合填埋深度和表 2 确定。

6.3.1.6 每个点取样 1 kg,各垃圾样混合后反复按四分法弃取,直到最后留下混合垃圾样 1 kg。

6.3.1.7 填埋年份相差较大的区域,采样应按填埋年限分区混合。

6.3.2 样品制备

应按 CJ/T 3039 的规定执行。

6.3.3 有机质含量的测定

应按 CJ/T 96 的规定执行。

6.4 堆体沉降监测

应按 JCJ 8 的规定执行。

6.5 植被调查

应每 2 年进行 1 次针对植物的覆盖度、植被高度、植被多样性的调查和检测分析,提出调查报告。(对植物的覆盖度、植被高度、植被多样性每 2 年进行 1 次调查和检测分析,提出调查报告。)

ICS 13.030.40
J 88

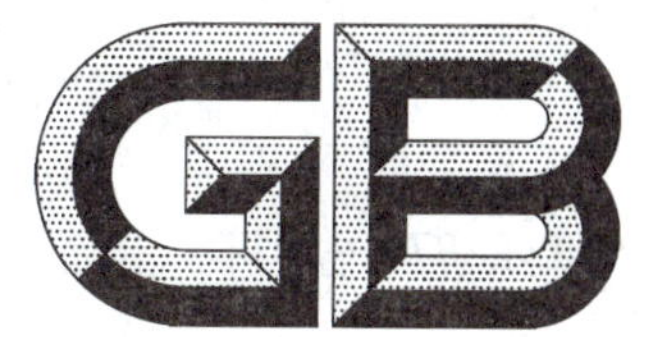

中华人民共和国国家标准

GB/T 27871—2011

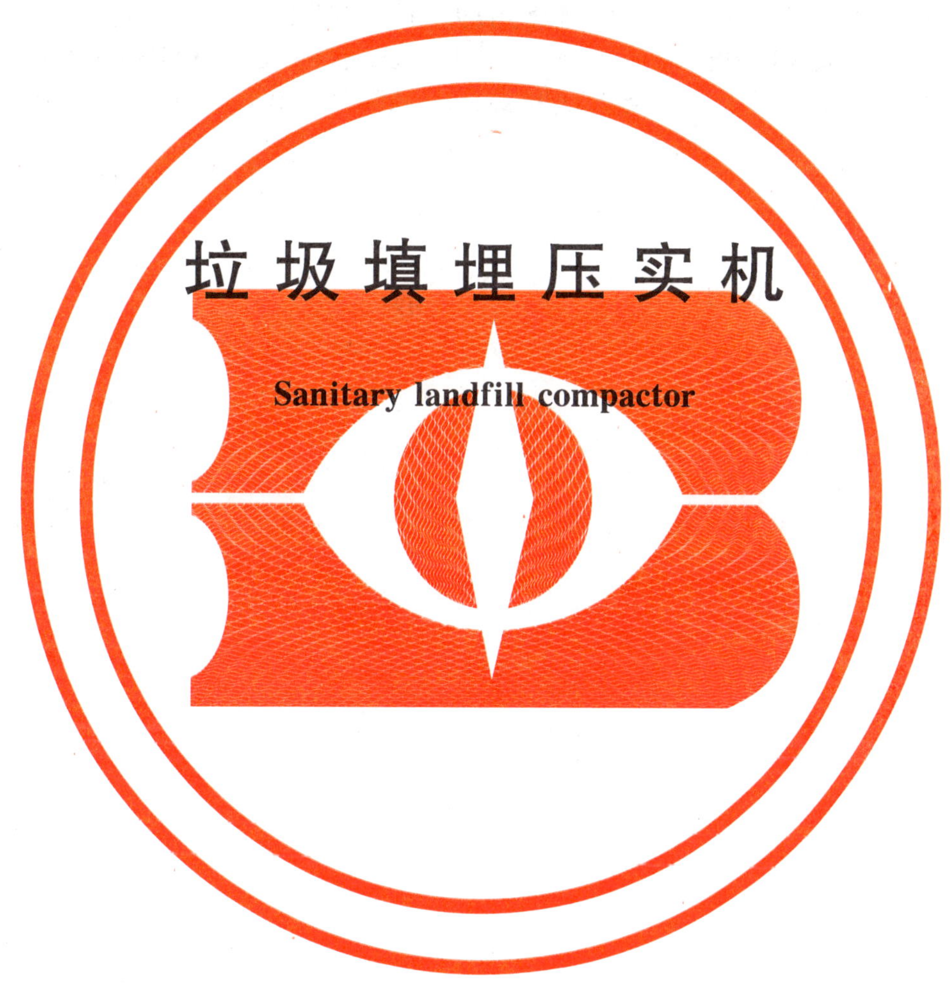

垃圾填埋压实机

Sanitary landfill compactor

2011-12-30 发布　　　　2012-09-01 实施

中华人民共和国国家质量监督检验检疫总局
中国国家标准化管理委员会　发布

前　　言

本标准按照 GB/T 1.1—2009 给出的规则起草。

本标准由中华人民共和国国家发展和改革委员会提出。

本标准由全国环保产品标准化技术委员会(SAC/TC 275)归口。

本标准负责起草单位:厦工(三明)重型机器有限公司。

本标准参加起草单位:中国工程机械工业协会路面与压实机械分会、武汉市环境卫生科学研究设计院、长沙中联重工科技发展股份有限公司、一拖(洛阳)建筑机械有限公司、中国标准化研究院。

本标准主要起草人:欧文兴、余金松、林书、吴竟吾、雒泽华、梁林峰、汤建化、裴辉、韩长太、张玉民、黄进。

垃圾填埋压实机

1 范围

本标准规定了垃圾填埋使用的垃圾填埋压实机(以下简称压实机)的术语和定义、分类、技术要求、试验方法、检验规则、标志、包装、运输和贮存。

本标准适用于工作质量≤36 t的压实机,工作质量>36 t的压实机可参照执行。

2 规范性引用文件

下列文件对于本文件的应用是必不可少的。凡是注日期的引用文件,仅注日期的版本适用于本文件。凡是不注日期的引用文件,其最新版本(包括所有的修改单)适用于本文件。

GB/T 3766 液压系统通用技术条件(ISO 4413)

GB/T 7920.5 土方机械 压路机和回填压实机 术语和商业规格(ISO 8811:2000)

GB/T 7935 液压元件 通用技术条件

GB/T 8511—2005 振动压路机

GB/T 13306 标牌

GB/T 13328—2005 压路机通用要求

GB/T 16937 土方机械 司机视野 试验方法和性能准则(ISO 5006)

GB/T 17922 土方机械 翻车保护结构 试验室试验和性能要求(ISO 3471)

GB 20891—2007 非道路移动机械用柴油机排气污染物排放限值及测量方法(中国Ⅰ、Ⅱ阶段)[97/68/EC(2002/88/EC)、74/150/EEC(2000/25/EC)]

GB/T 21935 土方机械 操纵的舒适区域与可及范围(ISO 6682)

JB/T 4198.1 工程机械用柴油机 技术条件

JB/T 7160 工程机械 司机视野试验方法

JB/T 8548 工程机械动力换挡变速器 技术条件

JB/T 8816 工程机械 驱动桥技术条件

JB/T 10902 工程机械 司机室

3 术语和定义

GB/T 7920.5界定的以及下列术语和定义适用于本文件。

3.1

垃圾填埋压实机 sanitary landfill compactor

自行的轮式压实机械,配备有推铲作为辅助工作装置,通过机器前后运动,压实轮将垃圾压碎、压实。推铲在前进运动中可推移、平整垃圾。

3.2

振动型压实机 sanitary landfill vibratory compactor

利用激振器产生振动进行压实的垃圾填埋压实机。

3.3

静碾型压实机　sanitary landfill rolling compactor

利用静压力进行压实的垃圾填埋压实机。

3.4

最小转弯直径　minimum turning diameter

压实机以最大转向角转向时，所形成圆形压痕的外缘直径。

3.5

压实宽度　compaction width

压实机前压实轮组外侧端面之间的距离。

4　分类

4.1　压实机根据压实原理分为静碾型压实机和振动型压实机。

4.2　压实机的产品型号组成如下：

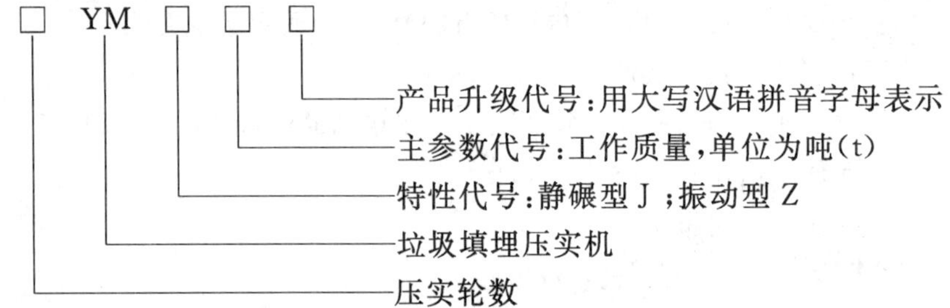

4.3　标记示例如下：

工作质量为 23 t，第一次改进升级的四轮静碾垃圾填埋压实机：4YMJ23A；工作质量为 20 t，第二次改进升级的三轮振动垃圾填埋压实机：3YMZ20B。

5　技术要求

5.1　基本要求

5.1.1　压实机的基本参数应符合表 1 的规定。

表 1　基本参数

项　目		参　数		
工作质量/t		<23	23～28	>28
最高行驶速度/(km/h)		≤15	≤12	
离地间隙/mm		≥380	≥420	≥550
爬坡能力/%	静碾型	≥70		
	振动型	≥45		
最小转弯直径/mm		≤18 000	≤20 000	≤22 000
推铲提升高度/mm		≥700	≥900	≥1 200
推铲切入深度/mm		≥180	≥200	

5.1.2　压实机应具有以下装置：

——司机室；
——工作警示装置；
——前、后照明装置；
——前、后转向指示装置；
——前、后牵引装置；
——滚翻保护装置；
——铰接锁定装置；
——防滑转装置；
——上方带挡栅的推铲；
——每个压实轮均应有刮泥装置及挡板；
——压实轮防缠绕的切割装置；
——压实轮外圈分布有碾压齿，每个压实轮碾压齿不应少于三列；
——起吊装置；
——工具箱；
——操纵机构工作位置和重要保养部位的指示标牌。

5.1.3 压实机司机室应符合 JB/T 10902 的规定。同时应配置冷、暖空调，空气净化、除尘、除臭装置。

5.1.4 压实机车架底部应封闭，避免垃圾进入。

5.1.5 需要润滑的零部件均应装有作用可靠、易于维护的润滑装置。各活动关节应用集中润滑系统。

5.1.6 发动机采用高位进气。

5.1.7 内置式燃料油箱的容积应能装储机器 8 h 以上的正常工作的燃油。

5.1.8 压实机的液压系统应符合 GB/T 3766 和 GB/T 7935 的规定。

5.1.9 压实机用柴油机应符合 JB/T 4198.1 的规定。

5.1.10 压实机用动力换挡变速器应符合 JB/T 8548 的规定。

5.1.11 压实机用驱动桥应符合 JB/T 8816 的规定。

5.1.12 压实机表面质量应符合 GB/T 8511—2005 中 5.1.8 的规定。

5.2 性能要求

5.2.1 压实机的工作质量应不小于标重值的 97%。

5.2.2 振动型压实机的振动参数应符合 GB/T 8511—2005 的表 2 中超重型振动参数的规定，性能要求应符合 GB/T 8511—2005 中 5.2.2 的规定。

5.2.3 压实机的司机操纵装置的布置应符合 GB/T 21935 的规定。操作力应符合 GB/T 8511—2005 的表 5 中自行式压路机的规定。

5.2.4 压实机的爬坡性能应符合下列要求之一：

——以低速前进、后退时，爬坡能力应符合表 1 的规定；
——用压实机最大牵引力来代替爬坡试验时，振动型压实机最大牵引力应达到公式(1)的计算值要求，静碾型压实机最大牵引力应达到公式(2)的计算值要求：

$$P_{kP} \geqslant 0.43Mg \qquad \cdots\cdots(1)$$

$$P_{kP} \geqslant 0.6Mg \qquad \cdots\cdots(2)$$

式中：

P_{kP}——最大牵引力，单位为千牛(kN)；

Mg——工作质量，单位为吨(t)。

5.2.5 压实机的推铲提升速度不低于 0.3 m/s。

5.2.6 压实机的推铲自然沉降量在 30 min 内不大于 10 mm。

5.2.7 压实机的司机视野应符合 GB/T 16937 的规定。

5.2.8 压实机液压系统中的液压油应符合 GB/T 8511—2005 中 5.2.6 的规定。

5.2.9 压实机传动系统中的润滑油应符合 GB/T 8511—2005 中 5.2.7 的规定。

5.2.10 压实机的渗漏要求应符合 GB/T 8511—2005 中 5.2.14 的规定。

5.2.11 压实机的电气系统应符合 GB/T 8511—2005 中 5.2.13 的规定。

5.3 安全要求

5.3.1 压实机的翻车保护结构应符合 GB/T 17922 的规定。

5.3.2 压实机的制动系统性能应符合 GB/T 13328—2005 中第 5 章的规定。

5.3.3 压实机的排气污染物应符合 GB 20891—2007 的规定。

5.3.4 压实机的噪声限值应符合 GB/T 13328—2005 的表 1 中自行式振动压路机的规定。

5.4 可靠性要求

压实机的可靠性要求应符合 GB/T 8511—2005 中 5.4 的规定。

6 试验方法

6.1 试验准备

——试验样机主要部件(发动机、变速器、驱动桥和液压元件)的合格证或性能试验报告;

——试验前参照附录 A 中的表 A.1 填写试验样机的主要技术性能参数;

——可靠性试验场地为垃圾填埋场;

——压实机的其他试验准备按 GB/T 8511—2005 中 6.1 的规定。

6.2 性能试验方法

6.2.1 主要尺寸测定

将试验样机静止停放在测量场地上并处于工作质量状态,转向轮的转角为零。按图 1 所规定的项目测量,测量结果参照附录 A 中的表 A.2 记录。

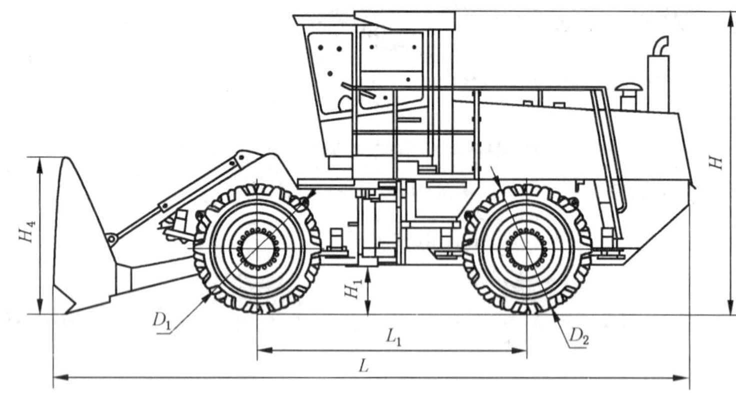

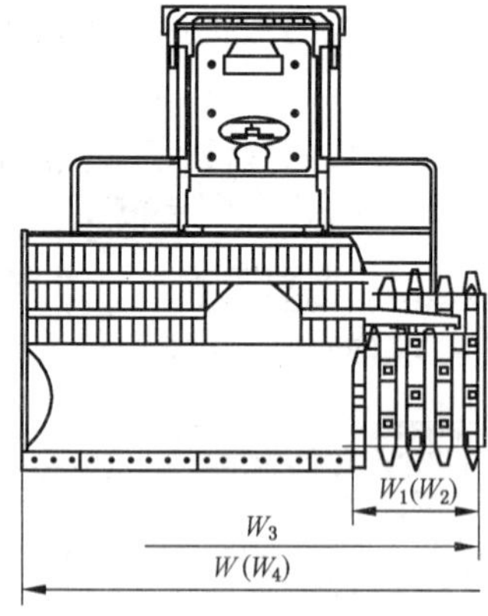

图 1 压实机主要尺寸

6.2.2 工作质量的测定

测定方法按 GB/T 8511—2005 中 6.2.2 的规定。

6.2.3 振动参数的测定

测定方法按 GB/T 8511—2005 中 6.2.11 的规定。

6.2.4 操纵机构操作力的测定

测定方法按 GB/T 8511—2005 中 6.2.4 的规定。

6.2.5 行驶速度的测定

测定方法按 GB/T 8511—2005 中 6.2.6 的规定。

6.2.6 最小转弯直径测定

测定方法按 GB/T 8511—2005 中 6.2.9 的规定。

6.2.7 爬坡性能试验

试验方法按 GB/T 8511—2005 中 6.2.8 的规定。

6.2.8 最大牵引力试验

试验方法按 GB/T 8511—2005 中 6.2.10 的规定。

6.2.9 推铲性能测试

6.2.9.1 推铲最大提升高度 H_1 和推铲最大切入深度 H_2 的测定

推铲最大提升高度 H_1 和推铲最大切入深度 H_2 的测试如图 2 所示，测定结果参照附录 A 中的表 A.3 记录。

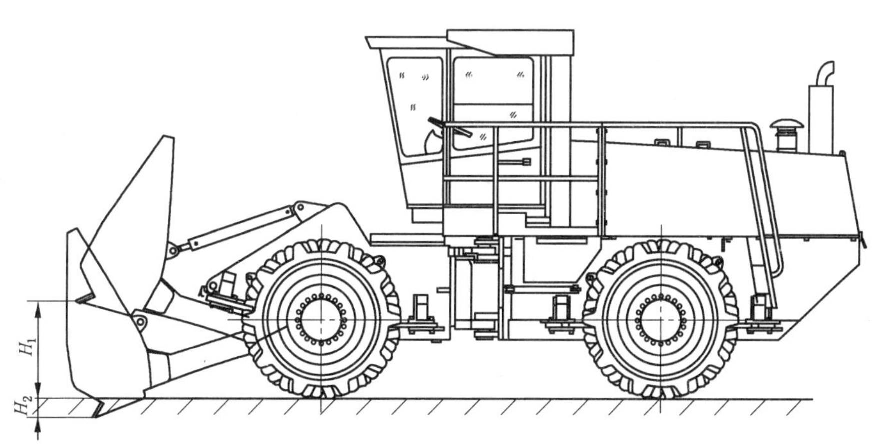

图 2 推铲提升高度和切入深度

6.2.9.2 推铲提升速度的测定如下：

——测定条件：发动机以额定转速运转，液压系统油温 50 ℃±5 ℃；

——测定方法：测定推铲从地面上升至最高位置所需时间 t 按公式(3)计算推铲提升速度，测定结果参照附录 A 中的表 A.3 记录：

$$v=\frac{H_1}{1\ 000\ t} \tag{3}$$

式中：

v ——推铲提升速度，单位为米每秒(m/s)；

H_1 ——推铲从地面到最高位置所经过的垂直距离，单位为毫米(mm)；

t ——推铲从地面上升至最高位置所需时间，单位为秒(s)。

6.2.9.3 推铲自然沉降量的测试方法如下：

——测量条件：推铲提升至接近最高位置，发动机熄火，液压系统油温 50 ℃±5 ℃。

——测试方法：推铲提升至接近最高位置，发动机熄火，30 min 后，测量推铲的下降量，测定结果参照附录 A 中的表 A.3 记录。

6.2.10 司机视野的测定

测定方法按 JB/T 7160 的规定。

6.2.11 液压油与润滑油的固体污染清洁度试验及油温测定

测定方法按 GB/T 8511—2005 中 6.2.16 和 6.2.15 的规定。

6.2.12 渗漏检测

检测方法按 GB/T 8511—2005 中 6.2.17 的规定。

6.2.13 电气系统检验

检测方法按 GB/T 8511—2005 中 6.2.19 的规定。

6.2.14 翻车保护结构检测

检测方法应符合 GB/T 17922 的规定。

6.2.15 制动性能试验

试验方法按 GB/T 8511—2005 中 6.2.7 的规定。

6.2.16 噪声测试

测试方法按 GB/T 8511—2005 中 6.2.13 的规定。

6.2.17 排气污染物排放测定

排气污染物测定方法按 GB 20891—2007 的规定。

6.2.18 外观检测

检测方法按 GB/T 8511—2005 中 6.2.18 的规定。

6.3 可靠性试验方法

试验方法按 GB/T 8511—2005 中 6.3 的规定。

7 检验规则

7.1 出厂检验

7.1.1 制造厂必须对每台压实机进行出厂检验，经检验合格后方可出厂。

7.1.2 压实机出厂检验项目见表 2。

表 2 压实机的出厂检验

项目	静碾型压实机	振动型压实机
检验项目	1.行驶检验； 2.制动检验； 3.爬坡检验； 4.传动、液压、水路等系统的渗漏检验； 5.电气系统检验； 6.外观质量检验	1.振动检验； 2.其他同静碾型压实机
合格要求	1.行驶检验符合 5.1.1 中表 1 的要求； 2.制动检验符合 5.3.2 的要求； 3.爬坡检验符合 5.2.4 的要求； 4.渗漏检验符合 5.2.10 的要求； 5.电气系统检验符合 5.2.11 的要求； 6.外观质量检验符合 5.1.12 的要求	1.振动检验符合 5.2.2 的规定； 2.其他同静碾型压实机
判定规则	所列检验项目全部达到合格要求，判定为合格，否则判定为不合格	

7.2 型式检验

7.2.1 压实机型式检验包括性能试验和可靠性试验。有下列情况之一时，应进行型式检验：

——新产品或老产品转厂生产的试制定型鉴定；

——正式生产后，如结构、材料、工艺有较大改变可能影响产品性能时；

——国家质量监督机构提出进行型式试验的要求时。

7.2.2 压实机型式检验项目见表 3。

表 3 压实机的型式检验

项目		静碾型压实机	振动型压实机
性能试验	检验项目	除振动参数外 6.2 的全部项目	6.2 的全部项目
	合格要求	1.工作质量符合 5.2.1 的要求； 2.制动检验符合 5.3.2 的要求； 3.爬坡检验符合 5.2.4 的要求； 4.推铲自然沉降量检验符合 5.2.6 的要求； 5.润滑油清洁度检验符合 5.2.9 的要求； 6.液压油清洁度检验符合 5.2.8 的要求；	1.振动检验符合 5.2.2 的规定； 2.其他同静碾型压实机

表 3（续）

项目		静碾型压实机	振动型压实机
性能试验	合格要求	7.渗漏检验符合 5.2.10 的要求； 8.排气污染物检验符合 5.3.3 的要求； 9.噪声检验符合 5.3.4 的要求； 10.外观质量检验符合 5.1.12 的要求	
可靠性试验	检验项目	6.3 的项目	
	合格要求	符合 5.4 的要求	
判定规则		1.本表性能试验和可靠性试验合格要求项目中任何一条未达到合格要求，则判定为不合格； 2.本表性能试验和可靠性试验合格要求项目全部达到合格要求，但在第 5 章的其余各条款有 3 条或 3 条以下未达到要求的亦判定为合格，否则亦判定为不合格	

7.3 抽样

进行型式检验的压实机采取随机抽样法抽取 1 台～2 台，经抽样确定的样机应做好标记并封存。

7.4 判定规则

7.4.1 压实机出厂检验按表 2 进行合格判定，型式检验按表 3 进行合格判定。

7.4.2 当压实机被判定为不合格品时，允许在同批产品中再次抽样检验，如仍不合格，即最终判定该批产品为不合格品。

8 标志、包装、运输和贮存

8.1 标志

8.1.1 压实机产品出厂时，应在其显著位置喷涂或粘贴有关标志。标志应有以下内容：

——注册商标；

——起吊标志；

——安全警示标志；

——润滑指示；

——操作及工作位置指示标志；

——产品标牌。

8.1.2 压实机的产品标牌应符合 GB/T 13306 的规定。标牌应有以下内容：

——制造厂名称；

——产品的型号及名称；

——工作质量；

——外形尺寸；

——制造日期；

——出厂编号。

8.2 包装

8.2.1 压实机一般采用裸装。需要防护的部位，应有局部保护措施，其随机工具、备件和技术文件用备件箱包装，且有防雨防潮措施，备件箱应与整机放置在一起。

8.2.2 压实机出厂时，应备齐下列技术文件：

——产品合格证书；

——产品使用维护说明书；

——主要配套件使用维护说明书；

——零件目录；

——易损件目录；

——配套工具目录；

——装箱单。

8.3 运输

8.3.1 压实机进行整机装运时应将车架锁住，用三角木塞住压实轮，固定可靠。

8.3.2 压实机可采用拆分运输，到达目的地后组装成型。

8.4 贮存

压实机长期存放时，放在通风、干燥、不受日晒雨淋的场所，并将需防锈的表面和润滑点清理干净，分别涂以防锈油和注入润滑脂。将燃油和水放净，并有明显标志。

附　录　A
（资料性附录）
压实机测试记录表

表 A.1　压实机主要技术性能参数表

样机型号：　　　　　　　　　　　　　　　　　　制造厂名称：

<table>
<tr><th colspan="3">项目</th><th>单位</th><th>设计值</th></tr>
<tr><td colspan="3">工作质量</td><td rowspan="3">kg</td><td></td></tr>
<tr><td rowspan="2">分配质量</td><td colspan="2">前轮</td><td></td></tr>
<tr><td colspan="2">后轮</td><td></td></tr>
<tr><td rowspan="6">行驶速度</td><td rowspan="3">前进</td><td>一挡</td><td rowspan="6">km/h</td><td></td></tr>
<tr><td>二挡</td><td></td></tr>
<tr><td>三挡</td><td></td></tr>
<tr><td rowspan="3">后退</td><td>一挡</td><td></td></tr>
<tr><td>二挡</td><td></td></tr>
<tr><td>三挡</td><td></td></tr>
<tr><td colspan="3">最小转弯直径(钢轮最外缘轨迹)</td><td>m</td><td></td></tr>
<tr><td colspan="3">爬坡能力</td><td>%</td><td></td></tr>
<tr><td colspan="3">离地间隙</td><td>mm</td><td></td></tr>
<tr><td colspan="3">推铲宽度</td><td>mm</td><td></td></tr>
<tr><td colspan="3">推铲高度</td><td>mm</td><td></td></tr>
<tr><td colspan="3">压实宽度</td><td>mm</td><td></td></tr>
<tr><td colspan="3">轴距</td><td>mm</td><td></td></tr>
<tr><td rowspan="2">推铲装置</td><td colspan="2">最大提升高度</td><td rowspan="2">mm</td><td></td></tr>
<tr><td colspan="2">最大切入深度</td><td></td></tr>
<tr><td rowspan="3">发动机</td><td colspan="2">型号</td><td></td><td></td></tr>
<tr><td colspan="2">额定功率</td><td>kW</td><td></td></tr>
<tr><td colspan="2">额定转速</td><td>r/min</td><td></td></tr>
<tr><td rowspan="4">压实轮</td><td rowspan="2">前轮</td><td>数量－直径×宽度</td><td>mm×mm</td><td></td></tr>
<tr><td>凸块数量</td><td></td><td></td></tr>
<tr><td rowspan="2">后轮</td><td>数量－直径×宽度</td><td>mm×mm</td><td></td></tr>
<tr><td>凸块数量</td><td></td><td></td></tr>
<tr><td rowspan="3">外形尺寸</td><td colspan="2">长</td><td rowspan="3">mm</td><td></td></tr>
<tr><td colspan="2">宽</td><td></td></tr>
<tr><td colspan="2">高</td><td></td></tr>
</table>

表 A.2 主要尺寸测定记录表

样机型号： 试验日期：

出厂编号： 试验地点：

试验人员： 记录人员：

单位为毫米

项目		代号	测定值	备注
外形尺寸	长	L		
	宽	W		
	高	H		
压实轮尺寸	前轮直径×宽度	$D_1 \times W_1$		
	后轮直径×宽度	$D_2 \times W_2$		
压实宽度		W_3		
离地间隙		H_3		
轴距		L_1		
推铲宽度		W_4		
推铲高度		H_4		

表 A.3 推铲性能测定记录表

样机型号： 试验日期：

出厂编号： 试验地点：

天气、气温： ℃ 路面状况：

记录人员： 试验人员：

试验序号	推铲最大提升高度 H_1/mm	提升时间 t/s	推铲提升速度 v/(m/s)	推铲最大切入深度 H_2/mm	备注
1					
2					
3					
平均值					
推铲自然沉降量/mm					

ICS 13.030.40
J 88

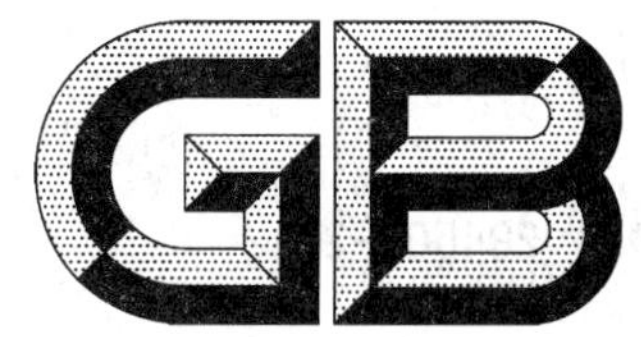

中华人民共和国国家标准

GB/T 29150—2012

垃圾卫生填埋场封场恢复植被生产线

The equipment for renewing the plant cover

2012-12-31 发布　　2013-10-01 实施

中华人民共和国国家质量监督检验检疫总局
中国国家标准化管理委员会　发布

前　言

本标准按照 GB/T 1.1—2009 给出的规则起草。

本标准由中华人民共和国国家发展和改革委员会提出。

本标准由全国环保产品标准化技术委员会环境保护机械分技术委员会(SAC/TC 275/SC 1)归口。

本标准起草单位:机械科学研究总院、机科发展科技股份有限公司、浙江机械工业情报所、北京市蓝德环能科技开发有限责任公司、浙江天鹏新纺材料有限公司。

本标准主要起草人:田学志、楼上游、赵群、马殿旗、周书征、魏洪生、高甫、张洪、姜圆。

垃圾卫生填埋场
封场恢复植被生产线

1 范围

本标准规定了垃圾卫生填埋场封场恢复植被生产线(以下简称植被生产线)的术语和定义、分类、型号、技术要求、检验方法、检测规则、标志、包装、运输及贮存。

本标准适用于以植物纤维为原料,生产用于垃圾卫生填埋场、道路河堤护坡、废矿坑井、荒漠化土地等植被恢复用垫毯的一体化成套装置。

2 规范性引用文件

下列文件对于本文件的应用是必不可少的。凡是注日期的引用文件,仅注日期的版本适用于本文件。凡是不注日期的引用文件,其最新版本(包括所有的修改单)适用于本文件。

GB/T 191 包装储运图示标志

GB/T 700 碳素结构钢

GB/T 3280 不锈钢冷轧钢板和钢带

GB/T 3768 声学 声压法测定噪声源声功率级 反射面上方采用包络测量表面的简易法

GB 5226.1—2008 机械电气安全 机械电气设备 第1部分:通用技术条件

GB/T 6388 运输包装收发货标志

GB/T 7932 气动系统通用技术条件

GB/T 8350 输送链、附件和链轮

GB/T 8923—1988 涂装前钢材表面锈蚀等级和除锈等级

GB/T 9439 灰铸铁件

GB/T 13288—1991 涂装前钢材表面粗糙度等级的评定(比较样块法)

GB/T 13306 标牌

GB/T 13384 机电产品包装通用技术条件

GB 14048.1 低压开关设备和控制设备 第1部分:总则

3 术语和定义

下列术语和定义适用于本文件。

3.1

植被生产线 the equipment for renewing the plant

以各种植物纤维为原料,生产多用途、多规格植被垫毯的一体化成套装置。

4 分类与型号

4.1 分类

植被生产线按照其生产植被垫毯的幅宽范围分为大型、中型、小型设备。

小型设备:幅宽范围在 1 500 mm～2 000 mm。
中型设备:幅宽范围在 2 500 mm～3 500 mm。
大型设备:幅宽范围在 4 000 mm～5 000 mm。

4.2 型号

植被生产线的型号由字母、符号及阿拉伯数字排列而成。

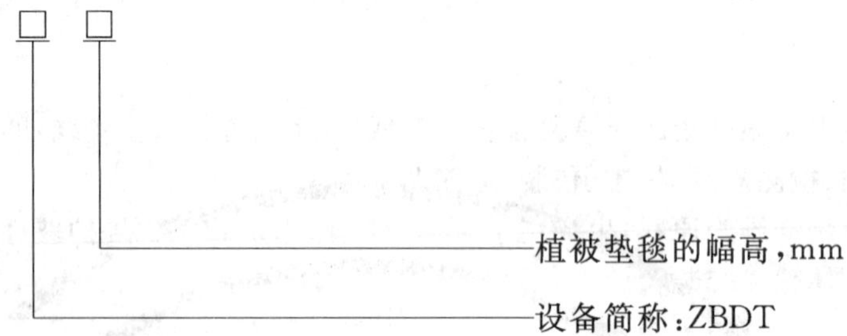

标记示例:生产植被垫毯的幅宽为 3 000 mm 的植被生产线
ZBDT3000

5 技术要求

5.1 基本要求

5.1.1 植被生产线应符合本标准要求,并按照经规定程序批准的图样和技术文件制造。
5.1.2 植被生产线基本参数见表 1。

表 1 植被生产线基本参数

项 目	系 列
植被垫毯宽度/mm	1 500、2 000、2 500、3 000、3 500、4 000、4 500、5 000
生产速度/(m/min)	5～30(无级可调)
植被垫毯可调宽度/mm	≥100
植被垫毯厚度/mm	8～300
植被垫毯密度/(g/m²)	200～3 000

5.1.3 材料要求
制造植被生产线所选用材料要求:
——碳素结构钢应符合 GB/T 700 的规定;
——灰铸铁应符合 GB/T 9439 的规定;
——不锈钢冷轧钢板应符合 GB/T 3280 的规定;
——气动元件应符合 GB/T 7932 的规定。
5.1.4 植被生产线传动链和链轮应符合 GB/T 8350 的规定。
5.1.5 植被生产线机身外表应平整光滑、色泽一致。采用涂装防腐措施时,钢材涂装前应处理达到 GB/T 8923—1988 规定的 Sa2 1/2 级,涂层厚度应在 200 μm～250 μm。
5.1.6 焊件应除净焊渣,氧化皮及溅粒,焊缝的粗糙度应符合 GB/T 13288—1991 的规定。

5.2 性能要求

5.2.1 在运行过程中纤维压榨梳整机运转灵活、平稳、连续、无卡滞,梳整出纤维原料应蓬松、整齐一致。

5.2.2 纤维布料机运转平稳、连续、无堵塞、纤维布料厚度应均一、纤维布料厚度应可调、布料边缘整齐一致。

5.2.3 基质布料机应运转灵活、平稳、连续、无堵塞、基质布料单位克重能够在 10 g/m² ～200 g/m² 范围内连续灵活调节。

5.2.4 纤维气力输送系统应保证气量充分、压力平稳，气流速度应连续可调。

5.2.5 缝纫系统应运转灵活，缝纫连续、间距连续可调、跳线率控制在 1%以内。

5.2.6 纤维成型系统应运转平稳、产品包装整齐一致、无破损。

5.3 电控要求

5.3.1 控制方式为自动控制，其中各驱动设备还应配设单机手动调节操作功能。

5.3.2 机械过载保护装置、电气过载保护装置、报警装置应符合 GB 5226.1—2008 的规定。

5.3.3 开关设备和控制设备应符合 GB 14048.1 的规定。

5.3.4 操作终端需设有人机友好操作界面，能够显示生产线各组成系统的电机在线转速、布料机在线布料速度、布料总量、缝纫系统在线缝纫间距、生产线生产速度、生产总量等实时运行参数，并对上述参数自动建立生产数据库，自动统计生产线报警数据、故障数据，自动分析设备故障点及相应的处理方法。

5.4 装配要求

5.4.1 零部件应经制造厂检验部门检验合格，对外构件、外协件应经制造厂检验合格并持有合格证。零部件清洗干净、油路畅通后方可进行装配。

5.4.2 机轴径向跳动允差不得大于 0.2 mm，轴向位移允差不得大于 1 mm。

5.4.3 零部件结合处平整一致，零部件外表不允许有锈痕、碰伤。油漆表面不应有漏漆、漆堆、起泡、缩皱、色泽明显差异等现象。

6 检验方法

检验方法见表 2。

表 2 检验方法

序 号	检验项目	单 位	要 求	检验方法
1	垫毯宽度	mm	5.1.2	米尺测量
2	生产速度	m/min	5.1.2	单位时间内生产植被垫毯的长度
3	垫毯可调宽度	mm	5.1.2	米尺测量
4	垫毯厚度	mm	5.1.2	米尺测量
5	垫毯密度	g/m²	5.1.2	单位平方米植被垫毯的重量
6	焊接质量		5.1.6	目测
7	性能要求		5.2	目测
8	电控要求		5.3	目测
9	机轴间隙	mm	5.2	示值 0.02 mm 的游标卡尺测量
10	噪声	dB(A)	≤80	按 GB/T 3768 规定的方法进行测量

7 检验规则

7.1 总则

植被生产线的检测分为出厂检验和型式检验两种。

7.2 出厂检验

7.2.1 每台植被生产线应经制造单位质量检验部门检验合格，并签发合格证明文件后方可出厂。

7.2.2 出厂检验应符合表 2 的规定。

7.3 型式检验

7.3.1 凡属下列情况之一者，需进行型式检验：

——新产品或本产品转厂生产试制定型鉴定；

——正式生产后，结构、材料、工艺等作了重大改变；

——停产一年以上重新恢复生产；

——正常批量生产，每四年进行一次；

——国家质量监督部门提出进行型式检验要求。

7.3.2 型式检验应对第 5 章规定的所有项目进行检验。

7.3.3 抽样方法：随机抽取一台。

7.4 判定规则

检验结果应符合第 5 章的规定，任一检验项目不合格，须加倍抽样检验，如仍不合格，则被判定为不合格产品。

7.5 认定规则

国家环境保护产品认定检验按型式检验进行。

8 标志、包装、运输及贮存

8.1 标志

每台植被生产线均应在其明显部位固定耐久性产品标牌，其尺寸和技术要求应符合 GB/T 13306 的规定。标牌上应标出下列内容：

——产品名称、型号；

——工作电源；

——出厂编号；

——制造日期；

——制造厂名称。

8.2 包装

8.2.1 包装应符合 GB/T 13384 的规定。

8.2.2 包装箱外标志的表示方法和要求应符合 GB/T 191 的规定。

8.2.3 包装箱外的收发货标志应符合 GB/T 6388 的规定。

8.2.4 除污机包装前所有易锈零部件外露加工面应涂防锈油或封存油脂，所有外露油孔应封闭。

8.2.5 随机文件包括：

——装箱单；

——产品合格证：

——产品使用说明书。

8.3 运输

植被生产线在装运过程中不得翻滚和倒置。

8.4 贮存

植被生产线应放置在通风、干燥、无腐蚀性介质的有遮蔽场所。

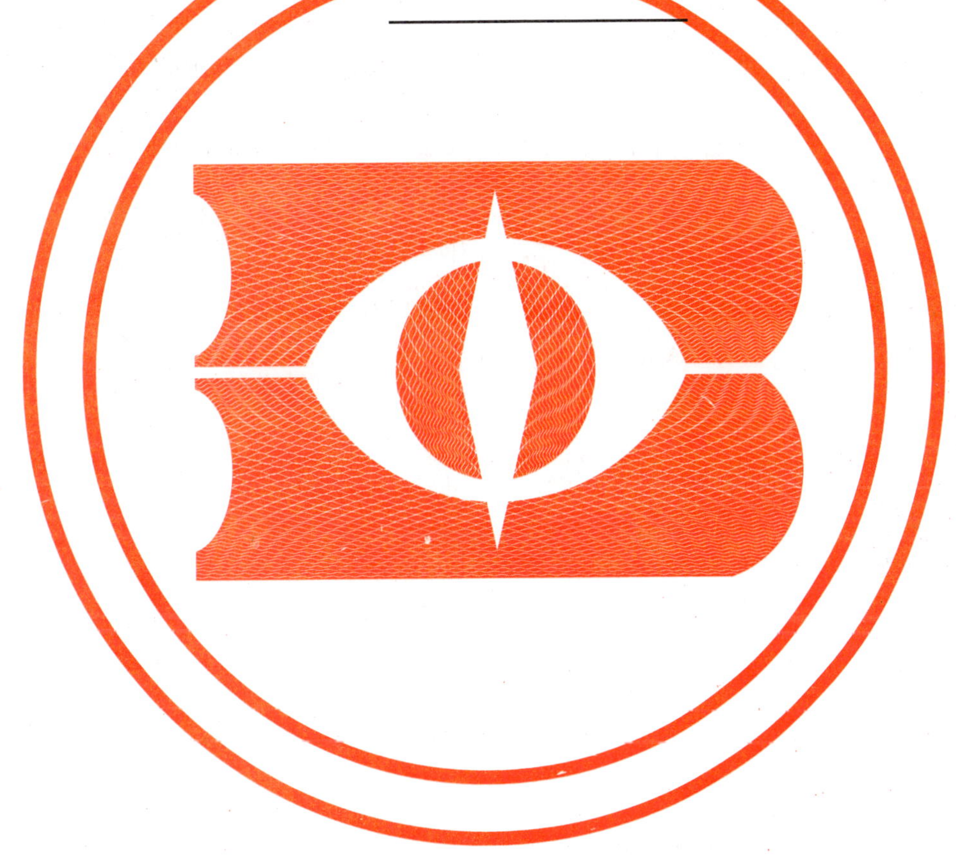

ICS 93.020
P 00

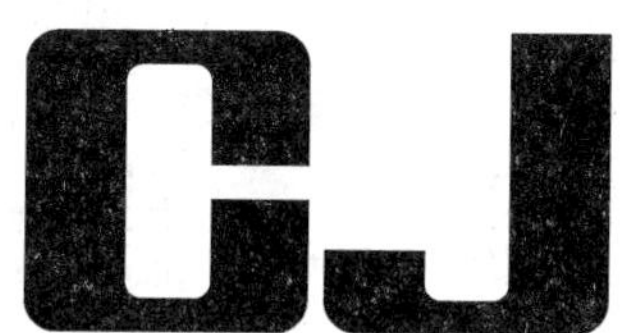

中华人民共和国城镇建设行业标准

CJ/T 234—2006

垃圾填埋场用高密度聚乙烯土工膜

High density polyethylene geomembrane for landfills

2006-07-25 发布 2006-12-01 实施

中华人民共和国建设部 发布

前　　言

本标准指标参考了国外相关标准，参考并引用了部分美国测试与材料协会(ASTM)测试方法和国际土工合成材料研究协会(GRI)测试方法。

本标准的附录A、附录B、附录C、附录D、附录E、附录F、附录G为资料性附录。

本标准由建设部标准定额研究所提出。

本标准由建设部城镇环卫标准技术归口单位上海市市容环境卫生管理局归口。

本标准主编单位：武汉市环境卫生科学研究设计院；本标准参编单位：华中科技大学、GSE(吉事益)衬垫技术有限公司、深圳市中兰实业有限公司、Easen International Inc(宜生国际有限公司)和北京高能垫衬工程有限公司协作起草。

本标准的主要起草人：冯其林、陈朱蕾、尤官林、罗毅、葛芳、刘泽军、庄平、刘勇、谭晓明、甄胜利、刘婷、刘阳、孔熊君、孙蔚旻。

本标准为首次发布。

垃圾填埋场用高密度聚乙烯土工膜

1 范围

本标准规定了垃圾填埋场用高密度聚乙烯土工膜的分类、要求、试验方法、测试频率、标志、标签、包装、运输和贮存等。

本标准适用于垃圾填埋场防渗、封场等工程中所使用,以中(高)密度聚乙烯树脂为主要原料,添加各类助剂所生产的高密度聚乙烯土工膜。

2 规范性引用文件

下列文件中的条款通过本标准的引用而成为本标准的条款。凡是注日期的引用文件,其随后所有的修改单(不包括勘误的内容)或修订版均不适用于本标准,然而,鼓励根据本标准达成协议的各方研究是否可使用这些文件的最新版本。凡是不注日期的引用文件,其最新版本适用于本标准。

GB/T 1033 塑料密度和相对密度试验方法

GB/T 1037 塑料薄膜和片材透水蒸气性试验方法 杯试法

GB/T 1040 塑料拉伸性能试验方法

GB/T 2918 塑料试样状态调节和试验的标准环境

GB/T 5470 塑料冲击脆化温度试验方法

GB/T 6672 塑料薄膜和薄片厚度测定 机械测量法

GB/T 6673 塑料薄膜和薄片长度和宽度的测定

GB/T 7141 塑料热空气暴露试验方法

GB/T 9352 热塑性塑料压缩试样的制备

GB/T 11116 高密度聚乙烯树脂

GB/T 12027 塑料 薄膜和薄片 加热尺寸变化率试验方法

GB/T 13021 聚乙烯管材和管件碳黑含量的测定 热失重法

GB/T 15182 线型低密度聚乙烯树脂

GB/T 16422.3 塑料实验室光源暴露实验方法 第3部分:荧光紫外灯

GB/T 17391 聚乙烯管材与管件热稳定性试验方法

QB/T 1130 塑料直角撕裂性能试验方法

3 术语和定义

3.1

土工膜 geomembrane

一种以聚合物为基本原料的防水阻隔型材料,如聚乙烯(PE)土工膜,聚氯乙烯(PVC)土工膜,氯化聚乙烯(CPE)土工膜及各种复合土工膜等。

3.2

高密度聚乙烯(HDPE)土工膜 high density polyethylene geomembrane

是以中(高)密度聚乙烯树脂为原料生产的,密度为 0.94 g/cm^3 或以上的土工膜。

3.3

光面土工膜 smooth geomembrane

膜的两面均具有光洁、平整外观的土工膜。

3.4

糙面土工膜　textured geomembrane

经特定的工艺手段生产的单面或双面具有均匀的毛糙外观的土工膜。

3.5

拉伸强度　tensile strength

在拉伸试验中，试样直至断裂为止，单位宽度所承受的最大拉伸应力（kN/m）。

3.6

拉伸断裂应力　tensile break stress

在试验试样断裂时的拉伸应力。

3.7

拉伸屈服应力　tensile yield stress

在拉伸应力-应变屈服点处的应力。

3.8

偏置屈服应力　offset yield stress

应力-应变曲线偏离直线性达规定应变百分数（偏置）时的应力。

3.9

断裂伸长率　elongation at break

在拉力作用下，试样断裂时标线间距离的增加量与初始标距之比，以百分数表示。

3.10

拉伸应力-应变曲线　tensile stress-strain curve

由应力-应变的相应值彼此对应绘成的曲线图。通常以应力值作为纵坐标，应变值作为横坐标。

4　分类

4.1　分类

4.1.1　光面高密度聚乙烯土工膜，代号为 HDPE1。

4.1.2　糙面高密度聚乙烯土工膜，代号为 HDPE2，其中单糙面高密度聚乙烯土工膜，代号为 HDPE2-1；双糙面高密度聚乙烯土工膜，代号为 HDPE2-2。

4.2　型号

型号表示见下图：

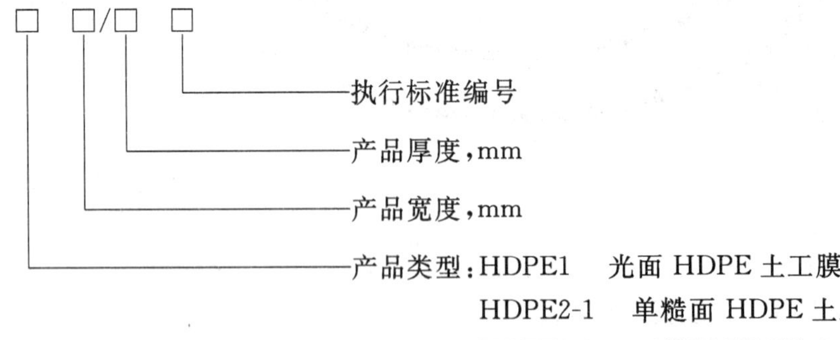

型号示例：6 000 mm 宽，1.5 mm 厚的光面 HDPE 土工膜，表示为：HDPE1 6 000/1.5 CJ/T 234—2006

5　要求

5.1　规格尺寸及偏差

5.1.1　产品单卷的长度不应少于 50 m，长度偏差应控制在±2%。

5.1.2 宽度尺寸应大于3 000 mm，偏差应控制在±1%。表1列举了整数宽度的规格尺寸及偏差值，非整数宽度产品可参考执行。填埋场底部防渗应选用5 000 mm以上，覆盖可选用3 000 mm以上产品。

5.1.3 产品的厚度及偏差应符合表2的要求。其中，光面土工膜的极限偏差应控制在±10%，糙面土工膜的极限偏差应控制在±15%。底部防渗应选用厚度大于1.5 mm的土工膜，临时覆盖可选用厚度大于0.5 mm的土工膜，终场覆盖可选用厚度大于1.0 mm的土工膜。

表1 土工膜宽度及偏差

项目		指标						
宽度/mm		3 000	4 000	5 000	6 000	7 000	8 000	9 000
偏差/%	光面	±30	±40	±50	±60	±70	±80	±90
	糙面	±30	±40	±50	±60	±70	±80	±90

表2 土工膜厚度及偏差

项目		指标							
光面	厚度/mm	0.5	0.75	1.00	1.25	1.50	2.00	2.50	3.00
	极限偏差/mm	±0.05	±0.08	±0.10	±0.13	±0.15	±0.20	±0.25	±0.30
	平均偏差/%	≥0							

项目		指标					
糙面	厚度/mm	1.00	1.25	1.50	2.00	2.50	3.00
	极限偏差/mm	±0.15	±0.19	±0.23	±0.30	±0.38	±0.45
	平均偏差/%	≥−5.0					

5.2 外观质量

土工膜外观质量应符合表3的要求。

表3 土工膜外观质量

序号	项目	要求
1	切口	平直，无明显锯齿现象
2	穿孔修复点	不允许
3	机械(加工)划痕	无或不明显
4	僵块	每平方米限于10个以内。直径小于或等于2.0 mm，截面上不允许有贯穿膜厚度的僵块
5	气泡和杂质	不允许
6	裂纹、分层、接头和断头	不允许
7	糙面膜外观	均匀，不应有结块、缺损等现象

5.3 技术性能指标

产品的技术性能指标应符合以下要求。

5.3.1 技术性能应符合表4的要求。

表 4　光面 HDPE 土工膜技术性能指标

序号	指　　标	测试值						
		0.75 mm	1.00 mm	1.25 mm	1.50 mm	2.00 mm	2.50 mm	3.00mm
1	最小密度/(g/cm³)	0.939						
2	拉伸性能							
	屈服强度(应力)/(N/mm)	11	15	18	22	29	37	44
	断裂强度(应力)/(N/mm)	20	27	33	40	53	67	80
	屈服伸长率/%	12						
	断裂伸长率/%	700						
3	直角撕裂强度/N	93	125	156	187	249	311	374
4	穿刺强度/N	240	320	400	480	640	800	960
5	耐环境应力开裂(单点切口恒载拉伸法)/h	300						
6	碳黑							
	碳黑含量(范围)/%	2.0～3.0						
	碳黑分散度	10 个观察区域中的 9 次应属于第 1 级或第 2 级，属于第 3 级的不应多于 1 次。						
7	氧化诱导时间(OIT)							
	标准 OIT/min　或	100						
	高压 OIT/min	400						
8	85℃烘箱老化(最小平均值)							
	烘烤 90 d 后，标准 OIT 的保留/%　或	55						
	烘烤 90 d 后，高压 OIT 的保留/%	80						
9	抗紫外线强度							
	紫外线照射 1 600 h 后，标准 OIT 的保留/%　或	50						
	紫外线照射 1 600 h 后，高压 OIT 的保留/%	50						
10	−70℃低温冲击脆化性能	通过						
11	水蒸气渗透系数 g·cm/(cm²·s·Pa)	$\leqslant 1.0\times10^{-13}$						
12	尺寸稳定性/%	±2						

5.3.2 糙面 HDPE 土工膜的技术性能应符合表 5 的要求。

表 5 糙面 HDPE 土工膜技术性能指标

序号	指标	测试值					
		1.00 mm	1.25 mm	1.50 mm	2.00 mm	2.50 mm	3.00mm
1	毛糙高度/mm	0.25					
2	最小密度/(g/cm³)	0.939					
3	拉伸性能						
	屈服强度(应力)/(N/mm)	15	18	22	29	37	44
	断裂强度(应力)/(N/mm)	10	13	16	21	26	32
	屈服伸长率/%	12					
	断裂伸长率/%	100					
4	直角撕裂强度/N	125	156	187	249	311	374
5	穿刺强度/N	267	333	400	534	667	800
6	耐环境应力开裂(单点切口恒载拉伸法)/hr	300					
7	碳黑						
	碳黑含量(范围)/%	2.0~3.0					
	碳黑分散度	10 次观察中的 9 次应属于第 1 级或第 2 级,属于第 3 级的不应多于 1 次。					
8	氧化诱导时间(OIT)						
	标准 OIT/min 或	100					
	高压 OIT/min	400					
9	85℃烘箱老化(最小平均值)						
	烘烤 90 d 后,标准 OIT 的保留/% 或	55					
	烘烤 90 d 后,高压 OIT 的保留/%	80					
10	抗紫外线强度						
	紫外线照射 1 600 hr 后,标准 OIT 的保留/% 或	50					
	紫外线照射 1 600 hr 后,高压 OIT 的保留/%	50					
11	−70℃低温冲击脆化性能	通过					
12	水蒸气渗透系数 g·cm/(cm²·s·Pa)	$\leqslant 1.0\times10^{-13}$					
13	尺寸稳定性/%	±2					

5.4 生产原料与配方

5.4.1 制造 HDPE 土工膜的聚乙烯树脂的密度应大于或等于 0.932 g/cm³。

5.4.2 树脂熔体流动速率应小于 1.0 g/10 min(190℃/2.16 kg)。生产使用回用料时,回用料不应超过 10%。回用料应是与原料相同的,在内部生产过程中同一或同类生产线产生的符合标准要求、清洁的再循环树脂。生产中不应加入任何其他类型的回收利用树脂。

6 试验方法

6.1 试样状态调节和试验的标准环境

按 GB/T 2918 的规定。试验条件：温度 23℃±2℃；相对湿度 50%±5%；状态调节周期不少于 88 h。

6.2 厚度

光面 HDPE 按 GB/T 6672 中规定的方法在加压 20 kPa，保留 5 s 的条件下进行测试；糙面 HDPE 土工膜按本标准附录 A 的规定测试。均以测得数据的最大值和最小值作为极限厚度值，以测得数据的算术平均值作为产品的平均厚度值，精确到 0.01 mm，计算厚度极限偏差和平均偏差。

结果计算见式(1)、式(2)：

$$\Delta t = t_{max}(\text{或 } t_{min}) - t_0 \quad \cdots\cdots(1)$$

$$\Delta \bar{t} = \frac{\bar{t} - t_0}{t_0} \times 100 \quad \cdots\cdots(2)$$

式中：

Δt——厚度极限偏差，单位为毫米(mm)；

t_{max}——实测最大厚度，单位为毫米(mm)；

$\Delta \bar{t}$——厚度平均偏差百分数，(%)；

$\bar{t}$——平均厚度，单位为毫米(mm)；

t_0——公称厚度，单位为毫米(mm)。

6.3 宽度与长度

按 GB/T 6673 的规定测试，记录每次测量的宽度，计算其算术平均值，作为卷材或样品的平均宽度。

6.4 外观

在自然光线下用肉眼观测，按本标准第 5.2 条的规定测试。

6.5 密度

按 GB/T 1033 的规定测试，测试和计算应当选用 D 法。

6.6 拉伸性能

6.6.1 测试

按 GB/T 1040 的规定测试，测试应当用Ⅱ型试样，试验速度选择 F=50 mm/min±10%。

6.6.2 结果的计算和表示

拉伸性能测试结果按 GB/T 1040 第 8 节的规定计算和表示。

6.7 直角撕裂强度

6.7.1 相关定义

以试样撕裂过程中的最大负荷值作为直角撕裂负荷。

6.7.2 测试

按 QB/T 1130 的规定测试，试验速度应为 50 mm/min±10%。

6.7.3 计算

直角撕裂强度按式(3)计算：

$$\sigma_{tr} = \frac{P}{d} \quad \cdots\cdots(3)$$

式中：

σ_{tr}——直角撕裂强度，单位为千牛顿每米(kN/m)；

P——撕裂负荷，单位为牛顿(N)；

d——试样厚度，单位为毫米(mm)。

试样结果以所有直角撕裂负荷或直角强度的算术平均值表示。试验结果的有效数字取二位或按产品标准规定。

6.8 穿刺强度

按本标准附录 B 的规定测试。

6.9 耐环境应力开裂(单点切口恒载拉伸法)

按本标准附录 C 的规定测试,糙面土工膜应在其光边上或按 GB/T 9352 制备相同厚度的光面试样测试。

6.10 碳黑含量

按 GB/T 13021 的规定测试。

6.11 碳黑分散度

按本标准附录 D 的规定测试。

6.12 氧化诱导时间(OIT)

可选择标准 OIT 或者高压 OIT 二者之一来检查土工膜的抗氧化性能。标准 OIT 按 GB/T 17391 的规定测试;高压 OIT 按本标准附录 E 的规定测试。

6.13 85℃烘箱老化

按 GB/T 7141 的规定,在 85℃温度下,将样品悬挂在烘箱中,测试 90 d,每周应检查试样的变化和均匀受热情况。标准 OIT 按 GB/T 17391 的规定测试;高压 OIT 按本标准附录 E 的规定测试。宜测试 30 d 和 60 d 后的 OIT,以便比较。

6.14 抗紫外线强度

按 GB/T 16422.3,但测试条件应为在 75℃温度下紫外线照射 20 h,再在 60℃温度下冷凝暴露 4 h,重复共计 1 600 h。高压 OIT 按本标准附录 E 的规定测试,应取暴露面测试。

6.15 毛糙高度

按本标准附录 F 的规定。在 10 次测试中,其中 8 次的结果应大于 0.18 mm,最小值应大于 0.13 mm。对双糙面土工膜,应交替在两面进行测量。

6.16 水蒸气渗透系数

按 GB/T 1037 的规定测试,按条件 A 的要求进行。

6.17 低温冲击脆化性能

按 GB/T 5470 的规定测试,在−70℃下进行试验,30 个试样中的 25 个以上不破坏为通过。

6.18 尺寸稳定性

按 GB/T 12027 的规定测试,试验温度为 100℃,时间 1 h。

7 测试频率

生产测试频率应符合表 6 规定。

表 6 最小生产测试频率

序号	测 试 指 标	测试频率
1	厚度/mm	每卷
2	密度/(g/c)	每 90 000 kg
3	拉伸性能	每 9 000 kg
	屈服强度/(N/mm) 断裂强度/(N/mm) 屈服伸长率/%	

表 6（续）

序号	测 试 指 标	测试频率
	断裂伸长率/%	
4	直角撕裂强度/N	每 20 000 kg
5	穿刺强度/N	每 20 000 kg
6	耐环境应力开裂(单点切口恒载拉伸法)/h	每 90 000 kg
7	碳黑	
	碳黑含量(范围)/% 碳黑分散体	每 9 000 kg 每 20 000 kg
8	氧化诱导时间(OIT)	每 90 000 kg
	标准 OIT/min 或 高压 OIT/min	
9	85℃烘箱老化(最小平均值)	每配方
	烘烤 90d 后，标准 OIT 的保留/% 或 烘烤 90d 后，高压 OIT 的保留/%	
10	抗紫外线强度	每配方
	紫外线照射 1 600 h后，标准 OIT 的保留/% 或 紫外线照射 1 600 h后，高压 OIT 的保留/%	
11	−70℃低温冲击脆化性能	每配方
12	水蒸气渗透系数 g·cm/(cm^2·s·Pa)	每配方
13	尺寸稳定性/%	每配方
14	毛糙高度/mm	每两卷

8 标志、标签

8.1 标志

产品出厂时每卷包装应附有合格证，并标明：

a) 产品名称、代号、产品标准号、商标；

b) 生产企业名称、地址；

c) 生产日期、批号、净质量；

d) 质检章、检验员章或其他形式的质检标志。

8.2 标签

8.2.1 设置

沿长度方向和两端设置，应贴紧膜的边缘，与膜边线平齐，宽度不宜大于 100 mm。

8.2.2 内容

可标注商标、企业名称、地址、联系方式、产品名称及规格等。

9 包装、运输、贮存

9.1 包装

产品每卷为一个包装单位，应捆扎牢固，便于装卸。特殊要求可由供需双方商定。

9.2 运输

产品在运输过程中应避免沾污、重压、强烈碰撞和割(刮)伤等。吊装时，宜采用尼龙绳等柔性绳带，不得使用钢丝绳等直接吊装。

9.3 贮存

产品应存放在干燥、阴凉、清洁的场所，远离热源并与其他物品分开存放。贮存时间超过二年以上的，使用前应进行重新检验。

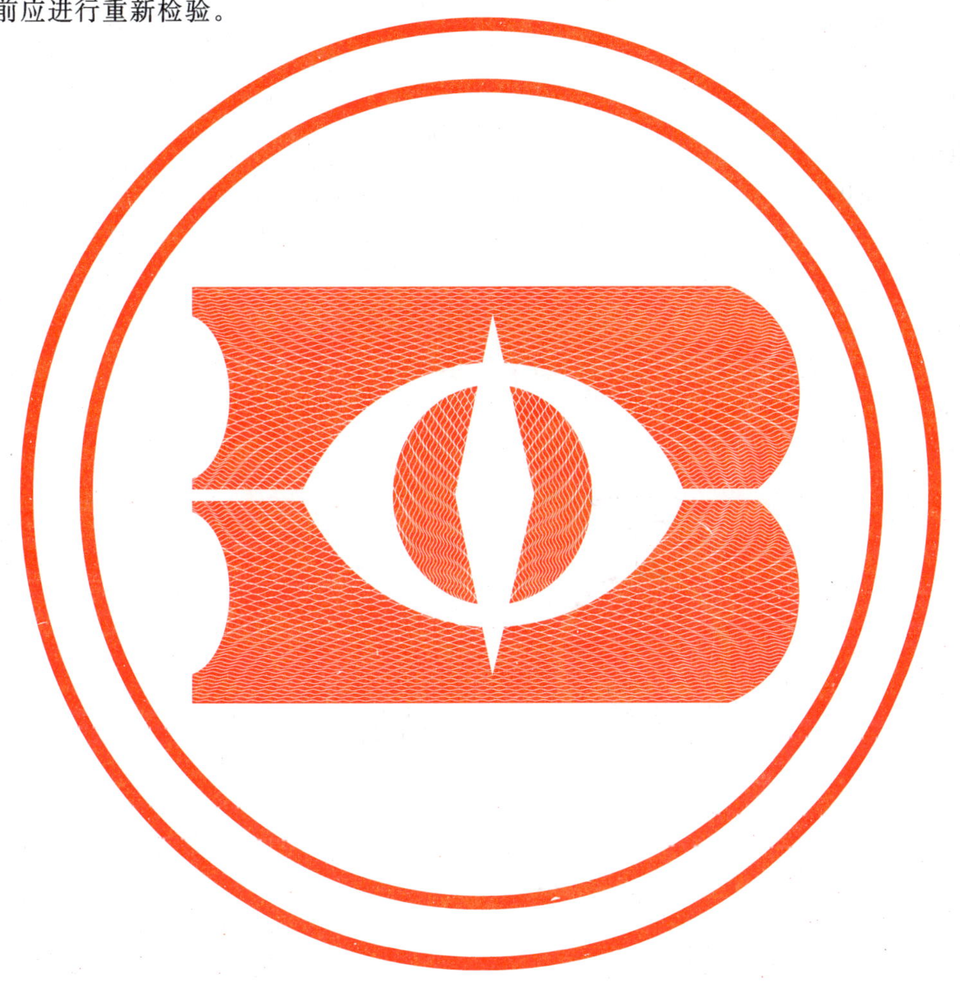

附　录　A
（资料性附录）
糙面土工膜核心厚度的测定

A.1　原理

糙面土工膜的核心厚度是计算样品中所有相同试样的测量结果的平均值得到的。每一个试样的厚度值是在试样上一定的地点用固定的几何形状和特定的压力 0.56 N±0.05 N 条件，测量垂直于膜面，膜两侧测量器点之间的距离。

A.2　仪器

A.2.1　厚度测量器

静荷载型厚度测量器，其精度需要达到至少±0.01 mm。测量器的制造应能允许施加一个特定的力 0.56 N±0.05 N。测量器应该有一个基点（或者基准点）和一个同轴排列并且可以上下移动的压力点。

A.2.2　厚度测量器点

测量器点系用高硬度的钢材制成。其底（顶）端点的半径为 0.8 mm±0.1 mm，与水平面成 60°±2° 的倒角。如图 A.1 所示。

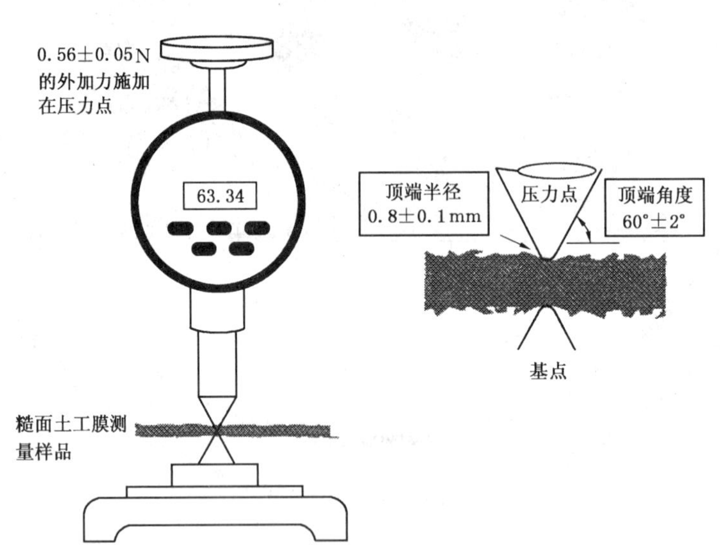

图 A.1　糙面土工膜的静载厚度测量设备

说明 1：被测量的土工膜试样应该与两个相对的测量器点的轴线保持垂直。为了支持较大的试样，可能在其下面需要有一个支撑系统。

说明 2：可以通过标准厚度板来校准测量器和测量器点。频繁地和粗暴地使用测量器会使测量器点变钝并且导致它们排列错位，这些都会导致错误的读数。经常地校准可以发现这些问题。

A.3　试验条件

保持试样在 23℃±2℃ 的温度和 55%±10% 的相对湿度下达到平衡。

A.4 取样

A.4.1 样品

对于样品，应是一个有足够长度的整个卷宽的样品，以满足从 A.4.2 到 A.4.4 节的要求。样品应排除在卷材的内外包装层或者其他不能作为样品代表的材料。

A.4.2 沿着宽度在样品上以随机的方式取样。且必须是土工膜卷材两边 15 cm 以内的部分的测量值。

A.4.3 试样

从每个样品中取样，应保证试样的边缘在各个方向上都在测量器点的边缘以外 10 mm。推荐用直径大约为 75 mm 的圆形试样。

A.4.4 试样的数量

A.4.4.1 应按本标准第 7 章的要求。

A.4.4.2 为了能得到 95%的可信度，应在每个样品中取很多的试样，使测量结果的平均值与样品的真实平均值的误差不超过 5%。以下式计算每个样品的试样数量：

$$n = (tv/A)^2 \qquad \cdots\cdots (A.1)$$

式中：

n——试样的数量(取整数)；

t——t 值是单边限制的，有 95%的可信度，并与 v 的估值的自由度相关。t 值可按表 A.1 取值；

v——在单一操作精度条件下，在用户实验室对类似材料进行独自观察的变化系数的可靠估计。当实验室没有可靠的 v 值估计时，上面的等式就不能直接使用。可按 10 个试样先行测试，得到初步估计值；

A——平均值的 5%，允许的误差值。

表 A.1 每批产品抽样数量的确定

每批卷数	抽样卷数
1～2	1
3～8	2
9～27	3
28～64	4
65～125	5
126～216	6
217～343	7
344～512	8
513～729	9
730～1 000	10
≥1 001	11

A.5 试验步骤

A.5.1 在 A.3 中指定的标准的实验室环境条件下对状态调节好的试样进行试验；

A.5.2 通过对基点上的压力点施加特定的力(没有放置试样)，对测量尺进行清零或者记录初始的非零读数；

A.5.3 升起压力点并插入试样。当将压力点慢慢地与试样接触时，调整试样的位置以便测量器点位于糙面的突起之间的凹陷处的“低点”或“低谷”，获得局部最小厚度读数。重复以上步骤，每个试样一共获得 3 个测量读数。取 3 个读数中的最小值作为该试样的厚度，结果要求精确到 0.025 mm。

A.5.4 测量时测量器需要在满额静载压强条件下，静置 5 s，然后按照测量器的精度记录厚度值。

A.5.5 对每个待测试样重复以上方法。

A.6 计算

用所有试样的结果计算样品的平均厚度，记录时精确到 0.025 mm。

A.7 试验报告

报告平均厚度的如下信息：

a) 工程项目，测试的土工膜的类型，抽样方法。

b) 用来测试厚度的设备名称或相关描述。

c) 测量器点的尺寸(如果与这个标准不同的话)。

d) 样品和试样的尺寸(如果与这个标准不同的话)。

e) 加载间隔时间。

f) 试样的数量。

g) 报告每一个试样的厚度测量结果，精确到 0.025 mm。

h) 报告所有测量结果的平均值，精确到 0.025 mm。

i) 可用百分数形式表示样品的单个测量结果的变化系数。

j) 在测量过程中出现的任何异常的或者超出标准的情况。

k) 在测量过程开始和结束的实验室环境条件。

附 录 B
（资料性附录）
土工布、土工膜和相关产品的指示性抗穿刺强度的标准试验方法

B.1 试验原理

试样在不受拉伸的情况下夹在两个圆板之间，并且环形的夹具要牢固固定在拉伸测试仪上。与荷载指示器相连的一根实心金属棒对试样没有被支撑部分的中心施加一个力，直到试样被刺穿。记录下来所施加的最大的力就是试样的抗穿刺强度。

B.2 试验装置

B.2.1 拉伸/压缩测试机，恒速伸展型(CRE)，有自动记录器，如图 B.1 所示。

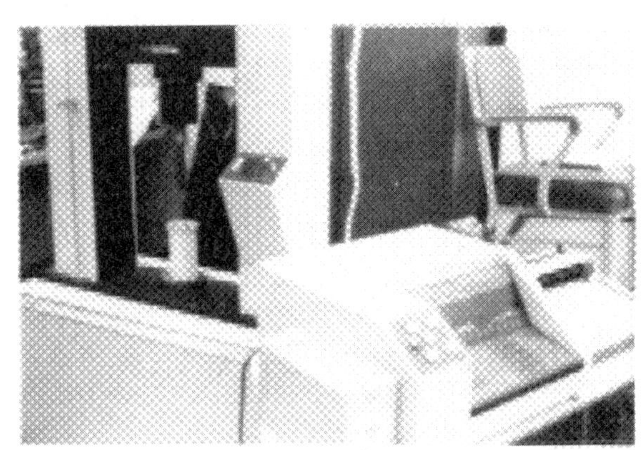

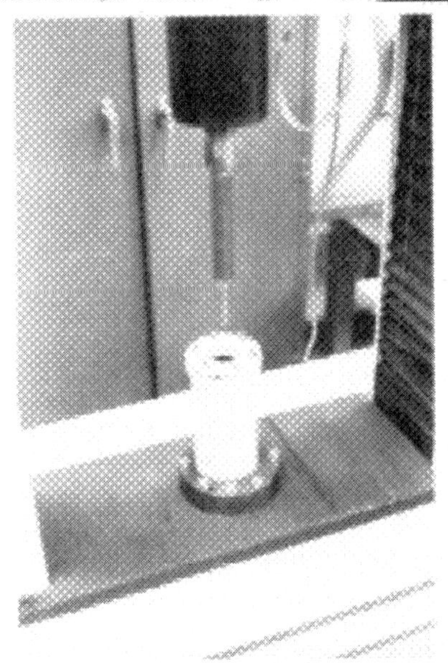

图 B.1 试验装置安装与固定的照片

B.2.2 环形夹具配件，由内径 45.00 mm±0.03 mm 的同心圆盘所组成，能够夹住试样使之不能滑动。图 B.1 和图 B.2 是建议的一种夹具的安排形式。盘子外径建议为 100 mm±0.03 mm。用于固定环形夹具的 6 个螺孔的直径建议为 8 mm，并且均匀分布在半径为 37 mm 的圆周上。这些圆盘的表面可由

带O型密封圈的凹槽组成，或者在相对的两个面上粘上粗砂纸组成。

B.2.3 实心钢棒，直径为8 mm±0.1 mm，底端平头，但是有一个45°(0.8 mm)的倒角，平头和试样表面接触，见图B.1和图B.3。

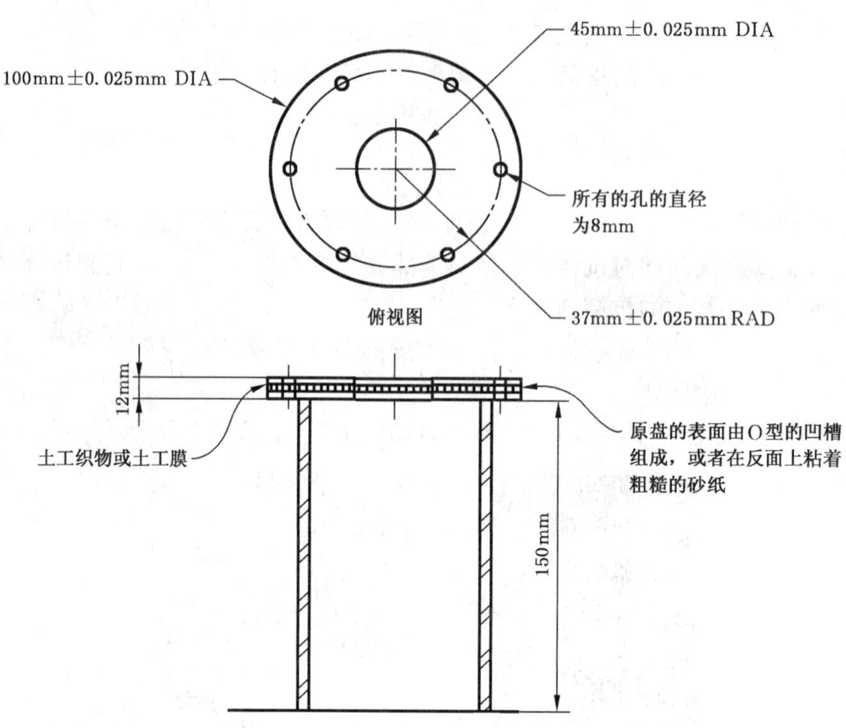

图B.2 试验安装细节(未按比例)

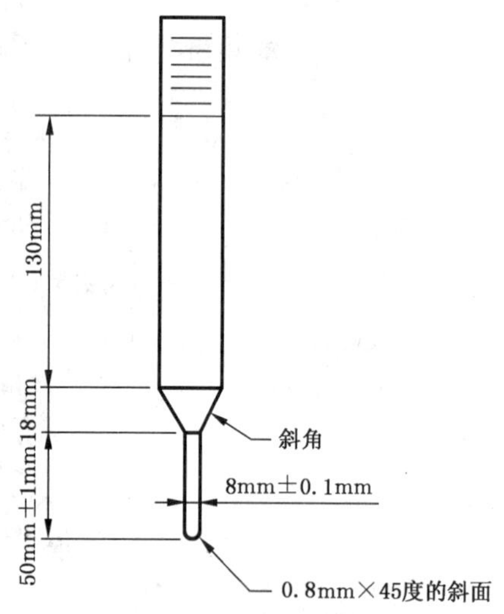

图B.3 试验穿刺针细节(未按比例)

B.3 取样

B.3.1 样品抽样

从产品中取样时，应从被抽检整个卷材的膜片宽度方向上距离两端大于200 mm处均匀裁取，并沿着切割边有足够的长度，从而可以满足测试要求。

B.3.2 样品制备

为了易于固定膜片，试样的最小直径应该为 100 mm。在实验室样品上沿着一条对角线均匀取下试样。试样到土工膜样品的切割边或边缘的距离不能小于土工膜样品宽度的 1/10。

B.4 试样的数量

B.4.1 对 v 的可靠估计

当用户能基于在其实验室按照本方法的指导对类似材料进行测试的大量样品记录，获得可靠的 v 值估计时，可以通过公式(B.1)计算所需要的试样数量：

$$n=\left(\frac{t\,v}{a}\right)^2=\frac{(t\,v)^2}{36} \qquad \text{(B.1)}$$

式中：

n——试样的数量(取整数)；

v——基于用户实验室个人操作精度水平对类似材料进行独自观察的变化系数的可靠估计；

t——检验的取值是双边限制的(见表 B.1)，95%的可信度，其自由度与 v 的估计值有关；

a——平均值的 6%，允许的误差值。

表 B.1 双边 95%可信度的 t 值

自由度	t (0.025)	自由度	t (0.025)	自由度	t (0.025)
1	12.760	11	2.201	21	2.080
2	4.303	12	2.179	22	2.074
3	3.182	13	2.160	23	2.069
4	2.776	14	2.145	24	2.064
5	2.571	15	2.131	25	2.060
6	2.447	16	2.120	26	2.056
7	2.365	17	2.110	27	2.052
8	2.306	18	2.101	28	2.048
9	2.262	19	2.093	29	2.045
10	2.228	20	2.086	无穷大	1.960

B.4.2 没有对 v 的可靠估计

当实验室没有可靠的 v 值估计时，每个实验室样品取 15 个试样。这个数量是通过 v 为平均值的 10%来计算的，一般比实际的要高。当实验室有可靠的 v 的估计值时，按公式(B.1)计算的试样数会少于 15 个。

B.5 状态调节

使试样在空气相对湿度 50%±10%和温度 23℃±2℃(70 ℉±4 ℉)的环境里达到湿度平衡状态。当在不少于两个小时的时间间隔中，试样质量的改变值不超过试样质量的 0.1%时，就认为试样达到了平衡。

B.6 试验步骤

B.6.1 选择拉伸/压缩测试机的负荷量程使得刺穿发生在满量程负荷的 10%～90%之间。

B.6.2 将试样牢固安装在圆盘中间并且保证试样延伸到夹盘的外缘上或之外。

B.6.3 以(300±10) mm/min 的测试速度进行试验直到金属棒完全刺穿试样。

B.6.4 读取实验中记录的最大力作为抗穿刺强度。复合土工膜材料，记录可能会有两个峰值。在这种情况下，即使第二个峰值高于第一个，也要采用初始峰值。

B.7 计算

计算直接从记录装置上读取的所有实验结果的平均抗穿刺强度及其标准偏差。

B.8 试验报告

B.8.1 陈述试样是按照本附录 B.3 试验方法的规定处理的。

B.8.2 报告应该包括以下内容：

a) 在夹盘设备中固定试样的方法；

b) 试样的平均抗穿刺强度；

c) 每组数据的变异系数(如果已知)和标准偏差；

d) 与所描述的试验方法的任何差异；

e) 状态调节记录。

附　录　C
（资料性附录）
用切口恒载拉伸试验评价聚烯烃土工膜抗应力开裂强度的标准试验方法

C.1　原理

该试验方法是将从聚烯烃薄片上取下的哑铃状的带切口的试样在恒载拉伸下置于高温表面活性剂中，测试并记录到试样断裂的时间。在不同应力水平下的一系列测试结果可以在对数坐标轴上建立一个应力水平及其断裂时间的关系图。

C.2　试验装置

C.2.1　落料压印模

将试样切成如图 C.1 所示的尺寸(mm)和精度为 0.02 mm 的模具。试样长度可以改变，以适应设备的口径，但是颈状部分应是固定的，其长度至少为 13 mm，宽度应为 3.2 mm。

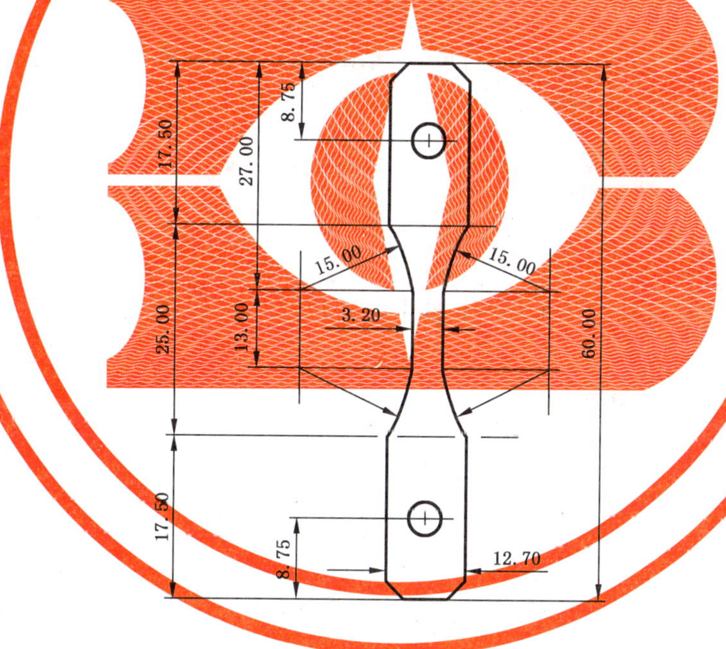

图 C.1　L 型试样的尺寸图

C.2.2　切口设备

能切出精度一致的切口深度的设备。

C.2.3　应力开裂设备

能给试样施加高达 13.8 MPa 拉伸应力的设备。试样应完全浸入恒温 50℃±1℃的表面活性剂中，并经常搅拌溶液使其浓度保持一致。图 C.2 中的设备是常用设备中的一种，能同时测试 20 个试样。该设备应用杠杆原理将荷载加到每个试样上，杠杆省力系数为 3。浸泡试样的表面活性剂放在开口的不锈钢槽中。内置的加热器和控制器用来保持试验温度，水泵用来保持液体的恒速搅拌。每个试样带有一个计时器用来自动记录试样断裂时间，精度为 0.1 hr。如果使用“开/关”按钮来控制计时器，那么按钮的灵敏度必须达到在 200 g 力的作用下关掉。

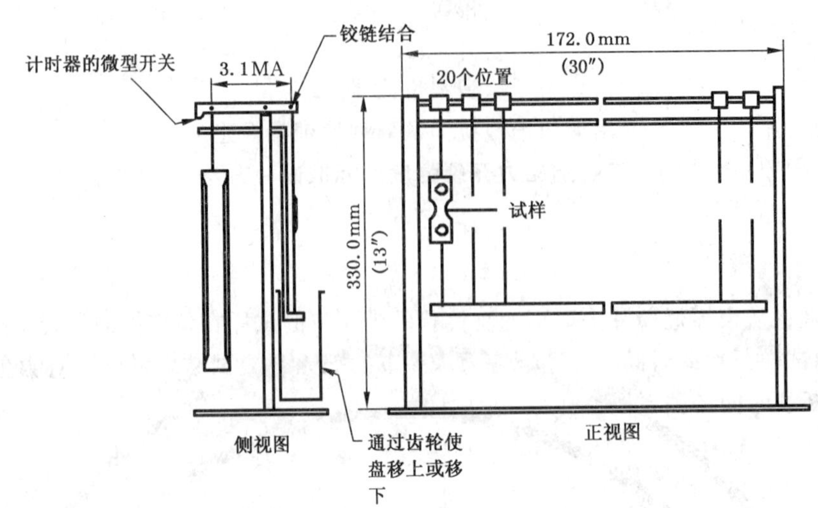

图 C.2 有20个试样测试位置的恒载施加装置

C.3 试剂

C.3.1 试剂由10%的表面活性剂和90%的水(蒸馏水或去离子水)混合而成。表面活性剂 IgepalCO-630 是含苯氧壬基的聚乙烯。试剂必须保存在密封容器中。实验槽中的试剂每两个星期更换一次以保证稳定的浓度。

C.4 取样

C.4.1 样品抽样

从产品中取样时,宜从被抽检整个卷材的膜片宽度方向上距离两端大于200 mm 处均匀裁取,并沿着切割边有足够的长度(不少于1 m),从而可以满足测试要求。如果可以确定没有受损或者与其他部分没有不同,也可以从卷的末端部分取样。

C.4.2 样品制备

从抽取的样品中制备30个试样为一组。对于同一组测试,所有的试样都必须从同一方向上取下。

C.4.3 应对薄片材料最弱的方位进行测试。既材料的横断方向。因此切口是垂直在长度方向,以使试样在所希望的横方向上受力。

C.4.4 在试样两端的孔里放入护孔环,有利于减少脱钩或者在试样颈部以外发生的断裂的次数。

C.5 试验步骤

C.5.1 在每个试样最薄的部位测量厚度,精确到0.013 mm。与土工膜公称厚度相比,厚度变化不应超过±0.026 mm。

C.5.2 如图C.3所示,在试样的一面切开一个控制切口。切口的深度应该使试样未切部分的厚度为其公称厚度的80%。

C.5.3 在切割之前要检查刀刃有无划伤,每个刀片最多只能切20个试样。

C.5.4 试样按其室温下的屈服应力的百分比施加荷载。施加的应力水平应在20%到65%之间,最大增幅为5%。每个应力水平测试三个试样,以便得到有效的结果。

C.5.5 试验的持续时间应试验按预先设定好的时间运行。也可将试验继续,直到所有试样都断裂为止。计算这些试样的断裂时间的算术平均值和变化系数。

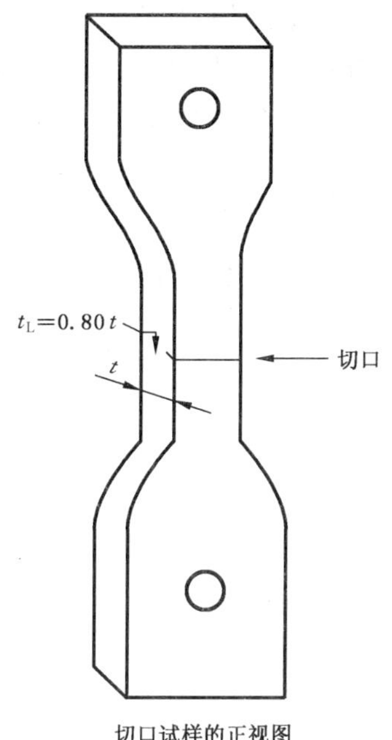

切口试样的正视图

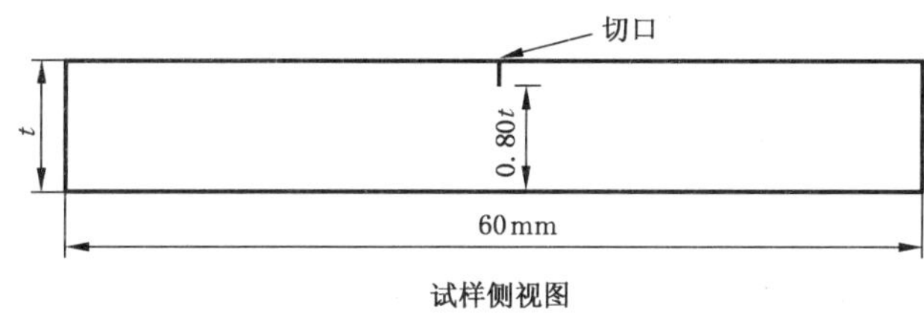

试样侧视图

t_L——未切部分的厚度；

t——膜的公称厚度。

图 C.3 带有切口试样的正视图和侧视图

C.5.6 按上述推荐的数值得到一个方向的完整曲线图，就有 10 个测点，每点三个试样，共计 30 个测试。假如两个方向都要测试，则需要进行 60 个测试。

C.5.7 对每一组测试，应加载同样的应力水平，材料的屈服应力应根据相应的拉伸试验方法进行测量。测量五个试样，用其平均值计算应施加的力。拉伸试验的试样必须和本附录第 C.4 章的试样取自同一样品的同一方向。

C.5.8 按下式计算给每个试样施加的拉力。

$$F=(A)(\sigma_y)(w)(t_L)(1/M_A) \quad\cdots\cdots\cdots(C.1)$$

式中：

F——施加的力，达到给定的屈服应力的百分比时需要施加的力，单位为牛(N)；

A——要达到的屈服应力的百分比；

σ_y——室温下材料的屈服应力，单位为牛每米(N/m^2)；

w——试样颈部的宽度(3.20 mm)；

t_L——试样的切口处未切部分的厚度，推荐为试样公称厚度的 80%，单位为毫米(mm)；

M_A——试验设备的杠杆省力系数，如图 C.2 的设备其值为 3.0。

C.5.9 将试剂装满试验槽，将温度调到 50℃±1℃，可用自动进水器来维持试剂液的液面高度。

C.5.10 将试样挂在试验设备的挂钩上。

C.5.11 将杠杆臂与开关间的距离调到 20 mm。

C.5.12 把试样浸入试剂中并使其达到温度平衡，最少 30 min。

C.5.13 根据 C.5.6 节的计算结果为每个试样准备相应的铅丸(或其他材料)重量。

C.5.14 为每个试样装载各自的重量,并记录直到试样断裂为止的时间,精确到 0.1 hr。

C.5.15 为防止水分挥发和试剂液的氧化,可在试剂液的表面放一层聚苯乙烯或其他隔离材料。

C.5.16 在每个施加的应力水平,计算 3 次断裂时间的算术平均值作为该应力水平的试验结果报告。

C.5.17 用以下公式计算变化系数,保留两位有效数字:

$$V = \frac{S}{\overline{F}} \times 100\% \qquad \cdots\cdots (C.2)$$

式中:

V——变化系数;

S——施加应力的标准偏差;

$\overline{F}$——施加应力的平均值,单位为牛(N)。

C.5.18 在平均断裂时间大于 10 hr 的情况下,V 值应该低于 15%。如果该值不低于 15%,应在该应力水平下重新测试 3 个新的试样。

C.6 试验结果

C.6.1 用图形来表达试验数据,以屈服应力百分比及其对应的平均断裂时间在对数坐标上绘图,可能得到如图 C.4 的三种类型的曲线图。

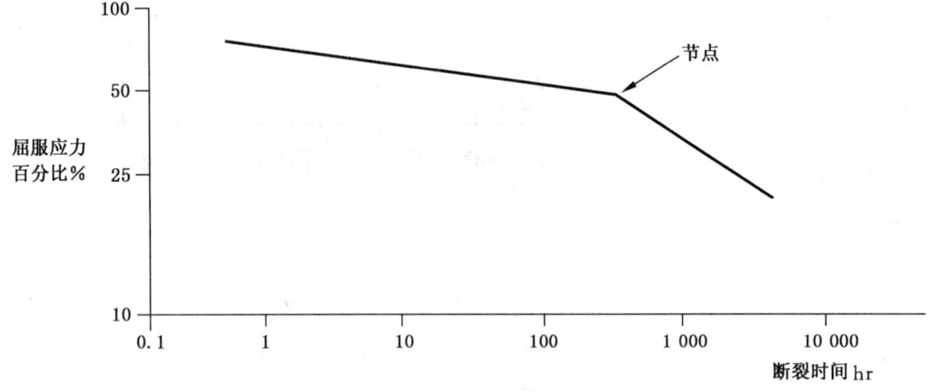

a) 双直线型

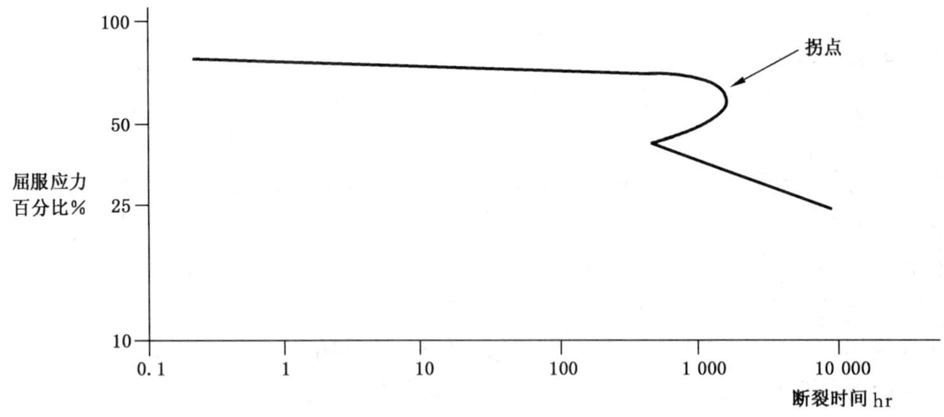

b) 鼻型

图 C.4 一个完整的 NCLT 试验的可能的结果曲线

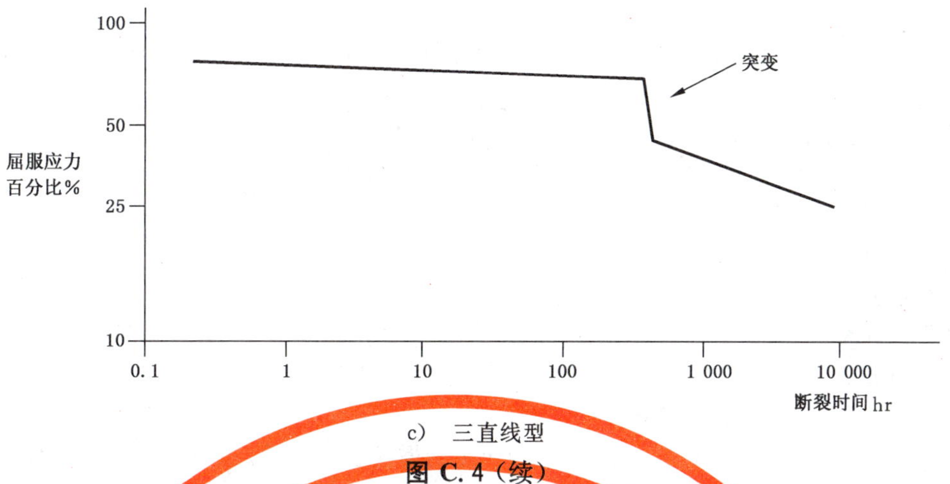

c） 三直线型

图 C.4（续）

C.7 试验报告

报告如下内容：

a） 被测材料的完整记录，包括测试方向。

b） 在试验中用到的屈服应力。包括室温下的屈服应力与试验用的屈服应力的百分比或其他应力/荷载。

c） 使用的状态调节方法。

d） 报告每个应力水平下的平均断裂时间和变化系数。

e） 在对数轴上绘制屈服应力百分比和平均断裂时间关系图。

f） 如果试验是在预定的时间下进行，应阐述下述内容：

  1） 各方同意的试验时间；

  2） 如果试样在规定的时间之前断裂，应报告试样的断裂时间，否则应记录为"未断裂"。

g） 报告与本标准不同的任何变化。

附 录 D
（资料性附录）
用显微镜判定聚烯烃土工合成材料中碳黑分散度的标准试验方法

D.1 原理

这个试验方法由两个部分组成：

a) 试样的制备；

b) 试样的观察判定。

D.1.1 用显微镜薄片切片机制备试样

把待测样品固定在支架上，该支架能以大约 1 μm 的增量上下移动。手动调节小刀，划出厚度大约为 8 μm～20 μm 的试样。

D.1.2 对制备后的试样进行观察判定

将经过制备后的样品薄片置于显微镜下进行随机观察，计算每个观察区（Rf）中最大的碳黑团或内含物的面积，再根据碳黑分散体参考图来判定其级数。

D.2 试验仪器与试剂

D.2.1 显微镜薄片切片机，要求是旋转式或铲式超薄切片机，其上装有样品夹和小刀固定器。小刀宜选用钢刀；也可选用玻璃小刀。

D.2.2 显微镜薄片切片机，附件包括滑润剂、防尘罩和镊子。

D.2.3 显微镜，双目光学显微镜（如果需要拍摄显微照片，则必须选用三目式显微镜）。该显微镜必须包括一个可移动的试样载物台和两个 10 倍目镜和 5 倍～20 倍放大物镜。使用过程中，选择相应的物镜使得总的放大倍数可以达到 50 倍～200 倍。

D.2.4 显微镜附件，校准十字线（目镜千分尺），装在目镜里，位于目镜镜头和物镜镜头之间。

D.2.5 光源，强度可变的外部白色光源。

D.2.6 显微镜盖玻片和载玻片。

D.2.7 香液粘合剂或其他适用的透明的替代品（如透明的指甲油）。

注：该透明粘剂不得溶解薄片或与其发生化学反应。

D.2.8 显微镜盖玻片的制作：能获得随机观察区。其制作方法为：从盖玻片的中心分别向两边隔 5 mm 处做记号，用玻璃蚀刻法和小刀在做记号的位置沿着长边刻出两条平行线。在每条刻线分别向外 3.2 mm 处做记号，对原始线刻蚀平行线。最后完成的盖玻片如图 D.1 所示。

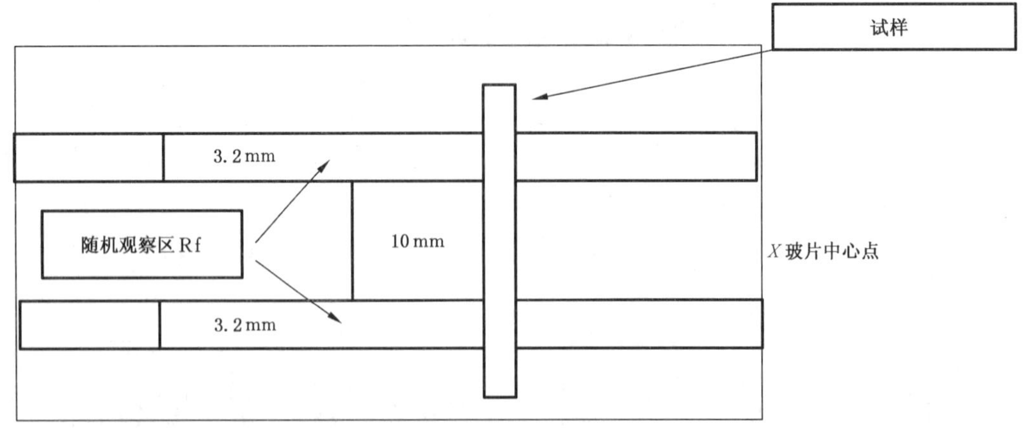

图 D.1 显微镜盖玻片轮廓图

D.2.9 显微镜盖玻片：尺寸必须与放置试样的载玻片尺寸一样大。平行线应能允许看见所有放置的试样。

D.3 试验步骤

D.3.1 取样，从产品中取样时，沿土工膜整个卷宽方向随机选取 5 个样品。土工膜样品的大小约为 2.54 cm^2。

D.3.2 试样准备，利用显微镜薄片切片机在每个土工膜试样的横机器方向取一个微切片，用显微镜薄片切片机对大多数材料切片时，采用四氯乙烷硬化喷雾可以防止碳黑或其他组分的拖尾效应。四氯乙烷硬化喷雾的作用是使试样在切片前温度降至－15℃并硬化。

D.3.3 薄切片和载玻片

D.3.3.1 每个薄切片应该：

a） 厚度为 8 μm～20 μm，允许足够的光通过以便于用显微镜观测到碳黑团；

b） 没有大的缺陷，包括因刻痕或是钝口刀引起的缺口，或因重压或粗糙的处理导致切片局部撕裂和扭曲。

注：当薄切片的厚度 20 μm 时，由于太厚而不能使足够的光线穿透薄片。薄切片最适宜的厚度为 10 μm～15 μm，但这些薄切片容易卷曲，难于操作。实际中，我们可以将一轻淡的珩磨油涂于小刀上，这样有利于试样粘附在刀刃上，并使它更容易从刀刃上滑落到载玻片上。

D.3.3.2 每个载玻片上安装 5 个试样，并将显微镜盖玻片盖在 5 个试样上。处于盖玻片两条 3.2 mm 宽的观察区区域中的那部分试样即为随机观察区。

D.3.4 显微镜调整，通过校准位于目镜和物镜之间的十字线调整显微镜透光强弱。

D.3.5 把显微镜盖玻片（如图 C.1 所示）盖在安装好的薄切片上面。

D.3.6 随机观察区的选择，在对薄切片进行任何仔细的显微镜分析前，把安装好的薄切片放在光源与物镜之间的显微镜载物台上。把盖玻片放在安装好的薄切片上时应使每个观察区完全重叠于切片之上。薄切片位于盖玻片的两个平行区域内的部分就是两个随机观察区，即 Rf。

D.3.7 显微评估，用显微镜检查每一个随机观察区（Rf），并锁定最大的碳黑团或内含物。如果显微镜放大倍数不是 100，选择物镜使放大倍数为 100 倍。计算碳黑团或内含物的面积。非球形的碳黑团的面积通过选取合适的直径计算。图 D.2 可作为参考。

D.3.8 重复上面的 D.3.5 和 D.3.6 节的步骤直到记录 10 组读数为止。从每个切片试样中选取的随机观察区不得多于 2 个，并且薄切片试样不得少于 5 个。

D.3.9 记录所获得的 10 组读数（计算结果），按本附录的附加说明进行评级，并近似到整数。

D.4 试验报告

D.4.1 被测材料或产品的样品信息，包括样品类型、来源、制造商编码或批号。

D.4.2 试样的准备方法（例如：显微镜用薄片切片法、冰冻试样和加热试样等）。

D.4.3 报告所得到的 10 个随机观察区的计算结果并近似到整数。

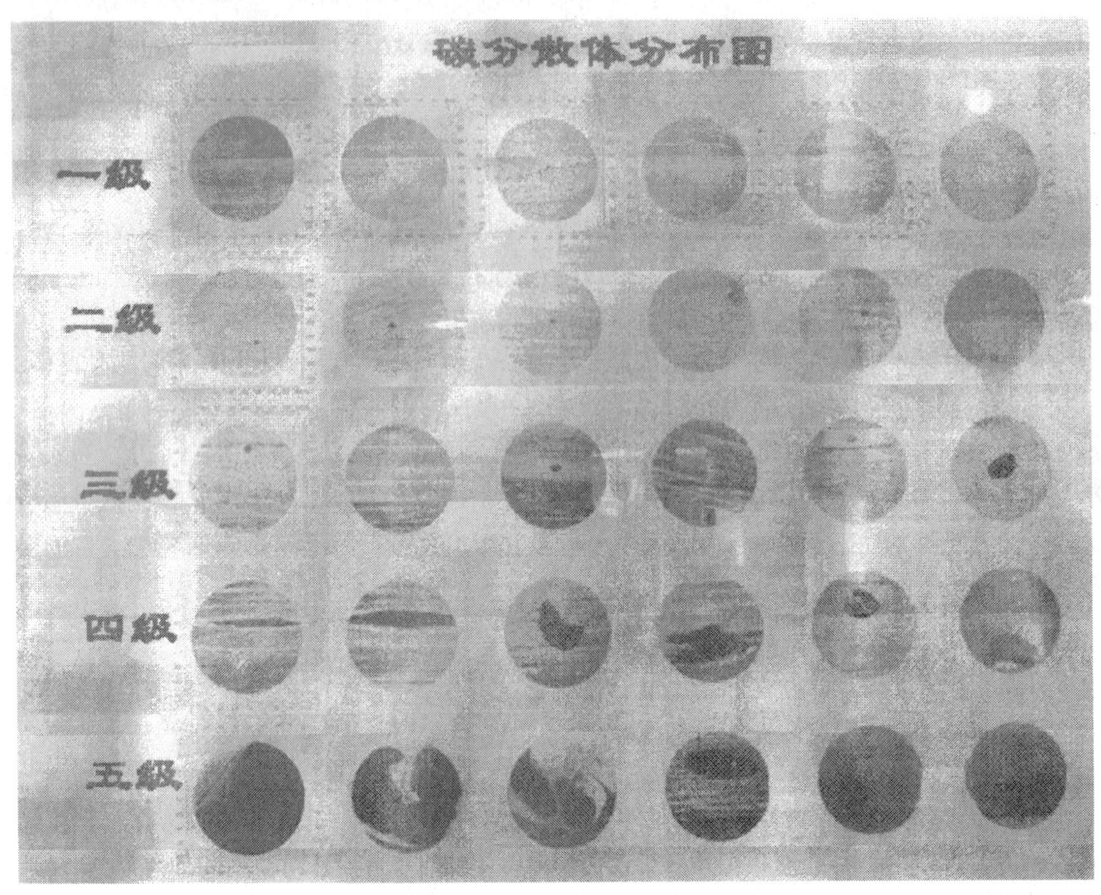

图 D.2 碳分散体参考图

附 录 E
（资料性附录）
用高压差示扫描量热法测定聚烯烃土工合成材料的氧化诱导时间的试验方法

E.1 试验原理

E.1.1 将试样和相应的参比材料放在不排气的高压氧环境中，从室温开始以恒定速率加热。当达到特定的温度，试样保持在该温度下直到氧化反应发生并显示在热量曲线上。氧化诱导时间是从开始加热到完成氧化反应的时间间隔。

E.1.2 在这个实验中，高压氧是用来加速反应和缩短分析时间。

E.1.3 除非另外说明，这个试验中使用的温度应为150℃，同时在恒容条件下反应室压强应维持在3.4 MPa。

E.2 试验设备

E.2.1 差示扫描量热，热分析设备的加热速率能够达到20℃±1℃/min，还能自动记录试样和参比样品之间的热流差。这个设备必须能够以±1℃的精度测量试样温度，以±0.5℃的精度维持设定的温度。

E.2.2 数据输出设备，打印机，绘图仪，记录机或其他记录输出设备，将从差示扫描量热计输出的信号以 Y 轴为热流和 X 轴为时间显示出来。

E.2.3 高压差示扫描量热室能够维持压强在(3.4±2%) MPa 的范围。这个系统应配备一个压强计来监测室内的压强，并允许手动释放压强来维持需要的压强水平。

E.2.4 高压氧气瓶调节器能够调节压强到5.5 MPa 的调节器。氧气瓶的输出口用干净的不锈钢管和高压室连接。

E.2.5 分析天平，0.1 mg 的灵敏度。

E.2.6 试样支架。脱脂铝盘，直径5.0 mm～7.0 mm。

E.2.7 钻孔器、木塞穿孔器或拱形穿孔机，用来制备直径为6.3 mm 的圆盘试样。

E.3 试剂和材料

E.3.1 除非另有说明，在这个试验方法中所有的化学试剂为化学纯。

E.3.2 正己烷或丙酮，用来清洗试样盘和不锈钢管，见E.4.2和E.4.3。

E.3.3 铟(99.999%纯度)，用于校准温度，见E.5.1。

E.3.4 氧，试验气，纯度大于99.5%。

E.4 预防措施

E.4.1 氧是强氧化剂，是活泼的助燃剂。必须让油类和脂类远离正在使用或装有氧的设备。

E.4.2 连接高压室和氧气瓶的不锈钢管在使用前必须用正己烷(或丙酮)彻底清洗和干燥。

E.4.3 在试验前，所有的试样支架应该用正己烷(或丙酮)清洗干净并干燥。

E.4.4 要求使用加压氧时必须正确而小心地操作。操作者还必须熟悉实验室安全操作要求。

E.5 取样

E.5.1 用钻孔刀、木塞穿孔器或打孔机从土工膜样品中切取几个直径为6.3 mm 的圆形试样。

E.5.2 将这些试样压模成厚度为0.25 mm的均匀薄片。压模成型应在低于本试验温度的条件下和尽可能快速地进行，以减小测量值的负偏差。

E.5.3 用一个直径为6.3 mm的钻孔刀或穿孔机从薄片上切取试样。

E.6 试验步骤

E.6.1 准备一个质量为5 mg±1 mg的试样。

E.6.2 把已称量的试样放到干净的试样盘。

E.6.3 把试样盘和参比盘放到反应室中。

E.6.4 关好试验室顶板和密封反应室。

E.6.5 根据下面的步骤在恒容条件下进行操作和试验：

E.6.5.1 关闭压强释放阀和反应室的进口阀，仅打开出口阀。

E.6.5.2 调整气瓶的调节器使其输送3.4 MPa的试验压强。观察试样的温度并调整加压速率以使温度升高不超过5℃/m。

E.6.5.3 慢慢打开反应室的进口阀，用氧气清洗反应室2 min。

E.6.5.4 2 min后，关闭出口阀，使反应室内达到全压，然后关闭进口阀。同时关闭氧气瓶的输出阀。

E.6.6 启动试样的加热程序，以20℃/min的速率从室温加热到150℃。加热程序的开始为计时起点。然后保持150℃恒温直至观察到氧化放热峰值为止，同时记录整个试验的热力学曲线(见图E.1)。

E.6.7 达到恒温条件150℃±0.5℃后5 min，记录试验温度。试验开始时压强会稍微增加。可微微打开排气阀使压强降到3.4 MPa。

E.6.8 记录试验温度值必须是150℃±0.5℃，试验才视为有效。

E.6.9 当氧化放热峰值越过它的最高值时，终止试验。

E.6.10 试验从氧化发生到氧化峰值所需的时间可能大于900 min，因此第一个试样恒温时间宜为1 000 min。

E.6.11 试验完成后，逐渐打开压强释放阀慢慢释放压强。通常需要用30 s～60 s来完成压强释放。

E.6.12 每三到四次试验后可通过热解析(400℃的空气或氧气中保持3 min)清洁反应室装置，去除积累的有机物，以确保安全操作。

E.7 分析结果

E.7.1 以热流信号为Y轴、时间为X轴绘制试验结果图。

E.7.2 按下面的方式确定氧化诱导时间值。

E.7.2.1 试验结果图的Y轴分度值宜采用5 W/g。

E.7.2.2 一般情况下将水平基线定为氧化发生点。如果氧化放热曲线在氧化反应开始时有一个小的伴随峰，S型的基线会比直线型的基线更合适。

E.7.2.3 在放热峰拐点画切线并且延长使其交于基线。

E.7.2.4 从在室温下开始计时到交叉点的时间即是氧化降解发生时间，以此作为氧化诱导时间值。

E.7.2.5 测量氧化诱导时间，如图E.1所示。

E.7.3 报告每个试验值，并以两次试验的平均值作为氧化诱导时间。

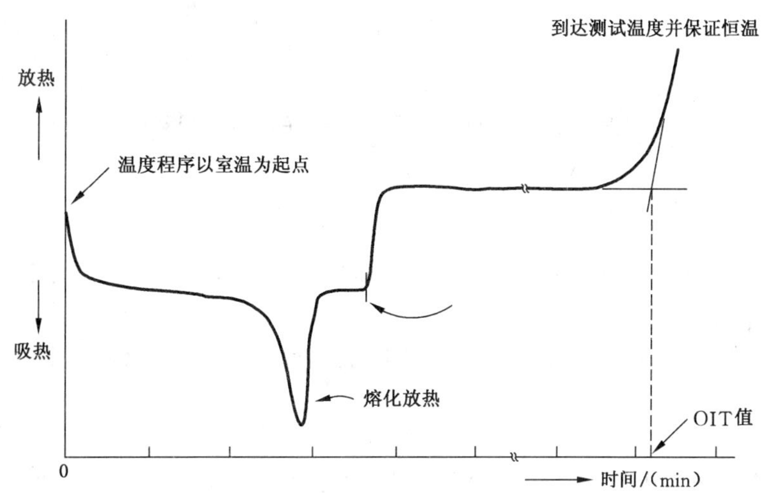

图 E.1 试验温度曲线图

E.8 试验报告

报告以下信息：

a) 试样的完整记录；

b) 试样的质量和结构；

c) 试样状态调节方法；

d) 两次氧化诱导时间测定的平均值;有效的氧化诱导时间应大于 30 min,否则视为无效结果。

e) 热力学曲线恒温部分的记录温度；

f) 热力学曲线恒温部分的记录氧压。

附　录　F
（资料性附录）
用深度计测量毛面土工膜粗糙度的标准试验方法

F.1　试验原理

F.1.1　毛面土工膜粗糙度是用深度计在凹陷处(谷)测量得到的,这些凹陷是在凸出处(峰)和薄片中心表面之间产生的。

F.1.2　对试验样品在一卷宽度上的十个测量值取平均值,得到毛面土工膜的粗糙度。

F.2　设备

试验装置由三个部分组成:刻度盘指示器、扩充架指示器和一个深度计。这两部分的结构在图1中给出。

a)　刻度盘指示器至少有2.5 mm的量程和±0.025 mm的精确度。

b)　深度计,如图F.1所示,深度计包括三个不同的组成部分。它们分别为测定样品尺寸的块规见粗糙度高度试验装置结构图F.1、扩充架指示器图F.2和接触点图F.3。接触点上下移动的范围不会超过块规。块规的底部尺寸为50 mm×20 mm,高度为15 mm。接触点直径为1.3 mm,见图F.3。

F.3　取样及条件

F.3.1　样品抽样应考虑土工膜的完整卷筒宽度和长度。当测量样品宽度时,卷筒应平摊在支撑面上以正确测量。

F.3.2　样品应保持温度为23℃±2℃,相对湿度为50%±10%。

F.4　程序

F.4.1　测量前将块规的指示器度盘归零。

F.4.2　将深度计接触点置于糙面土工膜样品的表面最低点并保持稳定。

F.4.3　在刻度盘指示器上读数和记录,精确到0.025 mm。

F.4.4　将深度计放置在下一个位置,重复测量过程。

F.4.5　按等分试样的长度方法以确定测量厚度的位置点,方法如下:

a)　试样长度小于等于300 mm时,测10点;

b)　试样长度为300 mm~1 500 mm时,测20点;

c)　试样长度大于等于3 000 mm时,至少测30点;

d)　对未裁边的样品,应在距边50 mm处开始测量。

F.5　计算

对刻度盘指示器上直接读出的所有数据计算平均粗糙度值。

F.6　报告

平均粗糙度值的报告应包含以下信息:

a)　毛面土工膜试验的设计、类型和取样方法;

b)　用于试验的计量器仪器的名称或描述;

c) 计量点尺寸；
d) 试验样品尺寸；
e) 测量数据数量；
f) 单个测量值的粗糙度平均值；
g) 样品测量值的偏差，%。

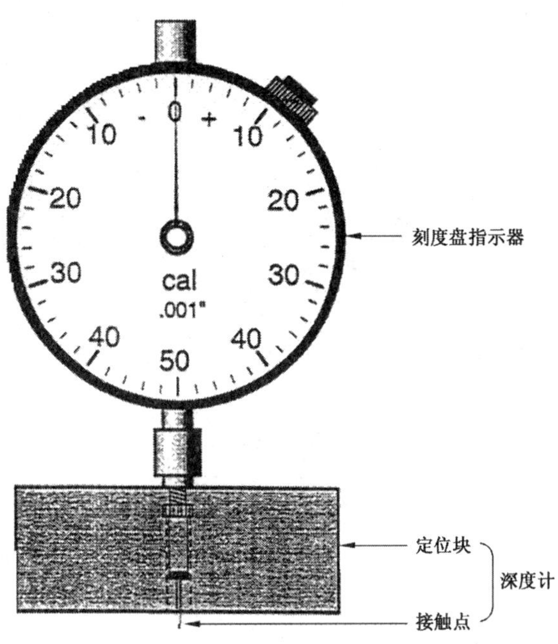

图 F.1 粗糙度高度试验装置结构图

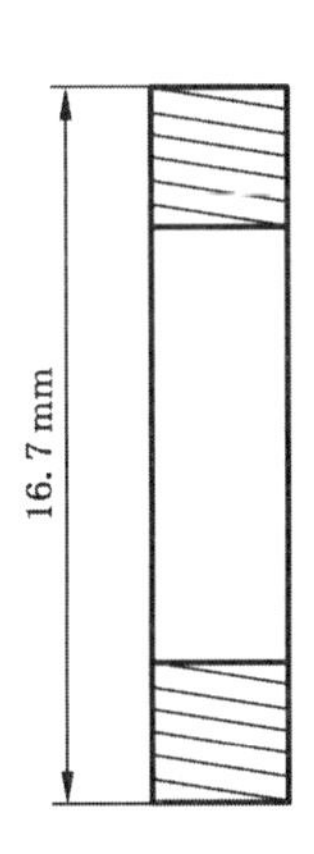

图 F.2 扩充架指示器

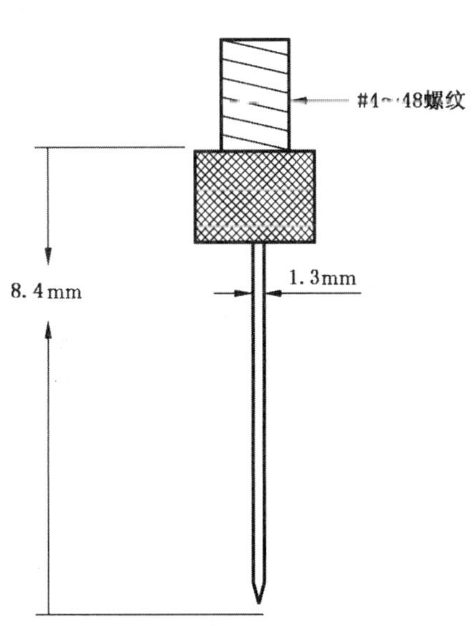

图 F.3 接触点尺寸

附　录　G
（资料性附录）
国内外检测方法对照

表 G.1　国内外检测方法对照

序号	指　　标	国内标准	国外标准方法	最小测试频率
	长度和宽度	GB/T 6673—2001　塑料　薄膜和片材　长度和宽度的测定	IDT ISO 4592:1992	
1	厚度最小值误差,%	GB/T 6672—2001　塑料薄膜和薄片厚度的测定　机械测量法，测试应在加压 20 kPa,保留 5 s 的条件下进行的	ASTM D 5199　土工合成材料的名义厚度测试 IDT ISO 4593:1992	每卷
2	密度,g/cm^3	GB/T 1033—1986　塑料密度和相对密度试验方法,测试应当用 D 法	ASTM D 1505 用密度梯度法测量塑料的密度,或 ASTM D 792 用位移法测量塑料的密度和相对密度	90 000 kg
3	拉伸性能	GB/T 1040—1992　塑料拉伸性能试验方法,测试应当用Ⅱ型试样,试验速度 $F=50$ mm/min±10%	ASTM D 6693　非加筋聚乙烯和非加筋柔软聚丙烯土工膜的拉伸性能测试(TypeⅣ)	9 000 kg
4	直角撕裂强度,N	QB/T 1130—1991　塑料直角撕裂性能试验方法，但试验速度应为 50 mm/min	ASTM D 1004　塑料薄膜和薄片的抗直角撕裂强度测试	20 000 kg
5	耐环境应力开裂,hr	GB/T 1842—1999　聚乙烯环境应力开裂试验方法 (说明:GB/T 1842 等效于 ASTM D 1693。提议用先进的 ASTM D 5397 方法。)	ASTM D 1693　乙烯塑料的耐环境应力开裂测试	90 000 kg
6	碳黑			
	碳黑含量(范围),%	GB/T 13021　聚乙烯管材和管件碳黑含量的测定(热失重法)	ASTM D 1603　烯烃塑料的碳黑含量的测试	9 000 kg
	碳黑分散体	本标准附录 D	ASTM D 5596　用显微镜观察聚烯烃土工合成材料的碳黑分布度	20 000 kg
7	氧化诱导时间(OIT)			90 000 kg
	标准 OIT,min	GB/T 17391—1998　聚乙烯管材与管件热稳定性试验方法	ASTM D 3895　用热分析法测量聚烯烃的氧化诱导时间	
	高压 OIT,min	本标准附录 E	ASTM D 5885　用高压差示扫描量热法测定聚烯烃土工合成材料的氧化诱导时间的试验方法	

表 G.1（续）

序号	指　　标	国内标准	国外标准方法	最小测试频率
8	85℃烘箱老化(最小平均值)	GB/T 7141—1992　塑料热空气暴露试验方法，测试是在85℃温度下进行 90 d，每周应检查试样的变化和均匀受热情况	ASTM D 5721　聚烯烃土工膜的烘箱老化测试	每配方
	(a) 标准 OIT-90 d 后的保留；或者	GB/T 17391—1998　聚乙烯管材与管件热稳定性试验方法	ASTM D 3895(同上)	
	(b) 高压 OIT-90 d 后的保留	本标准附录 E	ASTM D 5885(同上)	
9	抗紫外线强度（高压 OIT-1 600 hr 后的保留）	GB/T 16422.3—1997　塑料实验室光源暴露试验方法，第三部分：荧光紫外线，但测试条件为在 75℃温度下紫外线照射 20 hr，再在 60℃温度下冷凝暴露 4 hr	GM11 用荧光 UVA-缩合作用装置进行土工膜的加速老化测试	每配方
10	—70℃低温冲击脆化性能	GB/T 5470—85　塑料冲击脆化温度试验方法	ASTM D 746　塑料和橡胶冲击脆化温度测试(Type Ⅲ)	
11	水蒸气系数 g·cm/(cm²·s·Pa)	GB/T 1037—88　塑料薄膜和片材透水蒸气性试验方法　杯式法	ASTM E 96　材料水蒸气透过量测试（干燥剂法）	
12	尺寸稳定性，%	GB/T 12027　塑料薄膜尺寸变化率试验方法，测试条件为在 100℃温度下 1 hr	ASTM D 1204　热塑料薄片和薄膜在高温下的线性尺寸变化测试	
13	毛糙高度，mm	本标准附录 F	GM12　用深度计测量糙面土工膜的毛糙高度	
	糙面土工膜的核心厚度	本标准附录 A	ASTM D 5994　糙面土工膜的核心厚度测试	每卷
	穿刺强度，N	本标准附录 B	ASTM D 4833　土工布和土工膜及其相关产品的指示性抗穿刺强度测试	20 000 kg
	耐环境应力开裂，hr	本标准附录 C	ASTM D 5397　土工膜的抗应力开裂强度测试　附录(SP-NCTL)	90 000 kg
	碳黑分布度	本标准附录 D	ASTM D 5596　用显微镜观察聚烯烃土工合成材料的碳黑分布度	
	高压 OIT，hr	本标准附录 E	ASTM D 5885　用高压差份扫描热量计测量聚烯烃土工合成材料的氧化诱导时间	

注：ASTM：美国测试与材料协会；GRI：国际土工合成材料研究协会。

ICS 91.040.99
P 53

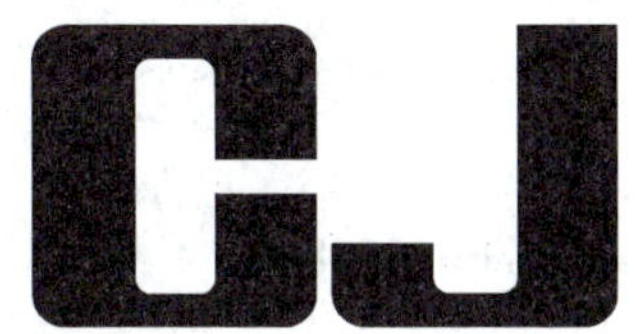

中华人民共和国城镇建设行业标准

CJ/T 276—2008

垃圾填埋场用线性低密度聚乙烯土工膜

Linear low density polyethylene geomembrane for landfills

2008-06-03 发布　　2008-11-01 实施

中华人民共和国住房和城乡建设部　　发布

前　言

本标准指标参考了国外相关标准，参考并引用了部分美国测试与材料协会(ASTM)测试方法。

本标准的附录A为资料性附录。

本标准由住房和城乡建设部标准定额研究所提出。

本标准由住房和城乡建设部城镇环卫标准技术归口单位上海市市容环境卫生管理局归口。

本标准主编单位：武汉市环境卫生科学研究设计院。

本标准参编单位：华中科技大学、北京高能垫衬工程有限公司、吉事益衬垫技术有限公司、深圳市中兰实业有限公司、宜生国际有限公司协作起草。

本标准的主要起草人：冯其林、陈朱蕾、甄胜利、谭晓明、罗毅、葛芳、庄平、刘婷、刘泽军、刘勇、尤官林、张文伟、黄和文、孔熊君、曾越祥、吕志中、曹丽。

本标准为首次发布。

垃圾填埋场用线性低密度聚乙烯土工膜

1 范围

本标准规定了垃圾填埋场用线性低密度聚乙烯(LLDPE)土工膜的分类、要求、试验方法、测试频率、标志、标签、包装、运输和贮存等。

本标准适用于垃圾填埋场在终场覆盖、临时覆盖、中间覆盖等工程中所使用的线性低密度聚乙烯(LLDPE)土工膜。覆盖用的低密度聚乙烯(LDPE)土工膜可参照本标准。

2 规范性引用文件

下列文件中的条款通过本标准的引用而成为本标准的条款。凡是注日期的引用文件,其随后所有的修改单(不包括勘误的内容)或修订版均不适用于本标准,然而,鼓励根据本标准达成协议的各方研究是否可使用这些文件的最新版本。凡是不注日期的引用文件,其最新版本适用于本标准。

GB/T 1033　塑料密度和相对密度试验方法

GB/T 1037　塑料薄膜和片材透水蒸气性试验方法　杯试法

GB/T 1040.1　塑料　拉伸性能的测定　第1部分:总则

GB/T 1040.2　塑料　拉伸性能的测定　第2部分:模塑和挤塑塑料的试验条件

GB/T 1040.3　塑料　拉伸性能的测定　第3部分:薄膜和薄片的试验条件

GB/T 1842　聚乙烯环境应力开裂试验方法

GB/T 2918　塑料试样状态调节和试验的标准环境

GB/T 5470　塑料冲击脆化温度试验方法

GB/T 6672　塑料薄膜和薄片厚度的测定　机械测量法

GB/T 6673　塑料薄膜和薄片长度和宽度的测定

GB/T 7141—1992　塑料热空气暴露试验方法

GB/T 9352　热塑性塑料压塑试样的制备

GB/T 12027　塑料　薄膜和薄片　加热尺寸变化率试验方法

GB/T 13021　聚乙烯管材和管件炭黑含量的测定　热失重法

GB/T 15182　线性低密度聚乙烯树脂

GB/T 16422.3　塑料实验室光源暴露试验方法　第3部分:荧光紫外灯

GB/T 17391　聚乙烯管材与管件热稳定性试验方法

CJ/T 234　垃圾填埋场用高密度聚乙烯土工膜

QB/T 1130　塑料直角撕裂性能试验方法

3 术语和定义

下列术语和定义适用于本标准。

3.1

土工膜　geomembrane

以聚合物为基本原料的防水阻隔型材料,如高密度聚乙烯土工膜(HDPE)、线性低密度聚乙烯土工膜(LLDPE)、低密度聚乙烯土工膜(LDPE),聚氯乙烯(PVC)土工膜,氯化聚乙烯(CPE)土工膜及各种复合土工膜等。

3.2

线性低密度聚乙烯(LLDPE)土工膜　linear low density polyethylene geomembrane

是以一种具有线性分子结构的乙烯/α-烯烃共聚物为主要原料,添加各类助剂所制造的,密度为小于或等于 0.939 g/cm^3 的土工膜。

3.3

光面土工膜　smooth geomembrane

膜的两面均具有光洁、平整外观的土工膜。

3.4

糙面土工膜　textured geomembrane

采用特定的工艺手段制造的单面或双面具有均匀的毛糙表面的土工膜。如果是具有单面毛糙表面的土工膜就叫单糙面土工膜;若是具有双面毛糙表面的土工膜就称作双糙面土工膜。

3.5

2%正割模量　2% modulus

在 2%低应变的条件下,单位面积目标值 σ_2 和应力初始值 σ_1 的差值 σ 与对应的应变目标值 E_2 和初始值 E_1 的差值(E_2-E_1,$E_2=0.025$;$E_1=0.005$)E 之比。$M=\sigma/E$ 以 MPa 为单位。

3.6

多轴拉伸试验　multi-axial tension test

试样(球形或椭圆形的弧形)受垂直方向的压力,直到样本破裂(即压力突然消失)或达到某一预定的极限点,得到的应力-应变的相应值关系的试验。

4　分类

4.1　分类

4.1.1　光面土工膜

光面线性低密度土工膜的代号为 LLDPE1。

4.1.2　糙面土工膜

糙面线性低密度土工膜的代号为 LLDPE2,其中单糙面线性低密度土工膜代号为 LLDPE2-1;双糙面线性低密度土工膜代号为 LLDPE2-2。

4.2　型号

型号表示见下图:

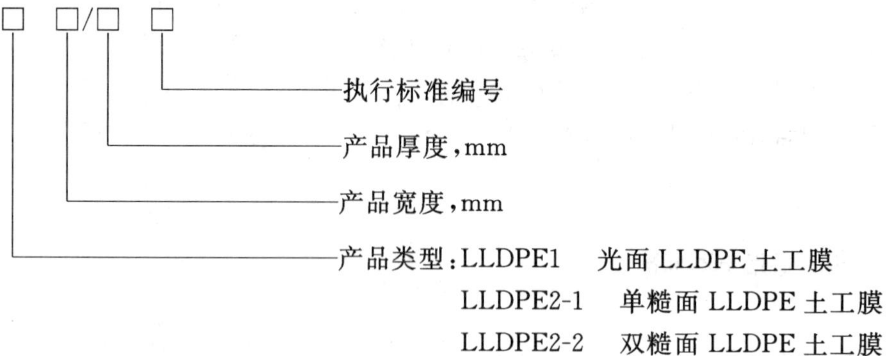

型号示例:6 000 mm 宽、1.5 mm 厚的光面线性低密度土工膜,表示为:LLDPE1 6000/1.5 CJ/T 276—2008

5 技术要求

5.1 规格尺寸及偏差

5.1.1 产品单卷的长度不小于 50 m,长度偏差应控制在±2%。

5.1.2 规格尺寸宜大于 3 000 mm,偏差应控制在±1%以内。整数宽度的规格尺寸及偏差值应符合表 1的要求,非整数宽度产品可参考执行。

表 1 土工膜宽度及偏差

项 目		指 标						
宽度/mm		3 000	4 000	5 000	6 000	7 000	8 000	≥9 000
偏差/mm	光面	±30	±40	±50	±60	±70	±80	±90
	糙面	±30	±40	±50	±60	±70	±80	±90

5.1.3 产品的厚度规格及偏差应符合表 2 的要求。其中,光面土工膜的偏差应控制在±10%,糙面土工膜的偏差应控制在±15%。临时覆盖可选用厚度大于等于 0.5 mm 的土工膜,终场覆盖可选用厚度大于等于 1.0 mm 的土工膜。

表 2 土工膜厚度及偏差

项 目		指 标							
厚度		0.50	0.75	1.00	1.25	1.50	2.00	2.50	3.00
极限偏差/mm	光面	±0.05	±0.07	±0.10	±0.13	±0.15	±0.20	±0.25	±0.30
	糙面	±0.08	±0.11	±0.15	±0.19	±0.23	±0.30	±0.38	±0.45
平均偏差/%	光面	≥0							
	糙面	≥−5							

5.2 外观质量

5.2.1 光面土工膜外观质量应符合表 3 的要求。

5.2.2 糙面膜外观应均匀,不应有直径大于 5 mm 的结块(块状糙面膜除外)或面积大于 100 cm^2 缺损等现象。

表 3 土工膜外观质量

序号	项 目	要 求
1	切口	平直,无明显锯齿现象
2	穿孔修复点	不允许
3	机械(加工)划痕	不明显
4	僵块	膜表面每平方米限于 10 个以内,单个直径应小于 2.0 mm。截面上不允许有贯穿膜厚度的僵块
5	气泡和杂质	不允许
6	裂纹、分层、接头和断头	不允许

5.3 技术性能指标

产品的技术性能指标应符合以下要求。

1) 光面 LLDPE 土工膜技术性能指标应符合表 4 的要求。

表 4 光面 LLDPE 土工膜技术性能指标

序号	项目	指标							
		0.50 mm	0.75 mm	1.00 mm	1.25 mm	1.50 mm	2.00 mm	2.50 mm	3.00 mm
1	密度/(g/cm³)	≤0.939							
2	拉伸性能								
	断裂强度(应力)/(N/mm)	13	20	27	33	40	53	66	80
	断裂标称应变/%	800							
	2%正割模量/(N/mm)	210	370	420	520	630	840	1 050	1 260
3	抗直角撕裂强度/N	50	70	100	120	150	200	250	300
4	抗穿刺强度/N	120	190	250	310	370	500	620	750
5	多轴拉伸断裂应变/%	30							
6	耐环境应力开裂/h	1 500							
7	碳黑								
	碳黑含量(范围)/%	2.0～3.0							
	碳黑分布度	10 个观察区域中的 9 次应属于 1 级或 2 级,属于第 3 级的不应多于 1 次							
8	氧化诱导时间(OIT)								
	标准 OIT/min;或	100							
	高压 OIT/min	400							
9	85℃烘箱老化(最小平均值)								
	烘烤 90 d 后,标准 OIT 的保留/% 或	35							
	烘烤 90 d 后,高压 OIT 的保留/%	60							
10	抗紫外线强度								
	紫外线照射 1 600 h 后,高压 OIT 的保留/%	35							
11	−70℃低温冲击脆化性能	通过							
12	水蒸气渗透系数 g·cm/(cm²·s·Pa)	$\leqslant 1.0\times10^{-13}$							
13	尺寸稳定性/%	±2							

2) 单糙面、双糙面的 LLDPE 土工膜的技术性能指标应符合表 5 的要求。

表 5 糙面 LLDPE 土工膜技术性能指标

序号	项　　目	指　　标							
		0.50 mm	0.75 mm	1.00 mm	1.25 mm	1.50 mm	2.00 mm	2.50 mm	3.00 mm
1	毛糙高度/(mm)	0.25							
2	密度/(g/cm³)	≤0.939							
3	拉伸性能								
	断裂强度(应力)/(N/mm)	5	9	11	13	16	21	26	31
	断裂标称应变/%	250							
	2%正割模量/(N/mm)	210	370	420	520	630	840	1 050	1 260
4	抗直角撕裂强度/N	50	70	100	120	150	200	250	300
5	多轴拉伸断裂应变/%	30							
6	抗穿刺强度/N	100	150	200	250	300	400	500	600
7	耐环境应力开裂/h	1 500							
8	碳黑								
	碳黑含量(范围)/%	2.0～3.0							
	碳黑分布度	10 个观察区域中的 9 次应属于 1 级或 2 级，属于第 3 级的不应多于 1 次							
9	氧化诱导时间(OIT)								
	标准 OIT/min 或	100							
	高压 OIT/min	400							
10	抗紫外线强度								
	紫外线照射 1 600 h 后，高压 OIT 的保留/%	35							
11	85℃烘箱老化(最小平均值)								
	烘烤 90 d 后，标准 OIT 的保留/% 或	35							
	烘烤 90 d 后，高压 OIT 的保留/%	60							
12	−70℃低温冲击脆化性能	通过							
13	水蒸气渗透系数 g·cm/(cm²·s·Pa)	$\leqslant 1.0\times10^{-13}$							
14	尺寸稳定性/%	±2							

5.4 生产原料与配方

5.4.1 用来制造线性低密度土工膜的聚乙烯树脂的原料应符合 GB/T 15182 的要求。

5.4.2 树脂熔体流动速率应小于 1.0 g/10 min(190℃/2.16 kg)。生产使用回用料时,回用料不得超过 10%,回用料应是与原料相同的,在内部生产过程中同一或同类生产线产生的符合标准要求、清洁的再循环树脂。生产中不应加入任何其他类型的回收利用树脂。

5.4.3 产品一般为黑色,可根据环境需要可加入着色剂制成绿色或其他颜色。

6 试验方法

6.1 试样状态调节和试验的标准环境

按 GB/T 2918 的规定。试验条件:温度 23℃±2℃;相对湿度 50%±5%;状态调节周期为 24 h～96 h。

6.2 厚度

光面土工膜按 GB/T 6672 中规定的方法在加压 20 kPa,保留 5 s 的条件下进行测试;糙面土工膜按 CJ/T 234 中附录 A 的规定测试。均以测得数据的最大值和最小值作为极限厚度值,以测得数据的算术平均值作为产品的平均厚度值,精确到 0.01 mm,计算厚度极限偏差和平均偏差。

结果计算见公式(1)、(2):

$$\Delta t = t_{max}(\text{或}\ t_{min}) - t_0 \qquad (1)$$

$$\Delta \bar{t} = \frac{\bar{t} - t_0}{t_0} \times 100 \qquad (2)$$

式中:

Δt——厚度极限偏差,单位为毫米(mm);

t_{max}——实测最大厚度,单位为毫米(mm);

t_{min}——实测最小厚度,单位为毫米(mm);

$\Delta \bar{t}$——厚度平均偏差百分数,(%);

$\bar{t}$——平均厚度,单位为毫米(mm);

t_0——公称厚度,单位为毫米(mm)。

6.3 宽度与长度

按 GB/T 6673 的规定测试,记录每次测量的宽度,计算其算术平均值,作为卷材或样品的平均宽度。

6.4 外观

在自然光线下用肉眼观测,按 5.2 的规定测试。

6.5 密度

按 GB 1033 的规定测试,测试和计算应选用密度梯度管法。

6.6 拉伸性能

6.6.1 测试

按 GB/T 1040.3 的规定测试,测试应选用 5 型试样,试验速度选择 F=50±10% mm/min。

6.6.2 2%正割模量

按 GB/T 1040.3 的规定测试,试验设备应符合 GB/T 1040.1—2006 中第 5 章的要求。模量计算应符合 GB/T 1040.1—2006 中 10.3 的要求。

注:样品长度为 33 mm。对于 2%应变,标称 33 mm 的应变计量长度要求在 0.66 mm。

6.6.3 结果的计算和表示

拉伸性能测试结果按 GB/T 1040.1—2006 第 10 条的规定计算和表示。

6.7 多轴拉伸断裂应变

按附录 A 的规定测试。

6.8 抗直角撕裂强度

6.8.1 相关定义

以试样撕裂过程中的最大负荷值作为直角撕裂强度。

6.8.2 测试

按 QB/T 1130 的规定测试，试验速度应为 50±10% mm/min。

6.8.3 计算结果

试样测试结果以被检的同一批次样品所有抗直角撕裂强度的算术平均值表示。试验测试结果的有效数字取三位。

6.9 抗穿刺强度

按 CJ/T 234—2006 附录 B 的规定测试。

6.10 耐环境应力开裂

按 GB/T 1842 的规定测试，糙面土工膜应在其光边上或按 GB/T 9352 制备相同厚度的光面试样测试。

6.11 碳黑含量

按 GB/T 13021 的规定测试。

6.12 碳黑分散度

按 CJ/T 234—2006 附录 D 的规定测试。

6.13 氧化诱导时间(OIT)

可以选择标准 OIT 或者高压 OIT 二者之一来检查土工膜的抗氧化性能。标准 OIT 按 GB/T 17391的规定测试；高压 OIT 按 CJ/T 234—2006 附录 E 的规定测试。测试温度为 200℃。

6.14 85℃烘箱老化

按 GB/T 7141 的规定，在 85℃温度下，将样品悬挂在烘箱中，测试 90 d，每周应检查试样的变化和均匀受热情况。标准 OIT 按 GB/T 17391 的规定测试；高压 OIT 按 CJ/T 234—2006 附录 E 的规定测试。分别测试 30 d、60 d、90 d 完成后的 OIT，以便比较。

6.15 抗紫外线强度

按 GB/T 16422.3 的规定，测试条件应在 75℃温度下紫外线照射 20 h，再在 60℃温度下冷凝暴露 4 h，重复共计 1 600 h。高压 OIT 按 CJ/T 234—2006 附录 E 的规定测试，应取暴露面测试。

6.16 毛糙高度

按 CJ/T 234—2006 附录 F 的规定。在 10 次测试中，其中 8 次的结果应大于 0.18 mm，最小值必须大于 0.13 mm，平均 0.25 mm。对双糙面土工膜，应交替在两面进行测量。

6.17 水蒸气渗透系数

按 GB/T 1037 的规定测试，按条件 A 的要求进行。

6.18 低温冲击脆化性能

按 GB/T 5470 的规定测试，在－70℃下进行试验，30 个试样中的 25 个以上不被破坏为通过。

6.19 尺寸稳定性

按 GB/T 12027 的规定测试，试验温度为 100℃，时间 1 h。

7 测试频率

生产测试频率应符合表 6 规定。

表6 最小生产测试频率

序号	测 试 指 标	测试频率
1	厚度	每卷
2	密度	每 90 000 kg
3	拉伸性能	每 9 000 kg
4	多轴拉伸断裂应变	每配方
5	2%正割模量	每配方
6	抗直角撕裂强度	每 20 000 kg
7	抗穿刺强度	每 20 000 kg
8	耐环境应力开裂	每配方
9	碳黑	
	碳黑含量(范围)	每 20 000 kg
	碳黑分散体	每 20 000 kg
10	氧化诱导时间(OIT)	每 90 000 kg
11	85℃烘箱老化	每配方
12	抗紫外线强度	每配方
13	−70℃低温冲击脆化性能	每配方
14	水蒸气渗透系数	每配方
15	尺寸稳定性	每配方
16	毛糙高度	每卷

8 标志、标签

8.1 标志

产品出厂时每卷包装应附有合格证，并标明：

a) 产品名称、代号、产品标准号、商标；

b) 生产企业名称、地址；

c) 生产日期、批号、净质量；

d) 质检章、检验员章或其他形式的质检标志。

8.2 标签

8.2.1 设置

沿长度方向和两端设置，应贴紧膜的边缘，与膜边线平齐，宽度不宜大于 100 mm。

8.2.2 内容

可标注商标、企业名称、地址、联系方式、产品名称及规格等。

9 包装、运输、贮存

9.1 包装

产品每卷为一个包装单位，应捆扎牢固，便于装卸。特殊要求可由供需双方商定。

9.2 运输

产品在运输过程中应避免沾污、重压、强烈碰撞和割(刮)伤等。吊装时，宜采用尼龙绳等柔性绳带，不得使用钢丝绳等直接吊装。

9.3 贮存

产品应存放在干燥、阴凉、清洁的场所，远离热源并与其他物品分开存放。贮存时间超过两年以上的，使用前应进行重新检验。

附 录 A
（资料性附录）
多轴拉伸试验方法

本方法引自美国测试与材料协会（ASTM），D 5617-99（Standard Test Method for Multi-Axial Tension Test for Geosynthetics1）标准。

A.1 试验原理

通过对固定在特定压力容器边缘的制好样品施压，并导致其外层变形和破坏，得到压力和变形的相关数据。

A.2 适用范围

这个试验方法能测量土工合成织物外层对垂直外力的响应。但更多的是被用于测试土工膜。有渗透性的材料也可以和无渗透性的材料同时测试。

A.3 设备

A.3.1 多轴压力仪

多轴压力仪，图1显示的是该设备的一个示意图，该设备可以用于本试验方法的操作。

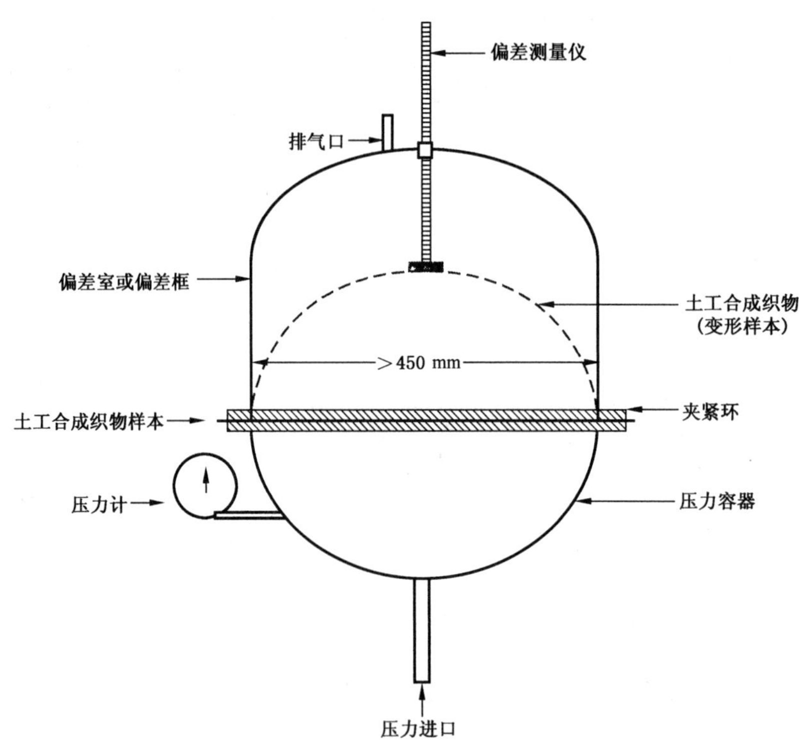

图 A.1 多轴压力仪

A.3.2 标准压力容器

该容器是与多轴压力仪配套的，其压力最小额定值为 690 kPa；直径为 600 mm。

其他大小的容器也可以使用，但须先建立与标准容器的相关关系。

选用带偏差室的标准压力容器时，偏差室在试验过程中不应该抑制土工合成织物的自由变形。偏差室应设有排气口。

试验材料在拉伸后直径大于压力容器的直径，但不得接触到偏差室的边缘。

材料在拉伸后直径大于压力容器的直径，且变形的受试材料接触到偏差室的边缘时要改用不带偏差室的压力容器。

A.4 试验条件

测量应变应精确到 5 mm。

测量应力应精确到 3.5 kPa。

试验应在标准实验室温度(23±2)℃下进行。

A.5 试验方法

A.5.1 样品制备

根据试验容器的要求切割试验样本以保证密封良好。

要求试样样品一般没有缺点或其他任何异常性。当需要对样品的缺点或其异常性进行检测时，样品可以为带缺点的或有异常性的。

试验样品要切得比容器的主要密封面积大。

测试样品为渗透性的土工纺织品时，需用非渗透性的材料如土工膜或薄塑料片覆盖有渗透性的材料来维持容器的压力。其中非渗透性的材料应比有渗透性的材料更有弹性(除非两种材料的结合是想要得到的试验参数)，会影响有渗透性的材料的试验结果。

一般每种样品测试 3 个样本。

A.5.2 样品的铺放

样本平放在容器的开口，并确保样本没有下陷；当样本的边缘被安全地夹进位置时，要确保样本的其他部分保持平直。

A.5.3 密封

可用水或空气进行增压密封。如果采用水密封系统，加水到容器中直到完全充满。

A.5.4 变形

将水或空气加到系统中，并控制中心点的变形，使其连续，且速率为 20 mm/min，不允许逐步增加中心点变形。

A.5.5 记录

最少每隔 10 s 记录一次中心点变形和压力的数据。

A.5.6 试验终点

继续试验，以恒定的速度维持中心点在指定的速率下变形，直到样本破裂(也就是压力突然消失)或达到一些预定的极限点。

注 1：应该提醒使用者的是在样品破裂、压力突然消失时，有潜在的危险，会导致人身伤害或对周围环境的危害。

A.5.7 平行试验

对同一种样品的另外两个样本重复以上的试验。

注 2：如果样本已经变形，样本的表面近似于圆球形或椭圆形，在形状上是残缺的，压力应变的计算见附录。

A.6 报告

A.6.1 报告包括以下内容：

1) 样品鉴定。

2) 所使用容器的大小(内径)。

3） 对于渗透性膜，确定在试验中用到的非渗透性材料包括厚度。

注 3：当评论压力应变结果时，必须考虑到非渗透性材料可能对数据有重要的影响。

4） 描述破裂以及样本破裂后的形状。

5） 对所有的样本绘制出完整的压力变形或压力应变曲线。

6） 给出样本破裂时的压力和中心点偏差的平均测量值和单个测量值。如果要进行计算，需报告破裂时的压力和应变。

A.6.2 样品破裂的描述

材料将通常以一种特定的方式破裂，用以下的条目来描述：

① 破裂位置：

边缘撕破(ET)——在邻近夹环处破裂。

非边缘撕破(N-EF)——假设设备不导致破裂，一个远离设备边缘处的充分破裂。

② 破裂形状：

机械方向撕裂(MD-T)——在机械方向的一个撕裂。

横向撕裂(TD-T)——在横向的一个撕裂。

多向撕裂(XD-T)——一个撕裂，撕裂发生在不止一个方向。

破裂口——在试验样本上圆形或椭圆形的破裂口。材料可能或不可能在主要区域变薄。

猫眼形破裂口(H-Cat)——在材料有显著收缩和变薄的区域有圆形或椭圆形的破裂口。大的变薄的区域像一个猫眼的瞳孔。

A.6.3 规定形状的压力应变计算(球形或椭圆形的弧段)

1） 应变计算

当 $\delta<L/2$ 时，假设土工膜试验样本变形成为如下所示的圆弧形：

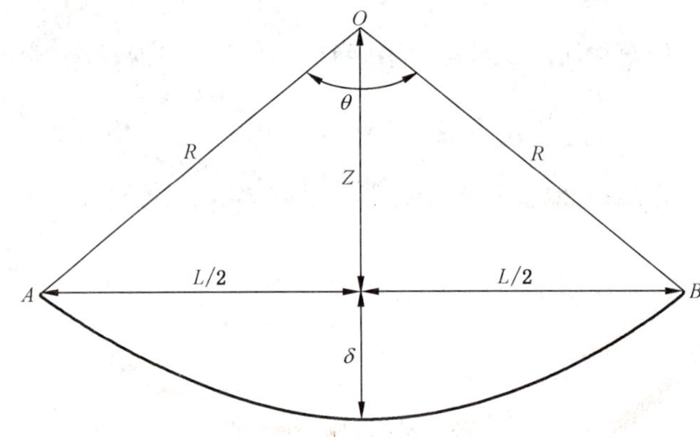

$$R=Z^2+(L/2)^2 \quad \cdots\cdots (A.5.1)$$

$$R=Z+\delta \quad \cdots\cdots (A.5.2)$$

将式 A.5.2 取平方后，代入式 A.5.1，得：

$$Z=\frac{(L/2)^2-\delta^2}{2\delta} \quad \cdots\cdots (A.5.3)$$

$$Z=\frac{L^2-4\delta^2}{8\delta}$$

现：

$$R=Z+\delta=\frac{L^2-4\delta^2}{8\delta}+\delta \quad \cdots\cdots (A.5.4)$$

$$R=\frac{L^2+4\delta^2}{8\delta}$$

2） 计算出中心角“θ”和式 A.5.3

$$\tan(\theta/2)=\frac{L/2}{Z}=\left(\frac{L}{2}\right)\left(\frac{8\delta}{L^2-4\delta^2}\right)=\frac{4L\delta}{L^2-4\delta^2} \qquad \text{(A.5.5)}$$

$$\theta=2\tan^{-1}\frac{4(L)\delta}{L^2-4\delta^2}$$

同样：

$$\widehat{AB}=R\theta(\theta\text{是弧度}) \qquad \text{(A.5.6)}$$

$$\widehat{AB}=\frac{\theta}{360}\cdot 2\pi R=\frac{\theta}{180}\pi R(\theta\text{是角度})$$

$$\text{应变}\in(\%)=\frac{\widehat{AB}-L}{L}\times 100 \qquad \text{(A.5.7)}$$

3） 根据公式 A.5.4，可以进行下一步的应变计算：

因为：

$$R=\frac{L^2+4\delta^2}{8\delta} \qquad \text{(A.5.8)}$$

$$\theta=2\tan^{-1}\frac{4L\theta}{L^2-4\delta^2}(\theta\text{用弧度表示}) \qquad \text{(A.5.9)}$$

而

$$\widehat{AB}=R\cdot\theta(\text{式中}\ \theta\ \text{是弧度值}) \qquad \text{(A.5.10)}$$

则所求的应变值为：

$$\in(\%)=\frac{\widehat{AB}-L}{L}\times 100 \qquad \text{(A.5.11)}$$

注意：当 $\delta=0$，$R=\infty$，$\theta=0°$ 且 $\widehat{AB}=L$ 时是理想状态。

当 $\delta\geqslant L/2$ 时，假设土工膜试验样本变形为如下所示的椭圆形。

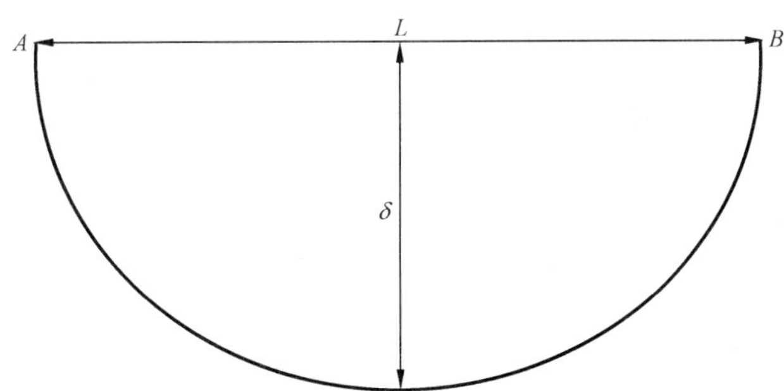

由于：

$$\widehat{AB}=\pi\sqrt{\frac{(L/2)^2+\delta^2}{2}} \qquad \text{(A.5.12)}$$

即

$$\widehat{AB}=\pi\sqrt{\frac{L^2+4\delta^2}{8}}$$

所求的应变值为：

$$\in(\%)=\frac{\widehat{AB}-L}{L}\times 100 \quad\cdots\cdots(\text{A.5.13})$$

4） 压力计算：

当 $\delta \geqslant L/2$ 时，作用在最初设计面积上的压力，土工膜的最初面积：

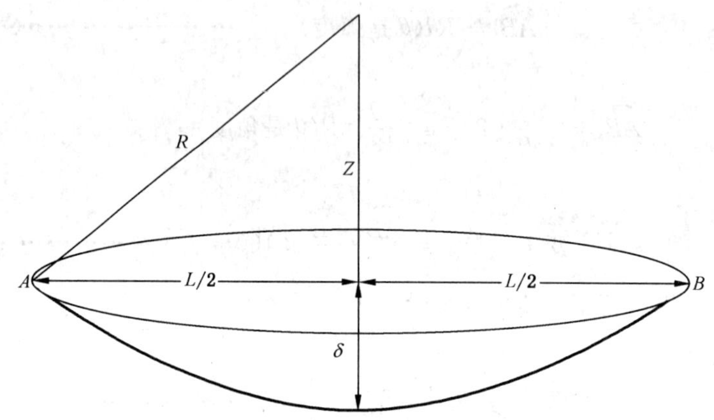

$$A_0=\pi(L/2)^2 \quad\cdots\cdots(\text{A.5.14})$$

在垂直方向获得的压力总和：

$$A_0 p = C\sigma' t \quad\cdots\cdots(\text{A.5.15})$$

在此：

A_0——土工膜的最初面积；

p——受到的压力；

C——圆周；

σ'——土工膜压力的垂直组成；

t——土工膜厚度。

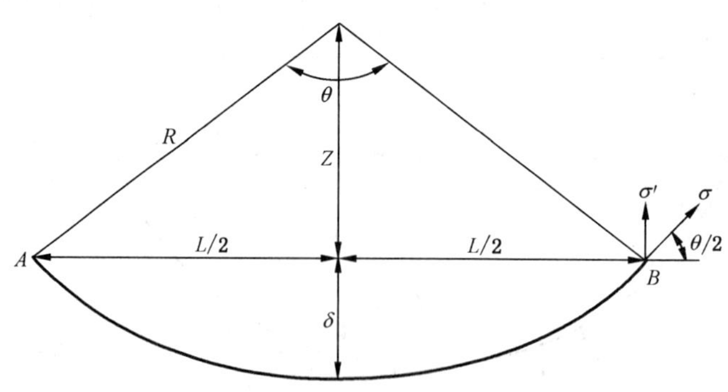

$$\frac{\pi}{4}(L^2)p=\pi L(\sigma')(t) \quad\cdots\cdots(\text{A.5.16})$$

$$\sigma' = \frac{p(L^2)}{4(L)t} = \frac{pL}{4t}$$

但是：

$$\sigma' = \sigma\sin(\theta/2) \qquad \cdots\cdots\cdots\cdots\cdots\cdots\cdots\cdots\cdots\cdots(\text{A}.5.17)$$

$$\sigma = \frac{Lp}{4t\sin(\theta/2)}$$

当 $\delta \geqslant L/2$ 时，假设 $\sigma' = \sigma$，从而

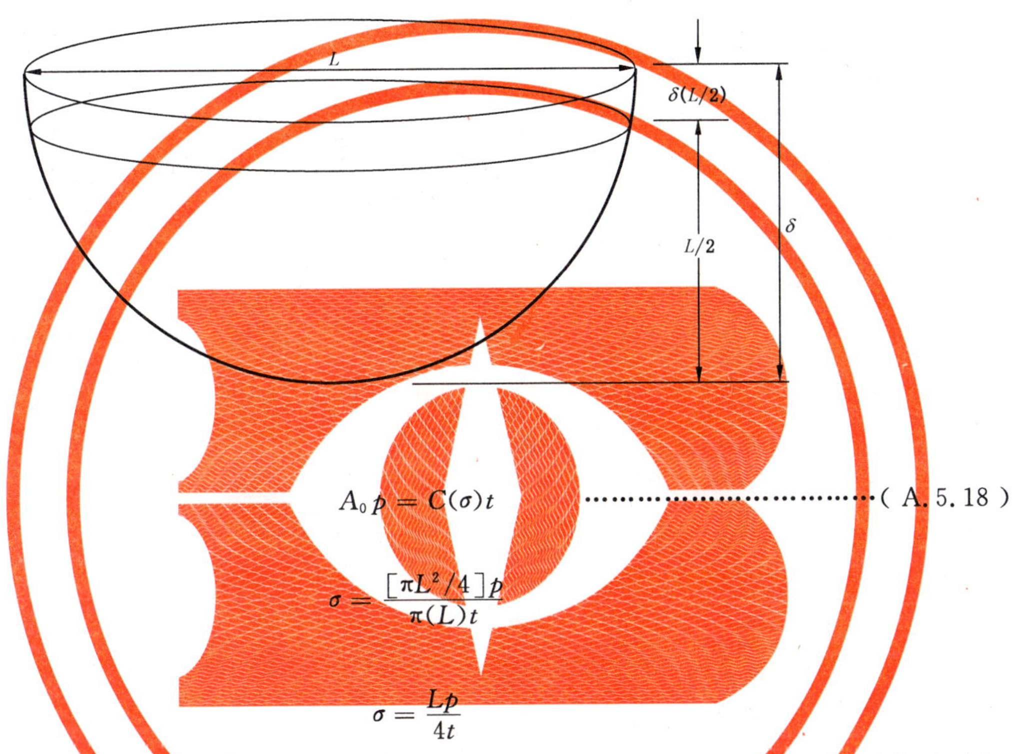

$$A_0 p = C(\sigma)t \qquad \cdots\cdots\cdots\cdots\cdots\cdots\cdots\cdots\cdots\cdots(\text{A}.5.18)$$

$$\sigma = \frac{[\pi L^2/4]p}{\pi(L)t}$$

$$\sigma = \frac{Lp}{4t}$$

注：土工膜材料在进行压力和应变计算时，若 $\delta > L/2$，必须先用式 A.5.4～A.5.7 和 A.5.12 进行计算，直到 $\delta = L/2$；然后从 $\delta > L/2$ 直到土工膜破裂，用式 A.5.7、A.5.9 和 A.5.13 进行计算。

5） 对于非规定的几何形状不必计算。

ICS 91.100.99
Q 10

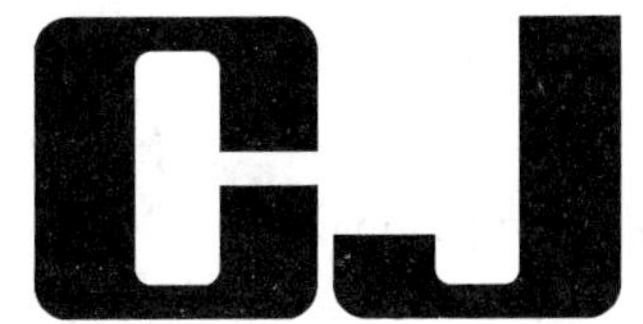

中华人民共和国城镇建设行业标准

CJ/T 371—2011

垃圾填埋场用高密度聚乙烯管材

High density polyethylenepipes for landfields

2011-04-22 发布 2012-02-01 实施

中华人民共和国住房和城乡建设部 发布

前 言

本标准按照 GB/T 1.1—2009 给出的规则起草。

本标准由住房和城乡建设部标准定额研究所提出。

本标准由住房和城乡建设部城镇环境卫生标准技术归口单位归口。

本标准负责起草单位:国家化学建筑材料测试中心(材料测试部)。

本标准参加起草单位:亚大塑料制品有限公司、福建恒杰塑业新材料有限公司、浙江伟星新型建材股份有限公司、深圳市胜义环保有限公司、天津建昌环保有限公司、北京高能垫衬有限公司、扬中市天地人塑胶制品有限公司、宜兴市金霸土工合成材料有限公司、深圳市中兰实业有限公司、沧州明珠塑料股份有限公司。

本标准主要起草人:丁金海、李玉娥、者东梅、赵继红、王存奇、于进杰、周晓晖、曾越祥、薛剑凡、丁启荣、陈锡明、刘青松、贾晓辉。

垃圾填埋场用高密度聚乙烯管材

1 范围

本标准规定了垃圾填埋场用聚乙烯(PE)管材的术语和定义、材料、要求、试验方法、检验规则和标志、包装、运输和贮存。

本标准适用于垃圾填埋场的填埋气体、渗沥液、地下水及地表水的收集和输送用高密度聚乙烯管材。

2 规范性引用文件

下列文件对于本文件的应用是必不可少的。凡是注日期的引用文件,仅注日期的版本适用于本文件。凡是不注日期的引用文件,其最新版本(包括所有的修改单)适用于本文件。

GB/T 1033.1 塑料密度和相对密度试验方法

GB/T 2828.1 逐批检查计数抽样程序及抽样表(适用于连续批检查)

GB/T 2918 塑料试样状态调节和试验的标准环境

GB/T 3682 热塑性塑料熔体质量流动速率和熔体体积流动速率的测定

GB/T 6111 流体输送用热塑性塑料管材 耐内压试验方法

GB/T 8804.3 热塑性塑料管材 拉伸性能测定 第3部分:聚烯烃管材

GB/T 8806 塑料管道系统 塑料部件 尺寸的测定

GB/T 9647 热塑性塑料管材环刚度的测定

GB/T 13021 聚乙烯管材和管件炭黑含量的测定(热失重法)

GB/T 17391 聚乙烯管材与管件热稳定性试验方法

GB/T 18251 聚烯烃管材、管件和混配料中颜料或炭黑分散的测定方法

GB/T 18475 热塑性塑料压力管材和管件用材料分级和命名 总体使用(设计)系数

GB/T 19278 热塑性塑料管材、管件及阀门通用术语及其定义

3 术语和定义

下列术语和定义适用于本文件。

3.1

公称外径 nominal outside diameter

标识尺寸的数字,适用于热塑性塑料管道系统中除法兰和由螺纹尺寸标明的部件以外的所有部件。为方便使用采用整数。

3.2

平均外径 mean outside diameter

管材外圆周长的测量值除以3.142(圆周率)所得的值,精确到0.1 mm,小数点后第二位非零数字进位。

3.3

最小平均外径 minimum mean outside diameter

本标准规定的平均外径的最小允许值,它等于公称外径。

3.4

最大平均外径 maximum mean outside diameter

本标准规定的平均外径的最大值。

3.5

公称壁厚 nominal wall thickness

管材壁厚的规定值,相当于任一点的最小壁厚$_n$。

3.6

任一点壁厚 wall thickness at any point

管材圆周上任一点壁厚的测量值,精确到0.1 mm,小数点后第二位非零数字进位。

3.7

最小壁厚 minimum wall thickness

本标准规定的管材圆周上任一点壁厚的最小允许值。

3.8

最大壁厚 maximum wall thickness

根据最小壁厚($e_{y,min}$)的公差确定的管材圆周上任一点壁厚的最大允许值。

3.9

标准尺寸比 standard dimension ration(SDR)

管材的公称外径 d_n 与公称壁厚 e_n 的比(经圆整)。

3.10

开孔管 perforated collection pipe

按一定规律在管材上开孔的管。

4 材料

4.1 管材原料

4.1.1 生产管材用的原料应为高密度聚乙烯及少量碳黑等添加剂。原料性能应符合表1的要求。

4.1.2 按本标准生产管材时产生的洁净回用料,可掺入新料中使用,掺入后生产的产品应符合表5的要求。

表 1 原料的基本性能要求

<table>
<tr><th>序号</th><th>项目</th><th colspan="2">要求</th><th>试验方法</th></tr>
<tr><td>1</td><td>密度/(kg/m³)</td><td colspan="2">940～980</td><td>见 6.6</td></tr>
<tr><td rowspan="6">2</td><td rowspan="6">液压</td><td rowspan="3">PE80</td><td>20 ℃,环向应力 9.0 MPa,100 h 管材无破坏无渗漏</td><td rowspan="6">见 6.11</td></tr>
<tr><td>80 ℃,环向应力 4.6 MPa,165 h 管材无破坏无渗漏</td></tr>
<tr><td>80 ℃,环向应力 4.0 MPa,1 000 h 管材无破坏无渗漏</td></tr>
<tr><td rowspan="3">PE100</td><td>20 ℃,环向应力 12.4 MPa,100 h 管材无破坏无渗漏</td></tr>
<tr><td>80 ℃,环向应力 5.5 MPa,165 h 管材无破坏无渗漏</td></tr>
<tr><td>80 ℃,环向应力 5.0 MPa,1 000 h 管材无破坏无渗漏</td></tr>
<tr><td>3</td><td>氧化诱导时间(200℃)/min</td><td colspan="2">>20</td><td>见 6.4</td></tr>
<tr><td>4</td><td>碳黑含量(质量)/%</td><td colspan="2">2.0～2.5</td><td>见 6.7</td></tr>
<tr><td>5</td><td>碳黑分散/等级</td><td colspan="2">≤3</td><td>见 6.8</td></tr>
<tr><td>6</td><td>熔体质量流动速率 MFR (190 ℃,5 kg)(g/10 min)</td><td colspan="2">不应超过原料标称值的±25%</td><td>见 6.9</td></tr>
</table>

5 要求

5.1 颜色

垃圾填埋场用管材颜色宜为黑色。

5.2 外观

5.2.1 管材的内外表面应清洁、光滑、不允许有气泡、明显的划伤、凹陷、杂质、颜色不均等缺陷。管端头应切割平整,并与管轴线垂直。

5.2.2 开孔管的孔数、孔径及形状可由供需双方商定。

5.3 管材尺寸

5.3.1 管材长度

管材长度可为 6 m、9 m、12 m,其他长度规格可由供需双方商定。

5.3.2 平均外径

管材的平均外径应符合表 2 的要求。

表 2 管材的平均外径

单位为毫米

公称外径 d_n	平均外径 d_{em}	
	最小平均外径 $d_{em,min}$	最大平均外径 $d_{em,max}$
110	110.0	111.0
125	125.0	126.2
140	140.0	141.3
160	160.0	161.5
180	180.0	181.7
200	200.0	201.8
225	225.0	227.1
250	250.0	252.3
280	280.0	282.6
315	315.0	317.9
355	355.0	358.2
400	400.0	403.6
450	450.0	454.1
500	500.0	504.5
560	560.0	565.0
630	630.0	635.7

5.3.3 壁厚及公差

5.3.3.1 管材的壁厚应符合表 3 的要求。

表 3 管材的公称壁厚 e_n

单位为毫米

公称外径 d_n	壁厚 e_n		
	标准尺寸比(SDR)		
	SDR17	SDR13.6	SDR11
110	6.6	8.1	10.0
125	7.4	9.2	11.4
140	8.3	10.3	12.7
160	9.5	11.8	14.6
180	10.7	13.3	16.4
200	11.9	14.7	18.2
225	13.4	16.6	20.5
250	14.8	18.4	22.7
280	16.6	20.6	25.4
315	18.7	23.2	28.6
355	21.1	26.1	32.2
400	23.7	29.4	36.3
450	26.7	33.1	40.9
500	29.7	36.8	45.4
560	33.2	41.2	50.8
630	37.4	46.3	57.2

5.3.3.2 管材的壁厚公差应符合表 4 的要求。

表 4 任一点壁厚的公差

单位为毫米

最小壁厚 $e_{y,\min}$		差 t_y	最小壁厚 $e_{y,\min}$		差 t_y	最小壁厚 $e_{y,\min}$		公差 t_y
>	≤		>	≤		>	≤	
6.6	7.3	1.1	25.5	26.0	5.1	42.0	42.5	8.4
7.3	8.0	1.2	26.0	26.5	5.2	42.5	43.0	8.5
8.0	8.6	1.3	26.5	27.0	5.3	43.0	43.5	8.6
8.6	9.3	1.4	27.0	27.5	5.4	43.5	44.0	8.7
9.3	10.0	1.5	27.5	28.0	5.5	44.0	44.5	8.8
10.0	10.6	1.6	28.0	28.5	5.6	44.5	45.0	8.9
10.6	11.3	1.7	28.5	29.0	5.7	45.0	45.5	9.0
11.3	12.0	1.8	29.0	29.5	5.8	45.5	46.0	9.1
12.0	12.6	1.9	29.5	30.0	5.9	46.0	46.5	9.2
12.6	13.3	2.0	30.0	30.5	6.0	46.5	47.0	9.3
13.3	14.0	2.1	30.5	31.0	6.1	47.0	47.5	9.4
14.0	14.6	2.2	31.0	31.5	6.2	47.5	48.0	9.5
14.6	15.3	2.3	31.5	32.0	6.3	48.0	48.5	9.6
15.3	16.0	2.4	32.0	32.5	6.4	48.5	49.0	9.7
16.0	16.5	3.2	32.5	33.0	6.5	49.0	49.5	9.8
16.5	17.0	3.3	33.0	33.5	6.6	49.5	50.0	9.9
17.0	17.5	3.4	33.5	34.0	6.7	50.0	50.5	10.0
17.5	18.0	3.5	34.0	34.5	6.8	50.5	51.0	10.1
18.0	18.5	3.6	34.5	35.0	6.9	51.0	51.5	10.2
18.5	19.0	3.7	35.0	35.5	7.0	51.5	52.0	10.3
19.0	19.5	3.8	35.5	36.0	7.1	52.0	52.5	10.4
19.5	20.0	3.9	36.0	36.5	7.2	52.5	53.0	10.5
20.0	20.5	4.0	36.5	37.0	7.3	53.0	53.5	10.6
20.5	21.0	4.1	37.0	37.5	7.4	53.5	54.0	10.7
21.0	21.5	4.2	37.5	38.0	7.5	54.0	54.5	10.8
21.5	22.0	4.3	38.0	38.5	7.6	54.5	55.0	10.9
22.0	22.5	4.4	38.5	39.0	7.7	55.0	55.5	11.0
22.5	23.0	4.5	39.0	39.5	7.8	55.5	56.0	11.1
23.0	23.5	4.6	39.5	40.0	7.9	56.0	56.5	11.2
23.5	24.0	4.7	40.0	40.5	8.0	56.5	57.0	11.3
24.0	24.5	4.8	40.5	41.0	8.1	57.0	57.5	11.4
24.5	25.0	4.9	41.0	41.5	8.2			
25.0	25.5	5.0	41.5	42.0	8.3			

5.3.4 打孔

根据设计要求可沿环向全部开孔或部分开孔，开孔后环刚度符合表 5 的要求。

5.4 物理、力学性能

管材的物理、力学性能应符合表 5 的要求。

表 5　管材物理、力学性能

<table>
<tr><th>项　目</th><th colspan="2">技 术 要 求</th><th>试验方法</th></tr>
<tr><td>氧化诱导时间(200℃)/min</td><td colspan="2">≥20</td><td>见 6.4</td></tr>
<tr><td>环刚度/(kN/m²)
SN4
SN8
SN12.5
SN16</td><td colspan="2">
≥4
≥8
≥12.5
≥16</td><td>见 6.5</td></tr>
<tr><td>密度/(kg/m³)</td><td colspan="2">940～980</td><td>见 6.6</td></tr>
<tr><td>碳黑含量/%</td><td colspan="2">2.0～2.5</td><td>见 6.7</td></tr>
<tr><td>碳黑分散/等级</td><td colspan="2">≤3</td><td>见 6.8</td></tr>
<tr><td>断裂伸长率/%</td><td colspan="2">≥350</td><td>见 6.10</td></tr>
<tr><td rowspan="4">静液压试验[a]</td><td rowspan="2">PE80</td><td>20 ℃,环向应力 9.0 MPa,100 h 管材无破坏无渗漏</td><td rowspan="4">见 6.11</td></tr>
<tr><td>80 ℃,环向应力 4.6 MPa,165 h 管材无破坏无渗漏</td></tr>
<tr><td rowspan="2">PE100</td><td>20 ℃,环向应力 12.4 MPa,100 h 管材无破坏无渗漏</td></tr>
<tr><td>80 ℃,环向应力 5.5 MPa,165 h 管材无破坏无渗漏</td></tr>
<tr><td colspan="4">[a] 打孔管材应在打孔前进行此项测试。</td></tr>
</table>

6　试验方法

6.1　试样的状态调节和试验的标准环境

按 GB/T 2918 规定,温度为 23 ℃±2 ℃,状态调节时间为 24 h。试验方法标准中有规定的按照试验方法标准。

6.2　颜色和外观

用肉眼观察(目测)。

6.3　尺寸测量

6.3.1　长度

用精度为 1 mm 的钢卷尺测量直管。

6.3.2 平均外径

按 GB/T 8806 的规定测量平均外径。

6.3.3 壁厚

按 GB/T 8806 的规定测量管材的壁厚。

6.4 氧化诱导时间

按 GB/T 17391 的规定进行测试。

6.5 环刚度

按 GB/T 9647 的规定进行测试。每个样品的长度为 500 mm。

6.6 密度

按 GB/T 1033.1 的规定进行测试。

6.7 碳黑含量

按 GB/T 13021 的规定进行测试。

6.8 碳黑分散

按 GB/T 18251 的规定进行测试。

6.9 熔体质量流动速率

按 GB/T 3682 的规定进行测试。

6.10 断裂伸长率

按 GB/T 8804.3 的规定进行测试。

6.11 静液压试验

按 GB/T 6111 的规定进行测试。

7 检验规则

7.1 检验分类

检验分为出厂检验和型式检验。

7.2 检验项目

7.2.1 出厂检验项目为 5.1、5.2、5.3 及 5.4 中的环刚度和断裂伸长率。

7.2.2 型式检验项目为第 5 章全部技术内容。一般每两年进行一次。若有以下情况之一，应进行型式试验。

a) 新产品或老产品转厂生产的试制定型鉴定；

b) 结构、材料、工艺有较大变动可能影响产品性能时；
c) 产品停产六个月以上恢复生产时；
d) 出厂检验结果与上次型式检验结果有较大差异时；
e) 国家质量监督机构提出型式检验的要求时。

7.3 组批

同一原料、设备和工艺连续生产的同一规格管材作为一批，每批数量不宜超过 200 t。生产期 10 天尚不足 200 t，则以 10 天产量为一批。

7.4 抽样

检验按 GB/T 2828.1 采用正常检验一次抽样方案，取一般检验水平 I，合格质量水平 6.5，见表 6。

表 6 抽样方案

批量范围 *N*	样本大小 *n*	合格判定数 Ac	不合格判定数 Rc
≤150	8	0	1
151～280	13	1	2
281～500	20	1	2
501～1 200	32	2	3
1 201～3 200	50	3	4
3 201～10 000	80	5	6

7.5 判定规则

按表 5 的技术指标进行判定，其中有一项达不到要求时，则随机抽取双倍样品对该项进行复验。若仍有一个样品不合格，则判该批产品不合格。

8 标志、包装、运输和贮存

8.1 标志

8.1.1 标志内容应打印或直接成型在管材上，打印或成型过程不应引发管材破裂或其他形式的失效。
8.1.2 打印标志颜色应区别于管材颜色。
8.1.3 除打孔处外，符合规定的贮存、加工、安装、使用等，在管材的整个寿命周期内，标记字迹应保持清晰可辨。
8.1.4 标志不应削弱管材的强度。
8.1.5 标志应至少包括生产厂家和/或商标、公称外径、标准尺寸比或 SDR、生产日期、采用标准号等信息，打印间距不超过 2 m。

8.2 包装

按供需双方商定要求进行，在外包装、标签或标志上应写明厂名、厂址。

8.3 运输

管材运输时,不得受到划伤、抛摔、剧烈的撞击、曝晒、雨淋、油污和化学品的污染。

8.4 贮存

管材应贮存在远离热源及化学品污染地,地面平整,通风良好的库房内。如室外堆放应有遮盖物。管材应水平整齐堆放。堆放高度不应超过 1.5 m。

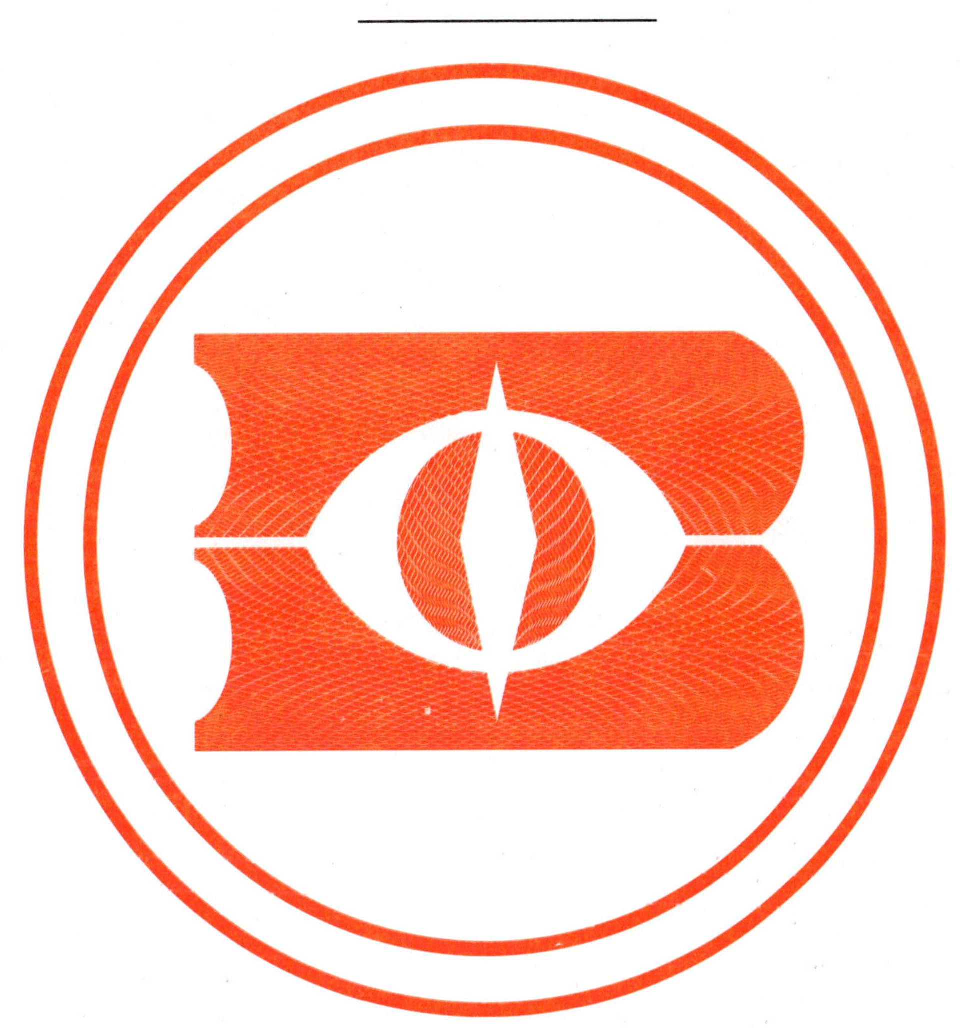

ICS 91.040.99
P 53

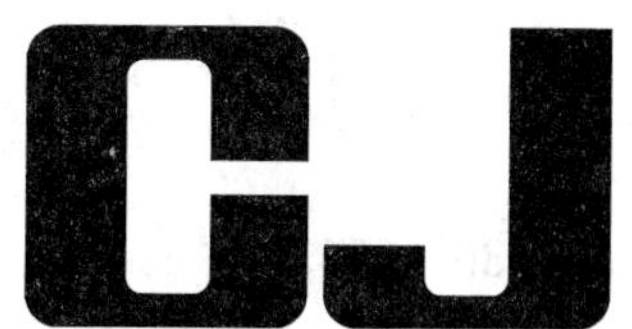

中华人民共和国城镇建设行业标准

CJ/T 430—2013

垃圾填埋场用非织造土工布

Nonwoven geotextiles for landfills

2013-04-27 发布　　2013-10-01 实施

中华人民共和国住房和城乡建设部　发布

前　言

本标准按照 GB/T 1.1—2009 给出的规则起草。

本标准由住房和城乡建设部标准定额研究所提出。

本标准由住房和城乡建设部市容环境卫生标准化技术委员会归口。

本标准负责起草单位:上海市环境工程设计科学研究院有限公司。

本标准参加起草单位:北京高能时代环境技术股份有限公司、杰斯曼无纺布(洛阳)有限公司、深圳市中兰环保科技有限公司、北京吉成丰林环境工程技术有限责任公司、中国科学院武汉岩土力学研究所、华中科技大学、国家化学建筑材料测试中心、武汉市环境卫生科学研究设计院、肇庆俊富纤网材料有限公司。

本标准主要起草人:王声东、刘勇、吴晓晖、秦澎、葛芳、罗勇、薛强、陈朱蕾、者东梅、邓洪、刘力奇、杨阳、刘青松、李江山、胡俊嵩、朱天戈。

垃圾填埋场用非织造土工布

1 范围

本标准规定了垃圾填埋场用非织造土工布的术语和定义、分类与型号、要求、试验方法、检验规则及标志、包装、运输和贮存等。

本标准适用于垃圾填埋防渗、导排、覆盖等系统中使用的非织造土工布。

2 规范性引用文件

下列文件对于本文件的应用是必不可少的。凡是注日期的引用文件，仅注日期的版本适用于本文件。凡是不注日期的引用文件，其最新版本(包括所有的修改单)适用于本文件。

GB/T 4666 纺织品 织物长度和幅宽的测定

GB/T 13760 土工合成材料 取样和试样准备

GB/T 13761.1 土工合成材料 规定压力下厚度的测定 第1部分:单层产品厚度的测定方法

GB/T 13762 土工合成材料 土工布及土工布有关产品单位面积质量的测定方法

GB/T 13763 土工合成材料 梯形法撕破强力的测定

GB/T 14799 土工布及其有关产品 有效孔径的测定 干筛法

GB/T 14800 土工合成材料 静态顶破试验(CBR法)

GB/T 15788 土工布及其有关产品 宽条拉伸试验

GB/T 15789 土工布及其有关产品 无负荷时垂直渗透特性的测定

GB/T 16422.2 塑料实验室光源暴露试验方法 第2部分:氙弧灯

3 术语和定义

下列术语和定义适用于本文件。

3.1

非织造土工布 nonwoven geotextile

由定向的或随机取向的纤维通过摩擦和(或)抱合和(或)粘合形成的薄片状、纤网状或絮垫状土工布，也称无纺土工布。

3.2

断裂强度 break strength

单位宽度的非织造土工布试样在外力作用下拉伸直至断裂时所能承受的最大拉力。

3.3

断裂伸长率 break elongation

断裂强度试验中，对应于最大拉力时的应变量。

3.4

顶破强力 puncture resistance

以圆柱形顶杆匀速垂直顶压于非织造土工布平面直至破裂时，非织造土工布所能承受的最大顶压力。

[GB/T 14800—1993]

3.5

等效孔径 equivalent opening size

能通过土工布的近似最大颗粒直径,表示土工布中一定百分比的孔径尺寸低于该值。

3.6

垂直渗透系数 vertical permeability coefficient

与非织造土工布平面垂直方向的渗流的水力梯度等于1时的渗透流速。

3.7

撕破强力 tearing strength

非织造土工布在撕裂过程中抵抗扩大破损裂口的最大拉力。

4 分类与型号

4.1 分类

垃圾填埋场常用的非织造土工布分类如下:

a) 按纤维类别分为聚酯纤维(涤纶)和聚丙烯纤维(丙纶);

b) 按纤维长度分为短丝和长丝;

c) 按幅宽和单位面积质量划分规格。

4.2 型号

垃圾填埋场用非织造土工布型号由纤维类别、纤维长度、幅宽和单位面积质量等组成,其型号表达格式如下:

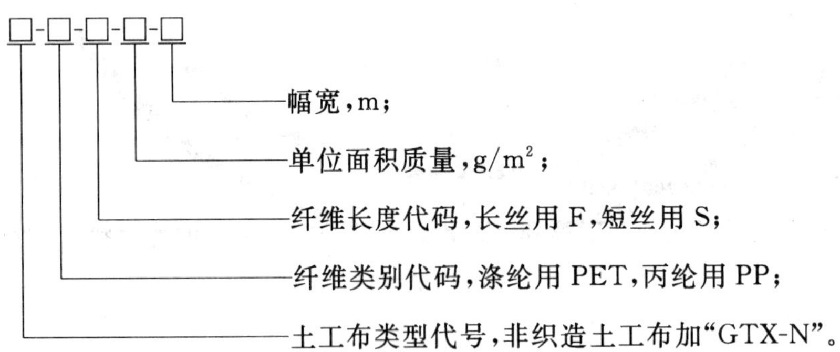

示例:以丙纶为原料,采用长丝纤维生产的单位面积质量为300 g/m²,幅宽为4.5 m的非织造土工布,表示为:GTX-N-PP-F-300-4.5。

5 要求

5.1 单位面积质量、尺寸规格与允许偏差

非织造土工布的规格与偏差应符合表1的要求。

表 1 产品规格与偏差

项　目	指　　标						
规格/(g/m²)	200	300	400	500	600	800	1 000
短丝单位面积质量偏差/%	±6						
长丝单位面积质量偏差/%	±5						
厚度/mm	2.0	2.4	3.1	3.8	4.1	5.0	6.5
厚度偏差/mm	±0.2	±0.2	±0.3	±0.3	±0.4	±0.5	±0.6
幅宽/m	≥4.0						
宽度偏差/%	±0.5						

5.2 性能

垃圾填埋场用非织造土工布的主要技术参数应符合表 2 和表 3 的要求。

表 2 垃圾填埋场防渗、导排系统非织造土工布主要技术参数

项　目		断裂强度 kN/m	断裂伸长率 %	顶破强力 kN	等效孔径 O_{90}/mm	垂直渗透系数 cm/s	撕破强力 kN	人工气候老化断裂强度保留率 %	人工气候老化断裂伸长率保留率 %
规格 g/m²	200	≥11.0	40～80	≥2.1	0.05～0.20	$K\times(10^{-1}\sim10^{-3})$ $K=1.0\sim9.9$	≥0.28	≥70	≥70
	300	≥16.5		≥3.2			≥0.42		
	400	≥22.0		≥4.3			≥0.56		
	500	≥27.5		≥5.8			≥0.70		
	600	≥33.0		≥7.0			≥0.82		
	800	≥44.0		≥8.7			≥1.10		
	1 000	≥55.0		≥9.4			≥1.25		

表 3 垃圾填埋场覆盖非织造土工布主要技术参数

项目		断裂强度 kN/m	断裂伸长率 %	顶破强力 kN	等效孔径 O_{90}/mm	垂直渗透系数 cm/s	撕破强力 kN	人工气候老化断裂强度保留率 %	人工气候老化断裂伸长率保留率 %
规格 g/m²	200	≥6.5	40～80	≥0.9	0.05～0.20	$K\times(10^{-1}\sim10^{-3})$ $K=1.0\sim9.9$	≥0.16	≥70	≥70
	300	≥9.5		≥1.5			≥0.24		
	400	≥12.5		≥2.1			≥0.33		
	500	≥16.0		≥2.7			≥0.42		
	600	≥19.0		≥3.2			≥0.46		
	800	≥25.0		≥4.0			≥0.60		

5.3 外观质量

5.3.1 非织造土工布的外观质量应符合表 4 的要求。

表 4 非织造土工布外观质量

序号	项目(瑕疵)	轻缺陷	重缺陷
1	布面不匀、折痕	轻微	严重
2	杂物	软质,粗≤3 mm	硬质;软质,粗>3 mm
3	边不良	≥300 cm 时,每 50 cm 计一处	<300 cm
4	破损	≤0.5 cm	>0.5 cm;破洞
注:破损以疵点最大长度计。			

5.3.2 在一卷土工布上不应存在重缺陷,轻缺陷每 200 m² 不应超过 5 个。

6 试验方法

6.1 尺寸规格应按 GB/T 4666 的规定进行测试。

6.2 厚度应按 GB/T 13761.1 的规定进行测试,测试条件为:负荷 2 kPa,时间 30 s。

6.3 单位面积质量应按 GB/T 13762 的规定进行测试。

6.4 断裂强度和断裂伸长率应按 GB/T 15788 的规定进行测试。

6.5 撕破强力应按 GB/T 13763 的规定进行测试。

6.6 顶破强力应按 GB/T 14800 的规定进行测试。

6.7 等效孔径应按 GB/T 14799 的规定进行测试。

6.8 垂直渗透系数应按 GB/T 15789 的规定测定无负荷时的透水率，用 6.2 测定厚度，按式(1)计算渗透系数。

$$k = K \times H \qquad (1)$$

式中：

k ——渗透系数，单位为厘米每秒(cm/s)；

K ——透水率，单位为每秒(s^{-1})；

H ——厚度，单位为厘米(cm)。

6.9 人工气候老化应按 GB/T 16422.2 的规定进行测试。试验条件为：

a) 在黑板温度为 65 ℃±2.5 ℃下进行氙弧灯连续照射，在波长 340 nm 下辐照度为 0.35 W/m²；

b) 相对湿度为 50%±5%；

c) 喷淋周期为每次喷水时间 30 min±0.5 min，两次喷水之间的无水时间 90 min±0.5 min；

d) 试验时间应达到 500 h。

7 检验规则

7.1 取样

应将同一品种、同一规格的产品作为检验批。应从一批产品中按表 5 规定的数量随机抽取相应卷数形成批样。批样的准备应符合 GB/T 13760 的规定。

表 5 取样卷数

一批产品的卷数	批样的最少卷数
≤50	2
≥51	3

7.2 性能判定

从批样的每一卷中距头端至少 3 m 随机剪取一个样品，以所有样品的平均结果表示批的性能，符合 5.2 的要求，则为合格。

7.3 外观质量判定

检验应在水平检验台或检验机上进行，生产部门内部可在生产线上检验。检验光线应以正常日光照明，照度不应低于 400 lx。在生产线上检验时，检验速度不应大于 20 m/min。

一批产品有不合格卷时，应按 7.1 规定重新取样进行复验。如果复验结果仍有不合格卷，则该批产品外观质量不合格。

7.4 检验项目

检验包括出厂检验和型式检验，检验项目见表 6。

表 6 检验项目

检验项目	出厂检验	型式检验	检验内容
单位面积质量、尺寸规格与偏差	△	△	5.1
性能	△	△	断裂强度/(kN/m)
	△	△	断裂伸长率/%
	△	△	顶破强力/kN
	△	△	等效孔径 O_{90}/mm
	△	△	垂直渗透系数/(cm/s)
	△	△	撕破强力/kN
		△	人工气候老化断裂强度保留率/%
		△	人工气候老化断裂伸长率保留率/%
外观质量	△	△	5.3
注：“△”为检验项目。			

7.5 型式检验条件

有下列情况之一时，应进行型式检验：

a) 新产品或老产品转厂生产的试制定型；

b) 正常生产每两年进行一次；

c) 产品停产半年以上，恢复生产时；

d) 产品的结构、材料或制造工艺有重大改变，可能影响性能时；

e) 出厂检验结果与上一次型式检验有较大差异时。

8 标志、包装、运输和贮存

8.1 标志

产品应有标牌，内容应包括：商标、型号、卷长、生产厂名、生产日期、检验责任章、执行标准号、毛重、净重等。

8.2 包装

8.2.1 非织造土工布应按定长成卷包装。定长值可根据产品规格或供需双方协商确定。

8.2.2 出厂时应有质量检验部门签发的产品合格证和出厂检测报告。

8.2.3 产品包装应保证不散落、不破损、不沾污，用户有特殊要求的可经供需双方协商确定。

8.3 运输和贮存

8.3.1 产品在运输、贮存中，应水平放置。

8.3.2 产品应放置在干燥处，周围不应有酸、碱等腐蚀性介质，应注意防潮、防火。

ICS 93.020
P 53

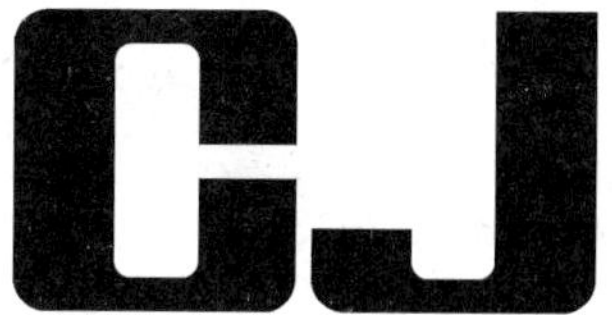

中华人民共和国城镇建设行业标准

CJ/T 436—2013

垃圾填埋场用土工网垫

Geomats for landfills

2013-09-29 发布　　2014-02-01 实施

中华人民共和国住房和城乡建设部　发布

前　言

本标准按照 GB/T 1.1—2009 给出的规则起草。

本标准由住房和城乡建设部标准定额研究所提出。

本标准由住房和城乡建设部市容环境卫生标准化技术委员会归口。

本标准负责起草单位:北京高能时代环境技术股份有限公司。

本标准参加起草单位:中国科学院武汉岩土力学研究所、华中科技大学、上海市环境工程设计科学研究院有限公司、宜昌市固废公司、武汉市江环市政环境设计中心、天津市市容环境工程设计研究所、苏州市环境卫生管理处、马克菲尔(天津)土工合成材料有限公司。

本标准主要起草人:刘勇、薛强、陈朱蕾、张益、熊辉、张文伟、齐长青、余毅、刘力奇、姚凤根、王香治、王珏、赵颖、孙雨清、罗彬、李文、张韬、吴健萍、胡昕、曹咏民、舒翼。

垃圾填埋场用土工网垫

1 范围

本标准规定了垃圾填埋场用土工网垫的术语和定义、分类与型号、要求、试验方法、检验规则以及标志、包装、运输和贮存。

本标准适用于垃圾填埋场边坡防护、封场等工程用土工网垫。

2 规范性引用文件

下列文件对于本文件的应用是必不可少的。凡是注日期的引用文件，仅注日期的版本适用于本文件。凡是不注日期的引用文件，其最新版本(包括所有的修改单)适用于本文件。

GB/T 13760 土工合成材料 取样和试样准备

GB/T 13761.1 土工合成材料 规定压力下厚度的测定 第1部分:单层产品厚度的测定方法

GB/T 13762 土工合成材料 土工布及土工布有关产品 单位面积质量的测定方法

GB/T 15788 土工布及有关产品 宽条拉伸试验

GB/T 17689 土工合成材料 塑料土工格栅

3 术语和定义

下列术语和定义适用于本文件。

3.1

土工网垫 geomat

以聚丙烯等聚合物为基本原料一次成型、具有三维结构，用于固土的网状材料。

3.2

加筋土工网垫 reinforced geomat

采用金属网或土工格栅等材料增加抗拉强度的土工网垫。

4 分类与型号

4.1 分类

产品按结构类型分类，分为土工网垫和加筋土工网垫，代号分别为GM_1、GM_2。

4.2 型号

产品型号如下：

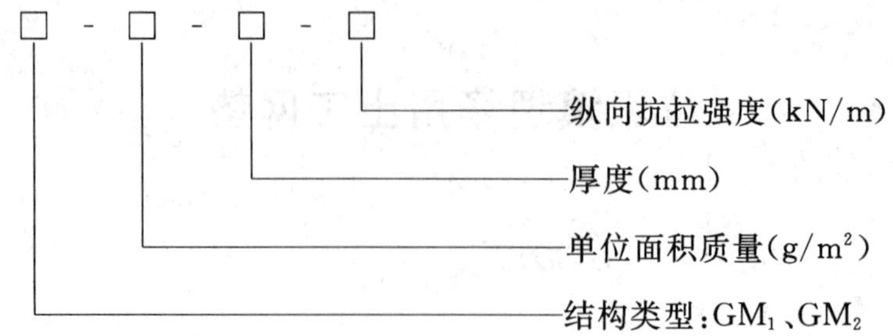

示例:

土工网垫,单位面积质量为 500 g/m²,厚度为 12 mm,纵向抗拉强度为 1.2 kN/m,表示为:GM_1-500-12-1.2。

5 要求

5.1 规格

产品宽度宜大于或等于 2 000 mm,宽度及偏差应符合表 1 的规定。

表 1 宽度及偏差

项　目	指　标		
宽度/mm	2 000	3 000	4 000
偏差/%	≥−0.5		

5.2 颜色

土工网垫颜色宜为黑色。

5.3 技术指标

产品技术指标应符合表 2 的规定。

表 2 技术指标

序号	项　目		指　标	
			土工网垫	加筋土工网垫
1	单位面积质量/(g/m²)		≥500	≥650
2	厚度/mm		≥12	
3	抗拉强度/(kN/m)	纵向	≥1.2	≥30.0
		横向	≥0.5	≥15.0
4	剥离强度/(kN/m)		—	≥0.3

6 试验方法

6.1 宽度

将土工网垫展开在平整的场地上,用精度为 1 mm 的卷尺在宽度方向上测量。

6.2 单位面积质量

应按 GB/T 13762 测定。单个试样面积不应小于 0.5 m×0.5 m，结果取 4 块试样的算术平均值。

6.3 厚度

应按 GB/T 13761.1 测定。

6.4 抗拉强度

土工网垫抗拉强度应按 GB/T 15788 测定。加筋土工网垫抗拉强度的测定参见附录 A。

6.5 剥离强度

剥离强度的测定参见附录 B。

7 检验规则

7.1 检验项目

检验分为出厂检验和型式检验，检验项目见表 3。

表 3 出厂检验和型式检验项目

检验项目	检验内容		出厂检验	型式检验
规格	宽度		△	△
技术指标	单位面积质量		△	△
	厚度		△	△
	抗拉强度	纵向	△	△
		横向	△	△
	剥离强度		△	△
注：“△”为检验项目。				

7.2 出厂检验

产品出厂前，应进行出厂检验。

7.3 型式检验

有下列情况之一时，应进行型式检验：

a) 新产品或老产品转厂生产的试制定型鉴定；
b) 产品结构、材料或制造工艺有较大改变，可能影响产品性能时；
c) 产品停产六个月以上恢复生产时；
d) 正常生产时，每两年至少进行一次；
e) 出厂检验结果与上次型式检验结果有较大差异时。

7.4 抽样

同一规格品种、同一质量等级、同一生产工艺稳定连续生产的每 10 000 m^2 的单位产品为一检验批。

抽样以检验批为单位，从检验批中随机抽取1卷。抽样和试样准备应符合 GB/T 13760 的规定。

7.5 判定规则

表3中检验指标均合格，则该批产品为合格。有2项及以上指标不合格，则该批产品为不合格。有1项指标不合格，则按7.4重新取样复检；复检结果有不合格项，则该批产品为不合格。

8 标志、包装、运输和贮存

8.1 标志

每卷产品包装的明显位置上应有标志，包含以下内容：

a) 生产企业名称和地址；

b) 产品名称；

c) 产品型号和宽度；

d) 执行的标准号；

e) 卷长和净重；

f) 生产批号；

g) 生产日期；

h) 检验合格证。

8.2 包装

土工网垫应按定长成卷包装，定长值根据协议或合同确定。

8.3 运输

产品在运输过程中应避免沾污、重压、强烈碰撞和割(刮)伤等。吊装时，宜采用尼龙绳等柔性绳带，不应使用钢丝绳等直接吊装。

8.4 贮存

产品应存放在阴凉、通风、干燥、清洁的地方，远离热源、火源。贮存时间超过两年及以上的，使用前应重新进行检验。

附 录 A
(资料性附录)
抗拉强度试验方法

A.1 试验原理

用拉力测试机对金属网加筋土工网垫试样进行拉伸,直至加筋土工网垫中一根金属网丝断裂,根据对应的拉力和试样有效宽度,计算加筋土工网垫的抗拉强度。

土工格栅加筋土工网垫的抗拉强度按 GB/T 17689 测定。

A.2 试验程序

A.2.1 裁剪一块 1.00 m×0.35 m 的加筋土工网垫试样,见图 A.1。

A.2.2 调试拉力测试机,检查设备是否正常。

A.2.3 用夹具将试样固定,并将拉力测试机和夹具相连。

A.2.4 加载一定的拉力让试样处于张紧状态。

A.2.5 设定拉伸速度为 6 mm/min,持续加载至一根金属网丝发生断裂,记录断裂时对应的拉力和试样有效宽度。

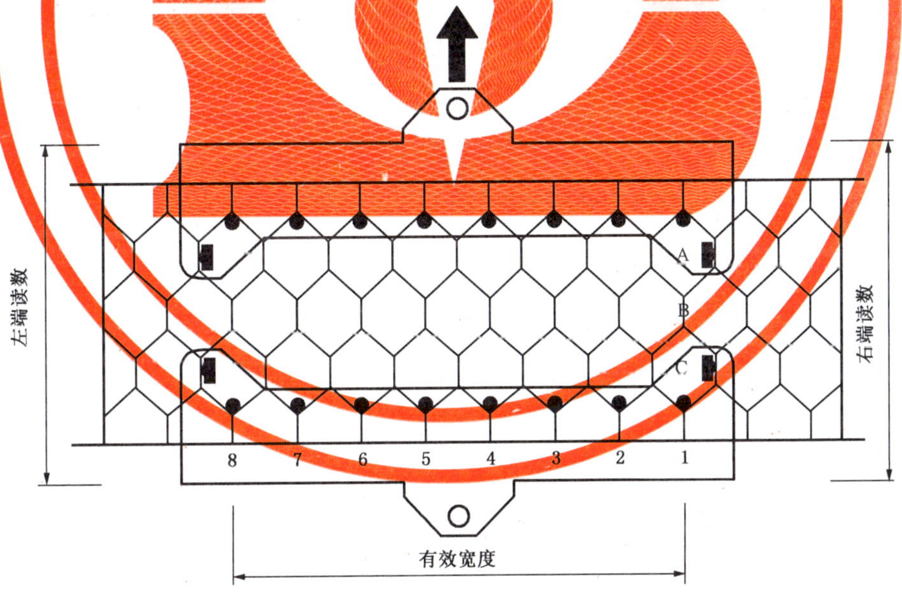

图 A.1 试样在拉力测试机上的固定方法

A.3 结果计算

按式(A.1)计算加筋土工网垫的抗拉强度,结果保留两位有效数字。

$$T=\frac{P_{m}}{B}\times 1\ 000 \qquad \cdots\cdots(A.1)$$

式中：

T ——抗拉强度，单位为千牛每米(kN/m)；

P_m——金属网丝断裂时对应的拉力，单位为千牛(kN)；

B ——金属网丝断裂时对应的试样有效宽度，单位为毫米(mm)。

附 录 B
（资料性附录）
剥离强度试验方法

B.1 试验原理

在拉力测试机上对加筋土工网垫进行网垫和加筋材料的张拉，直至土工网垫中聚合物网丝剥离或断裂。根据对应的拉力和试样有效宽度，计算加筋土工网垫的剥离强度。

B.2 试验程序

B.2.1 裁剪一块 0.25 m×0.20 m 的加筋土工网垫试样，网垫中加筋材料至少包含三肋。网垫上部离边缘 10 cm 范围内去除三维聚合物，仅保留加筋筋材；下部离边缘 5 cm 范围内去除加筋筋材，仅保留三维聚合物；中间既包含加筋材料，也包含聚合物。

B.2.2 调试拉力测试机，检查设备是否正常。

B.2.3 将拉力测试机与测试网垫通过夹具相连。上部夹具与加筋体相连，下部夹具与未加筋的三维聚合物相连。

B.2.4 以 100 mm/min±10 mm/min 速率进行加荷。观察第一根聚合物网丝断裂或者剥离的拉力值及时间。随后持续加载至变形总量达到 10 cm。记录剥离力及剥离长度曲线图，如图 B.1 所示。

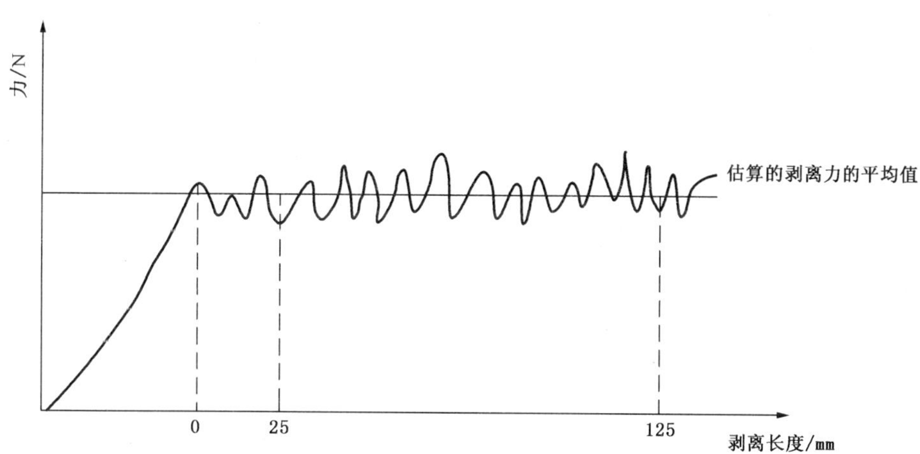

图 B.1 典型剥离试验曲线图

B.3 结果计算

对于每个试样，从剥离力和剥离长度的关系曲线上测定平均剥离力，以 N 为单位。剥离力的剥离长度根据试样实际剥离长度确定。但不包括最初的加载区，如图 B.1 横坐标 0 点之前。可以用一条估算的等高线（见图 B.1），或用侧面积法来得到平均剥离力。产品剥离强度按式（B.1）计算。

$$T=\frac{P}{B}\times 1\,000 \qquad \cdots\cdots(\text{B.1})$$

式中：

T ——剥离强度，单位为千牛每米(kN/m)；

P ——平均剥离力，单位为千牛(kN)；

B ——试样有效宽度，单位为毫米(mm)。

ICS 93.020
P 53

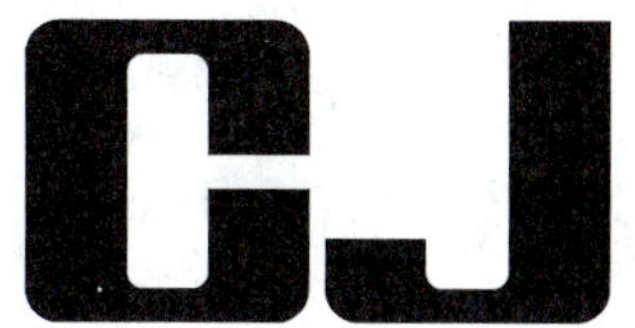

中华人民共和国城镇建设行业标准

CJ/T 437—2013

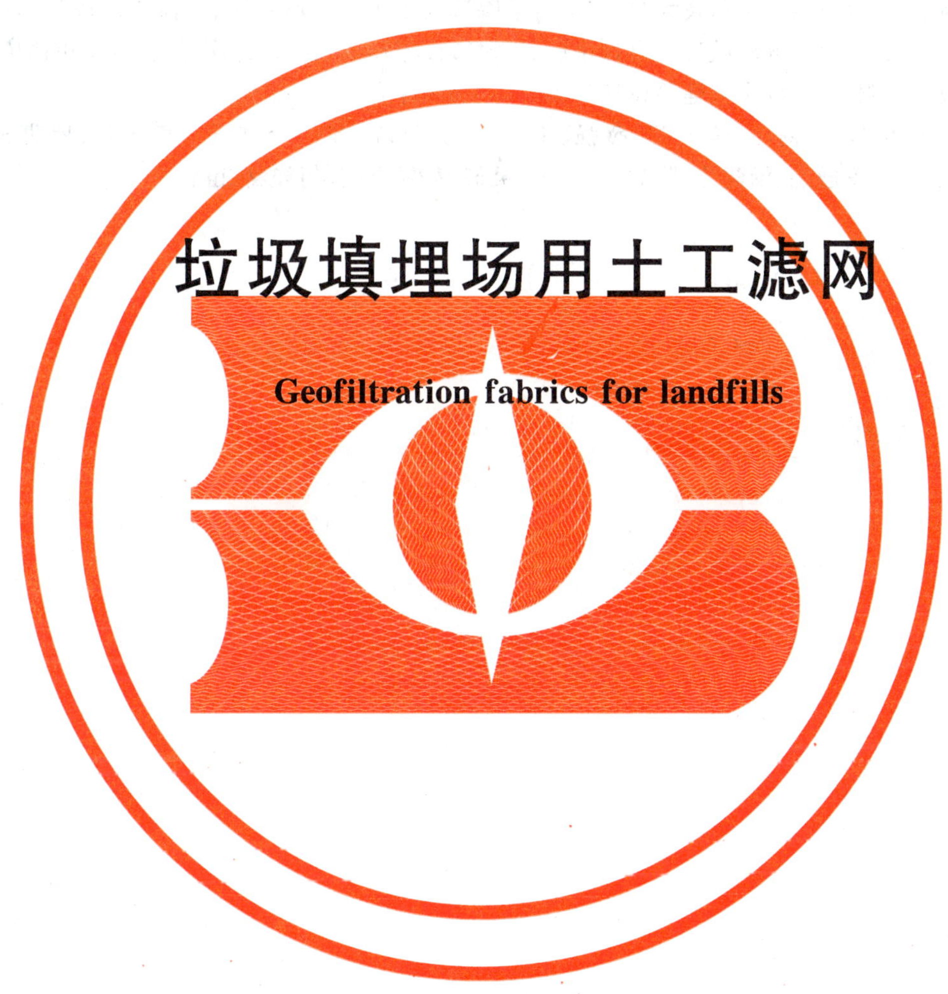

垃圾填埋场用土工滤网

Geofiltration fabrics for landfills

2013-09-29 发布　　2014-02-01 实施

中华人民共和国住房和城乡建设部　发布

前　言

本标准按照 GB/T 1.1—2009 给出的规则起草。

本标准由住房和城乡建设部标准定额研究所提出。

本标准由住房和城乡建设部市容环境卫生标准化技术委员会归口。

本标准负责起草单位:北京高能时代环境技术股份有限公司。

本标准参加起草单位:华中科技大学、中国科学院武汉岩土力学研究所、上海市环境工程设计科学研究院有限公司、武汉市江环市政环境设计中心、天津市市容环境工程设计研究所、宜昌市固废公司、中国瑞林工程技术有限公司、湖南省建筑设计院和纤科工业(珠海)有限公司。

本标准主要起草人:刘勇、陈朱蕾、薛强、王声东、梁林峰、齐长青、熊辉、袁永强、罗惠云、刘磊、刘泽军、杨瑛、丁亮、罗敏杰、汤建化、陈顺、王智远、吴健萍、侯方胜、胡俊嵩、苗竹。

垃圾填埋场用土工滤网

1 范围

本标准规定了土工滤网的术语和定义、分类与型号、要求、试验方法、检验规则以及标志、包装、运输和贮存。

本标准适用于垃圾填埋场地下水、封场表面入渗水、渗沥液收集系统用土工滤网。

2 规范性引用文件

下列文件对于本文件的应用是必不可少的。凡是注日期的引用文件，仅注日期的版本适用于本文件。凡是不注日期的引用文件，其最新版本(包括所有的修改单)适用于本文件。

GB/T 4666 纺织品 织物长度和幅宽的测定

GB/T 13760 土工合成材料 取样和试样准备

GB/T 13762 土工合成材料 土工布及土工布有关产品单位面积质量的测定方法

GB/T 13763 土工合成材料 梯形法撕破强力的测定

GB/T 14799 土工布及其有关产品 有效孔径的测定 干筛法

GB/T 14800 土工合成材料 静态顶破试验(CBR 法)

GB/T 15788 土工布及其有关产品 宽条拉伸试验

GB/T 15789 土工布及其有关产品 无负荷时垂直渗透特性的测定

GB/T 16422.2 塑料实验室光源暴露试验方法 第 2 部分 氙弧灯

GB/T 17632 土工布及其有关产品 抗酸、碱液性能的试验方法

GB/T 19978 土工布及其有关产品刺破强力的测定

3 术语和定义

下列术语和定义适用于本文件。

3.1

土工滤网 geofiltration fabric

由聚丙烯等聚合物材料为原料生产的、可透水的网状土工材料。

3.2

开孔率 percent open area

单位面积上的开孔面积占单位面积的百分率。

4 分类与型号

4.1 分类

4.1.1 地下水、封场表面入渗水收集系统过滤用土工滤网，代号为 GF_1。

4.1.2 渗沥液收集系统过滤用土工滤网，代号为 GF_2。

4.2 型号

型号表示如下：

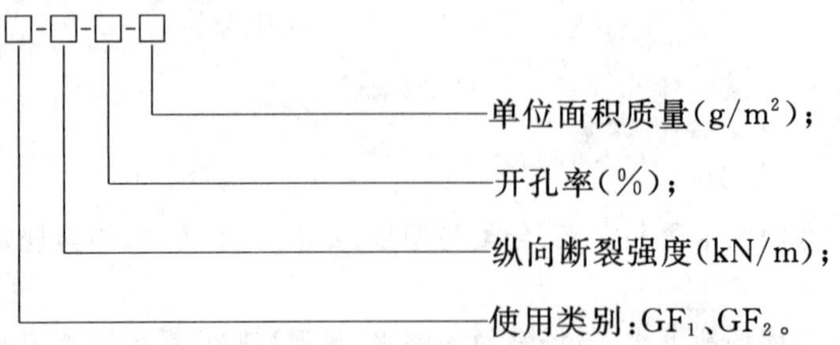

示例：

渗沥液收集系统过滤用土工滤网，纵向断裂强度为 45 kN/m，开孔率为 10%，单位面积质量为 200 g/m²，表示为：GF_2-45-10-200。

5 要求

5.1 规格

产品幅宽宜大于或等于 3 000 mm，幅宽及偏差应符合表 1 的规定。

表 1 幅宽及偏差

项目	指标			
幅宽/mm	3 000	4 000	5 000	6 000
偏差/%	≥−0.5			

5.2 外观质量

产品外观疵点分为轻缺陷和重缺陷，外观疵点的评定应符合表 2 的规定。每一种产品上不应存在重缺陷，轻缺陷每 200 m² 不应超过 5 个。

表 2 外观疵点的评定

序号	疵点名称	轻缺陷	重缺陷	备注
1	断纱、缺纱	分散的，≤2 根	并列的，>2 根	
2	杂物	软质，粗≤5 mm	硬质；软质，粗>5 mm	
3	边不良	≤3 000 mm 时，每 500 mm 计一处	>3 000 mm	
4	破损	≤0.5 cm	>0.5 cm；破损	以疵点最大长度计
5	稀路	100 mm 内少 2 根	100 mm 内少 3 根	
6	其他	参照相似疵点评定		

5.3 技术指标

产品技术指标应符合表 3 的规定。

表 3　技术指标

<table>
<tr><th rowspan="2">序号</th><th rowspan="2" colspan="2">项　目</th><th colspan="2">指　标</th></tr>
<tr><th>地下水、封场表面入渗水收集用土工滤网</th><th>渗沥液收集用土工滤网</th></tr>
<tr><td rowspan="2">1</td><td rowspan="2">断裂强度/(kN/m)</td><td>纵向</td><td colspan="2">≥45</td></tr>
<tr><td>横向</td><td colspan="2">≥30</td></tr>
<tr><td rowspan="2">2</td><td rowspan="2">断裂伸长率/%</td><td>纵向</td><td colspan="2">≤25</td></tr>
<tr><td>横向</td><td colspan="2">≤15</td></tr>
<tr><td rowspan="2">3</td><td rowspan="2">撕破强力/kN</td><td>纵向</td><td colspan="2">≥0.6</td></tr>
<tr><td>横向</td><td colspan="2">≥0.4</td></tr>
<tr><td>4</td><td colspan="2">刺破强力/kN</td><td colspan="2">≥0.4</td></tr>
<tr><td>5</td><td colspan="2">顶破强力/kN</td><td colspan="2">≥3.0</td></tr>
<tr><td>6</td><td colspan="2">等效孔径 O_{90}/mm</td><td>0.10～0.30</td><td>0.30～0.80</td></tr>
<tr><td>7</td><td colspan="2">垂直渗透系数/(cm/s)</td><td colspan="2">$k\times(10^{-1}\sim10^{-2})$，其中：$k$=1.0～9.9</td></tr>
<tr><td>8</td><td colspan="2">开孔率/%</td><td>4～8</td><td>8～12</td></tr>
<tr><td>9</td><td colspan="2">单位面积质量/(g/m²)</td><td colspan="2">≥200</td></tr>
<tr><td rowspan="2">10</td><td rowspan="2">抗紫外线性能</td><td>断裂强度保持率/%</td><td>≥70</td><td>≥85</td></tr>
<tr><td>断裂伸长率保持率/%</td><td>≥70</td><td>≥85</td></tr>
<tr><td rowspan="2">11</td><td rowspan="2">抗酸碱性能</td><td>断裂强度保持率/%</td><td>≥70</td><td>≥85</td></tr>
<tr><td>断裂伸长率保持率/%</td><td>≥70</td><td>≥85</td></tr>
</table>

6　试验方法

6.1　幅宽应按 GB/T 4666 测定。

6.2　断裂强度应按 GB/T 15788 测定。

6.3　断裂伸长率应按 GB/T 15788 测定。

6.4　撕破强力应按 GB/T 13763 测定。

6.5　刺破强力应按 GB/T 19978 测定。

6.6　顶破强力应按 GB/T 14800 测定。

6.7　等效孔径应按 GB/T 14799 测定。

6.8　垂直渗透系数应按 GB/T 15789 测定。

6.9　开孔率参见附录 A 测定。

6.10　单位面积质量应按 GB/T 13762 测定。

6.11　抗紫外线性能应按 GB/T 16422.2 测定。

6.12　抗酸碱性能应按 GB/T 17632 测定。

7　检验规则

7.1　检验项目

检验分为出厂检验和型式检验，检验项目见表 4。

表 4　出厂检验与型式检验项目

检验项目	检验内容		出厂检验	型式检验
规格	幅宽		△	△
外观质量	断纱、缺纱		△	△
	杂物		△	△
	边不良		△	△
	破损		△	△
	稀路		△	△
	其他		△	△
技术指标	断裂强度	纵向	△	△
		横向	△	△
	断裂伸长率	纵向	△	△
		横向	△	△
	撕破强力	纵向	△	△
		横向	△	△
	刺破强力		△	△
	顶破强力		△	△
	等效孔径 O_{90}		△	△
	垂直渗透系数		△	△
	开孔率			△
	单位面积质量		△	△
	抗紫外线性能	断裂强度保持率		△
		断裂伸长率保持率		△
	抗酸碱性能	断裂强度保持率		△
		断裂伸长率保持率		△
注:"△"为检验项目。				

7.2　出厂检验

产品出厂前,应进行出厂检验。

7.2.1　抽样

同一规格品种、同一质量等级、同一生产工艺稳定连续生产的每 20 000 m^2 的单位产品为一检验批。

抽样以检验批为单位,从检验批中随机抽取 1 卷。抽样和试样准备应符合 GB/T 13760 的规定。

7.2.2　判定规则

表 4 中 18 项指标均合格,则该批产品为合格。规格、外观质量 7 项中有 2 项及以上指标不合格或技术指标 11 项中有 1 项及以上指标不合格,则该批产品为不合格。规格、外观质量 7 项中有 1 项指标

不合格，则按 7.2.1 重新取样复检；复检结果有不合格项，则该批产品为不合格。

7.3 型式检验

7.3.1 型式检验的条件

有下列情况之一时，应进行型式检验：

a) 新产品或老产品转厂生产的试制定型鉴定；

b) 产品结构、材料或制造工艺有较大改变，可能影响产品性能时；

c) 产品停产六个月以上恢复生产时；

d) 正常生产时，每两年至少进行一次；

e) 出厂检验结果与上次型式检验结果有较大差异时。

7.3.2 抽样

同一规格品种、同一质量等级、同一生产工艺稳定连续生产的每 20 000 m^2 的单位产品为一检验批。

抽样以检验批为单位，从检验批中随机抽取 1 卷。抽样和试样准备应符合 GB/T 13760 的规定。

7.3.3 判定规则

表 4 中 23 项指标均合格，则该批产品为合格。规格、外观质量 7 项中有 2 项及以上指标不合格或技术指标 16 项中有 1 项及以上指标不合格，则该批产品为不合格。规格、外观质量 7 项中有 1 项指标不合格，则按 7.3.2 重新取样复检；复检结果有不合格项，则该批产品为不合格。

8 标志、包装、运输和贮存

8.1 标志

每卷产品包装的明显位置上应有标志，包含以下内容：

a) 生产企业名称和地址；

b) 产品名称；

c) 产品型号和幅宽；

d) 执行的标准号；

c) 卷长和净重；

f) 生产批号；

g) 生产日期；

h) 检验合格证。

8.2 包装

土工滤网应按定长成卷包装，定长值根据协议或合同确定。

8.3 运输

产品在运输过程中应避免沾污、重压、强烈碰撞和割(刮)伤等。吊装时，宜采用尼龙绳等柔性绳带，不应使用钢丝绳等直接吊装。

8.4 贮存

产品应存放在阴凉、通风、干燥、清洁的地方，远离热源、火源，不应长期竖直存放。贮存时间超过两年及以上的，使用前应重新进行检验。

附　录　A
（资料性附录）
开孔率试验方法

A.1　试验原理

通过投影仪的投影放大，测量并计算试样中开孔面积占单位面积的百分率。通过计算 5 块试样的平均值，得到该试样的开孔率。

A.2　试验仪器

试验仪器如下：

a)　幻灯机；
b)　50 mm×50 mm 的幻灯片支架，2 个；
c)　投影用的刚性投影屏；
d)　精度为 0.02 mm 的游标卡尺。

A.3　试验步骤

试验步骤如下：

a)　调整放大倍数至 30 倍；
b)　裁取 5 块大小为 50 mm×50 mm 的试样（见图 A.1）；

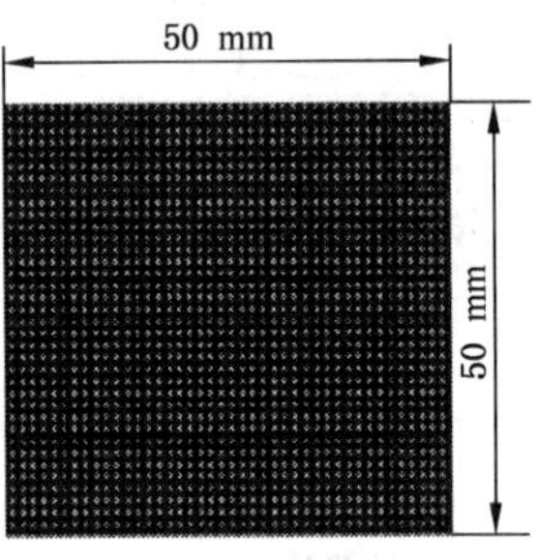

图 A.1　土工滤网试样

c)　将其中一块试样安装于 50 mm×50 mm 的幻灯片支架上；
d)　用投影仪把试样的影像映射到刚性投影屏上，调节图像至最清晰；
e)　在影像中心区域选择一块包含 25 个开孔投影产生的方形亮格部分，分别测量每个方形亮格的长度（$L_1, L_2, \cdots, L_{25}$）与宽度（$W_1, W_2, \cdots, W_{25}$），精确到 0.02 mm，计算每个方形亮格面积（$S_1, S_2, \cdots, S_{25}$）（见图 A.2），其中：

$$S_1 = L_1 \times W_1$$

$$S_2 = L_2 \times W_2$$

$$\cdots\cdots\cdots\cdots$$

$$S_{25} = L_{25} \times W_{25}$$

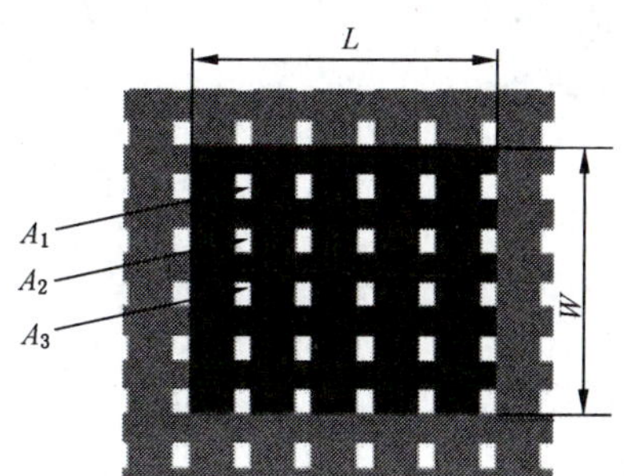

图 A.2 投影示意图

f) 测量选定正方形区域内由纱线投影产生的阴影部分的长度(L)与宽度(W)，精度到 0.02 mm，计算阴影部分与开孔方形亮格的总面积(S)：

$$S = L \times W$$

g) 重复以上步骤；

h) 每块试样开孔率为 25 个方形亮格的面积占单位面积的百分率按式(A.1)计算：

$$P = \sum_{i=1}^{25} S_i / S \times 100\% \qquad \cdots\cdots(\text{A.1})$$

式中：

P ——开孔率，(%)；

S_i ——每个方形亮格面积，单位为平方米(m^2)($i=1,\cdots 25$)。

ICS 93.020
P 00

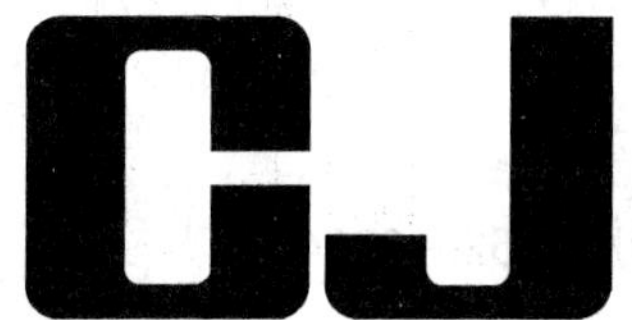

中华人民共和国城镇建设行业标准

CJ/T 452—2014

垃圾填埋场用土工排水网

Geonets drain for landfills

2014-04-09 发布　　　　2014-08-01 实施

中华人民共和国住房和城乡建设部　发布

前　言

本标准按照 GB/T 1.1—2009 给出的规则起草。

本标准由住房和城乡建设部标准定额研究所提出。

本标准由住房和城乡建设部市容环境卫生标准化技术委员会归口。

本标准负责起草单位:北京高能时代环境技术股份有限公司。

本标准参加起草单位:上海市环境工程设计科学研究院有限公司、华中科技大学、中国科学院武汉岩土力学研究所、武汉市江环市政环境设计中心、天津泰力斯工业塑料有限公司、吉事益衬垫技术有限公司、广东省环境保护工程研究设计院、国家化学建筑材料测试中心、马克菲尔(天津)土工合成材料有限公司。

本标准主要起草人:刘勇、陈朱蕾、薛强、田宇、杨列、金晶、张耀钧、姚有朝、陈望明、洪慧兰、罗彬、魏丽、赵爱根、谭晓明、汤克敏、丁金海、王珏、吴珂、曾越祥、杨韬、田相泽、朱湖地。

垃圾填埋场用土工排水网

1 范围

本标准规定了土工排水网的术语和定义、分类与型号、要求、试验方法、检验规则、标志、包装、运输和贮存。

本标准适用于垃圾填埋场渗沥液导排、地下水导排、封场表面入渗水导排用土工排水网。封场填埋气体导排可参照执行。

2 规范性引用文件

下列文件对于本文件的应用是必不可少的。凡是注日期的引用文件，仅注日期的版本适用于本文件。凡是不注日期的引用文件，其最新版本(包括所有的修改单)适用于本文件。

GB/T 1033.2 塑料 非泡沫塑料密度的测定 第2部分：密度梯度柱法

GB/T 6672 塑料薄膜和薄片厚度测定 机械测量法

GB/T 6673 塑料薄膜和薄片长度和宽度的测定

GB/T 13021 聚乙烯管材和管件炭黑含量的测定(热失重法)

GB/T 13760 土工合成材料 取样和试样准备

GB/T 13762 土工合成材料 土工布及土工布有关产品单位面积质量的测定方法

GB/T 15788 土工布及其有关产品 宽条拉伸试验

GB/T 17639 土工合成材料 长丝纺粘针刺非织造土工布

3 术语和定义

下列术语和定义适用于本文件。

3.1

土工排水网 geonet drain

以聚合物为主要原料生产的，具有并排连续排水通道的土工排水材料。

3.2

土工复合排水网 geocomposite drain

采用热粘工艺在土工排水网的一面或两面复合具有反滤作用的土工布而形成的土工排水材料。

3.3

两肋结构 bi-axial structure

由两层各自平行的肋条按一定角度联结，形成具有排水通道的双层结构。

3.4

三肋结构 tri-axial structure

由三层各自平行的肋条按一定角度联结，形成具有排水通道的立体网状结构。

3.5

纵向导水率 transmissivity

与排水方向一致的单位宽度、单位时间、单位水力梯度下的体积流量。

4 分类与型号

4.1 分类

4.1.1 两肋土工排水网,代号为 BG_1;两肋土工复合排水网,代号为 BG_2。

4.1.2 三肋土工排水网,代号为 TG_1;三肋土工复合排水网,代号为 TG_2。

4.2 型号

型号表示如下：

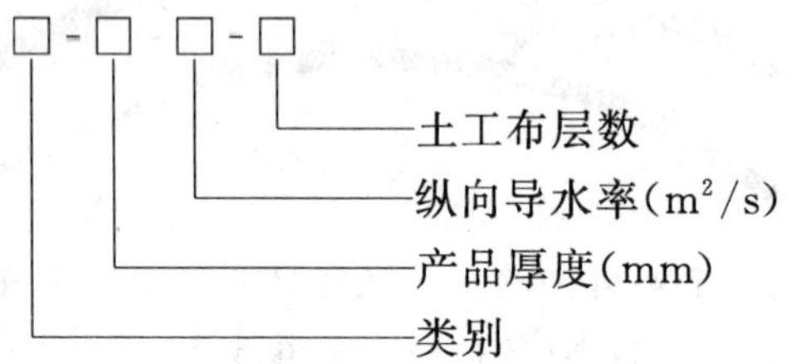

示例：

复合单层土工布的三肋土工复合排水网,产品厚度为 6.0 mm,纵向导水率为 4.0×10^{-4} m^2/s,表示为：

TG_2-6.0-4.0×10^{-4}-1

5 要求

5.1 规格

5.1.1 产品宽度不应小于 2 000 mm,宽度及偏差应符合表 1 的规定。

表 1 宽度及偏差

项目	指　　标			
宽度/mm	2 000	3 000	4 000	5 000
偏差/%	≥−0.5			

5.1.2 产品厚度及偏差应符合表 2 的规定。非整数厚度产品可参考执行。

表 2 厚度及偏差

项目	指　　标			
厚度/mm	5.0	6.0	7.0	8.0
极限偏差/%	≥0			

5.2 外观质量

产品外观质量应符合表 3 的规定。

表 3 外观质量

项 目	指 标	
	土工排水网	土工复合排水网
土工排水网切口颜色	黑色	
土工排水网气泡和杂质	不允许	
土工布破损	—	不允许

5.3 技术指标

产品技术指标应符合表 4 的规定。

表 4 技术指标

项 目	指 标	
	土工排水网	土工复合排水网
密度/(g/cm^3)	≥0.939	—
炭黑含量/%	2～3	—
纵向拉伸强度/(kN/m)	≥8.0	≥16.0
纵向导水率(法向荷载 500 kPa、水力梯度 0.1)/(m^2/s)	≥3.0×10^{-3}	≥3.0×10^{-4}
剥离强度/(kN/m)	—	≥0.17
土工布单位面积质量/(g/m^2)	—	≥200
注：土工布技术指标应符合 GB/T 17639 的规定。		

6 试验方法

6.1 宽度应按 GB/T 6673 测定。

6.2 厚度应按 GB/T 6672 测定。

6.3 外观在自然光线下用肉眼观测。

6.4 密度应按 GB/T 1033.2 测定。

6.5 炭黑含量应按 GB/T 13021 测定。

6.6 纵向拉伸强度应按 GB/T 15788 测定。

6.7 纵向导水率宜按附录 A 测定。

6.8 剥离强度宜按附录 B 测定。

6.9 土工布单位面积质量应按 GB/T 13762 测定。

7 检验规则

7.1 检验项目

检验分为出厂检验和型式检验，检验项目见表 5。

表 5　出厂检验与型式检验项目

检验项目	检验内容	出厂检验		型式检验	
		土工排水网	土工复合排水网	土工排水网	土工复合排水网
规格	宽度	△	△	△	△
	厚度	△	△	△	△
外观质量	土工排水网切口颜色	△	△	△	△
	土工排水网气泡和杂质	△	△	△	△
	土工布破损		△		△
技术指标	密度			△	
	炭黑含量			△	
	纵向拉伸强度	△	△	△	△
	纵向导水率			△	△
	剥离强度				△
	土工布单位面积质量		△		△
注："△"为检验项目。					

7.2　出厂检验

产品出厂前应进行出厂检验。

7.3　型式检验

有下列情况之一时，应进行型式检验：

a)　新产品或老产品转厂生产的试制定型鉴定；

b)　产品结构、材料或制造工艺有较大改变，可能影响产品性能时；

c)　产品停产六个月以上恢复生产时；

d)　正常生产时，每两年至少进行一次；

e)　出厂检验结果与上次型式检验结果有较大差异时。

7.4　抽样

抽样规则：

a)　同一规格品种、同一质量等级、同一生产工艺稳定连续生产的每 20 000 m^2 的单位产品为一检验批；

b)　抽样以检验批为单位，从检验批中随机抽取 1 卷。抽样和试样准备应符合 GB/T 13760 的规定。

7.5　判定规则

表 5 中检验指标均合格，则该批产品为合格。规格、外观质量检验指标中有 2 项及以上指标不合格，或技术指标中有 1 项及以上指标不合格，则该批产品为不合格。规格、外观质量检验指标中有 1 项指标不合格，则按 7.4 重新取样复检；复检结果有不合格项，则该批产品为不合格。

8 标志、包装、运输和贮存

8.1 标志

每卷产品包装的明显位置上应有标志，包含以下内容：

a) 生产企业名称和地址；

b) 产品名称；

c) 产品型号和宽度；

d) 执行的标准号；

e) 卷长和净重；

f) 生产批号；

g) 生产日期；

h) 检验合格证。

8.2 包装

土工排水网应按定长成卷包装，定长值根据协议或合同确定。

8.3 运输

产品在运输过程中应避免沾污、重压、强烈碰撞和割(刮)伤等。吊装时，宜采用尼龙绳等柔性绳带，不应使用钢丝绳等直接吊装。

8.4 贮存

产品应存放在阴凉、通风、干燥、清洁的场所，远离热源、火源。贮存时间超过两年及以上的，使用前应重新进行检验。

附　录　A
（资料性附录）
纵向导水率试验方法

A.1　试验原理

层流状态下，在试样表面施加一定的法向荷载、试样两端施加一定的水头，通过测定一定时间内通过试样两端的水流量，计算在法向荷载 500 kPa、水力梯度 0.1 时的纵向导水率。

A.2　试验装置

试验装置示意图如图 A.1 所示，各组成部分如下：

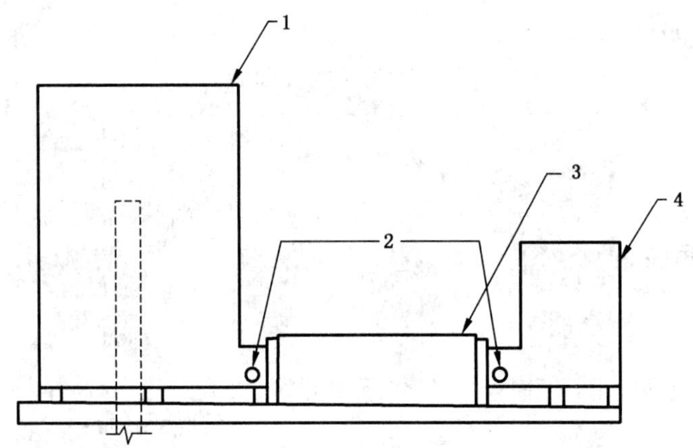

说明：
1——蓄水池；
2——压力计接口；
3——底座；
4——出水堰。

图 A.1　纵向导水率试验装置示意图

A.2.1　底座

由金属制成，底部及侧面应光滑且平整。

A.2.2　蓄水池

由塑料、玻璃或金属制成，并与底座同宽。

A.2.3　加载装置

可在 10 kPa～500 kPa 的范围内维持试样表面的法向荷载恒定，精确到±1%。

A.2.4　出水堰

由塑料、玻璃或金属制成，并与底座同宽，位于测试装置的出口侧，用于维持试样出水端恒定水压头，高度大于试样宽度。

A.2.5 压力计

分别设置于蓄水池和出水堰中的试样进水侧和出水侧，压力计接口与底座保持同一高度。

A.3 试验步骤

A.3.1 在 1 m×1 m 的试件上裁剪 3 块 300 mm×350 mm 的试样，试样伸入蓄水池和出水堰中的长度不小于 25 mm。

A.3.2 将 1 块试样放置于测试装置底座上，确保试样无褶皱。利用塑料或橡胶制成的薄片包裹试样上、下、左、右四面，保持试样排水方向与水流方向一致。

A.3.3 测试用水应温度保持在 21 ℃±2 ℃。

A.3.4 向蓄水池中缓慢注水，使试样处于浸透状态，直至试样中出现持续水流。

A.3.5 继续通入 0.000 5 m^3 水，记录水通过试样所需的时间，以 15 min 为一个最小测试周期。若时间超过 15 min，记录 15 min 通过的水量，重复 3 次，取记录的平均值。

A.3.6 对另 2 块试样按上述步骤重复试验。

A.4 计算

根据式(A.1)计算纵向导水率 θ：

$$\theta=\frac{R_t Q_t L}{W\ H} \qquad \cdots\cdots(A.1)$$

式中：

θ ——纵向导水率，单位为平方米每秒(m^2/s)；

R_t——温度修正系数，参照表 A.1；

Q_t——单位时间内的平均用水量，单位为立方米每秒(m^3/s)；

L ——试样长度(不计蓄水池和出水堰中试样的长度)，单位为米(m)；

W ——试样宽度，单位为米(m)；

H ——试样两侧的总水头差，单位为米(m)。

表 A.1 温度修正系数表

温度/℃	修正系数
19	1.025
20	1.000
21	0.976
22	0.953
23	0.931

附 录 B
（资料性附录）
剥离强度试验方法

B.1 试验原理

在拉力测试机上对土工复合排水网进行土工布和土工排水网的张拉，直至土工布从土工排水网上剥离。根据对应的荷载和试样有效宽度，计算土工复合排水网的剥离强度。

B.2 试验程序

B.2.1 在 1 m×1 m 的土工复合排水网试件上裁剪 5 块 100 mm×200 mm 的试样，其中 200 mm 为卷长方向的长度，试样裁剪处距试件边缘至少 150 mm。

B.2.2 将土工布和土工排水网分别固定在拉力测试机的两端夹具上。

B.2.3 以 300 mm/min±10 mm/min 测试速度进行实验，直至土工布和土工排水网完全剥离，记录分离 100 mm 时的平均剥离力。绘制平均剥离力及剥离长度曲线图，如图 B.1 所示。

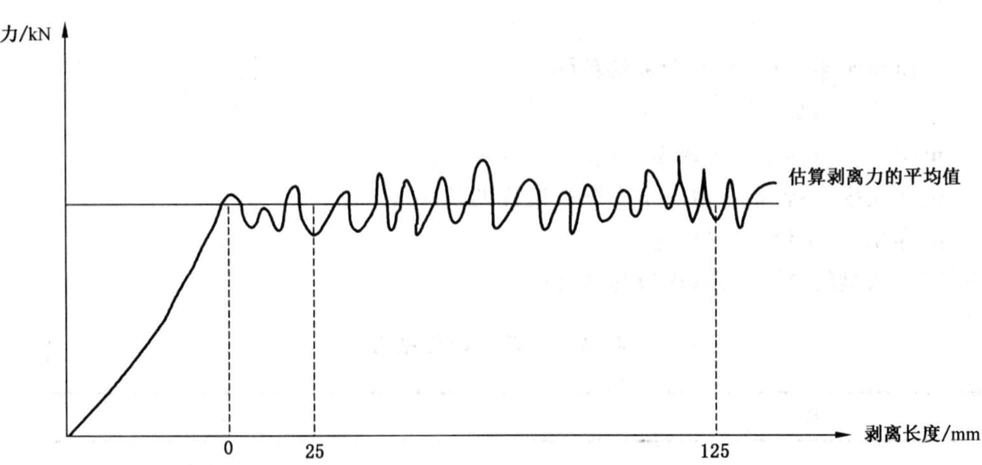

图 B.1 典型剥离试验曲线图

B.3 结果计算

计算 5 个试样的平均剥离力，以 kN 为单位。平均剥离力的剥离长度根据试样实际剥离长度确定，但不包括最初的加载区，如图 B.1 横坐标 0 点之前。剥离强度根据式(B.1)计算：

$$T = \frac{P}{B} \times 1\,000 \qquad \cdots\cdots\text{(B.1)}$$

式中：

T ——剥离强度，单位为千牛每米(kN/m)；

P ——平均剥离力，单位为千牛(kN)；

B ——试样有效宽度，单位为毫米(mm)。

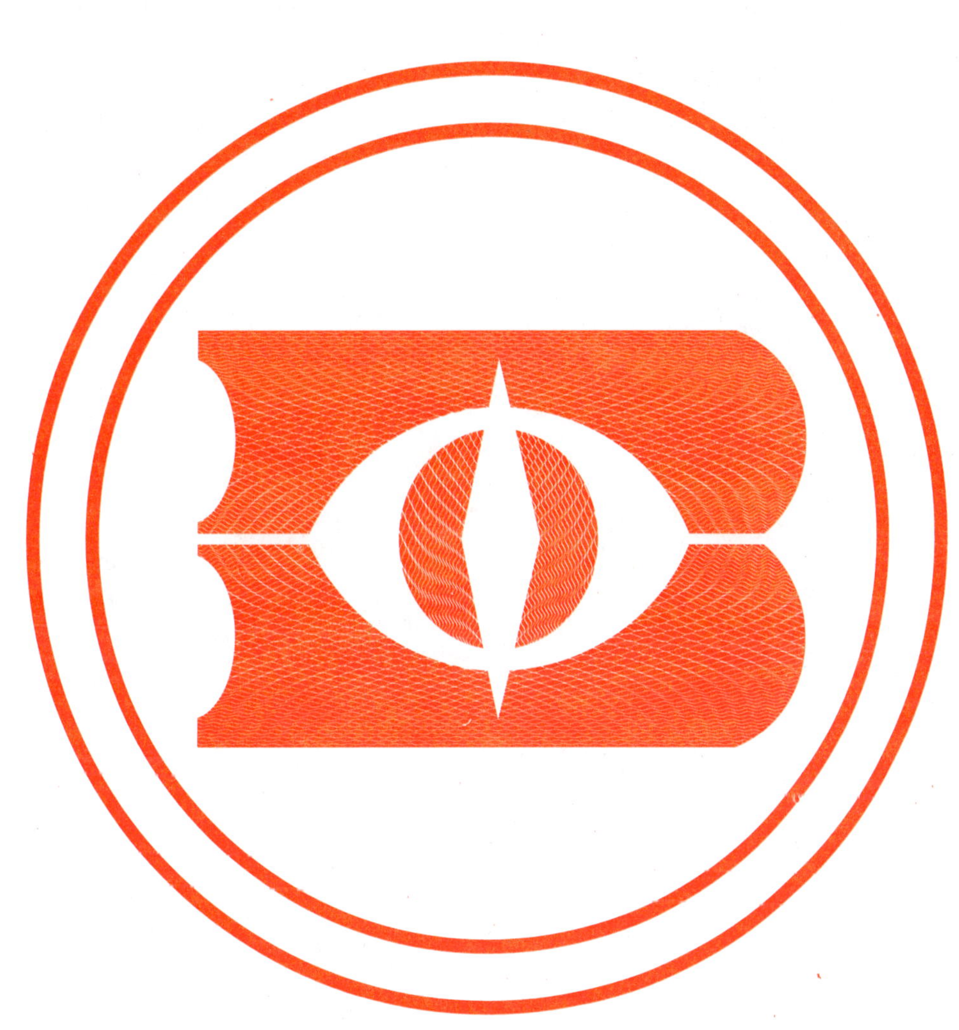

三、生活垃圾焚烧技术规范、产品标准

ICS 27.060.01
J 98

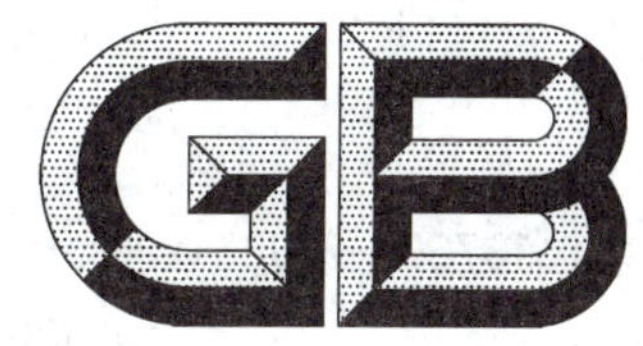

中华人民共和国国家标准

GB/T 18750—2008
代替 GB/T 18750—2002

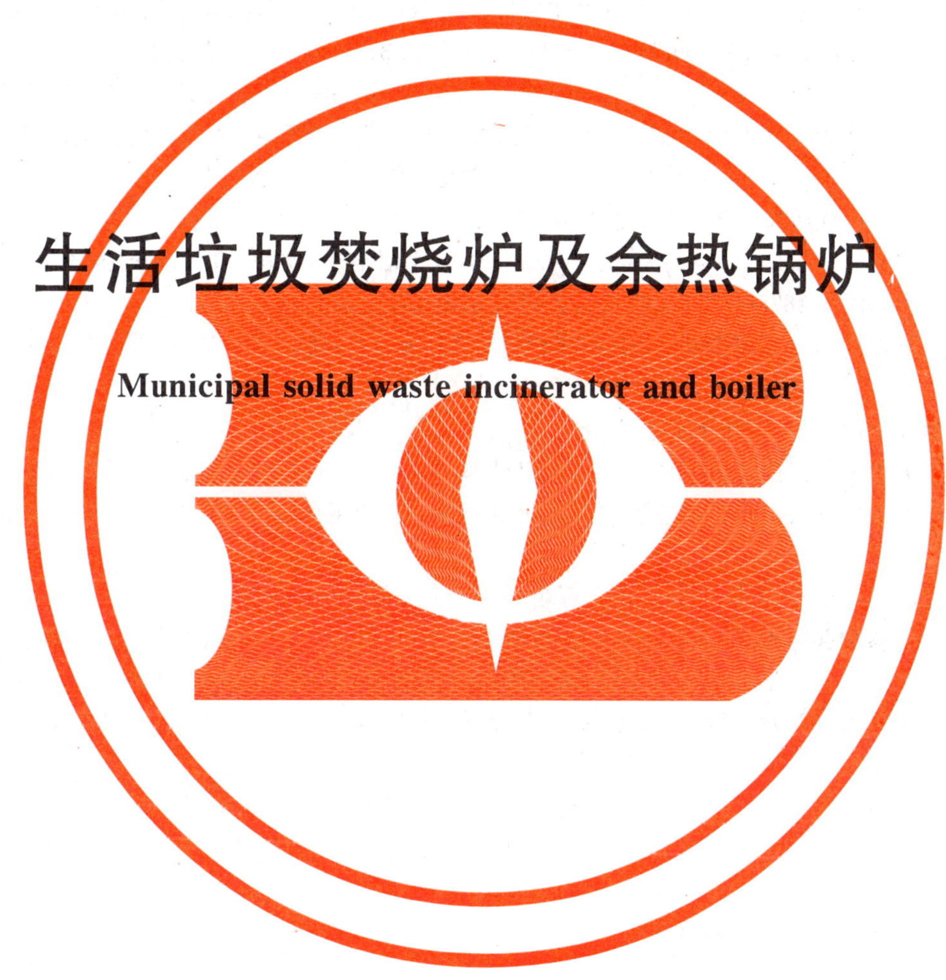

生活垃圾焚烧炉及余热锅炉

Municipal solid waste incinerator and boiler

2008-10-15 发布　　2009-06-01 实施

中华人民共和国国家质量监督检验检疫总局
中国国家标准化管理委员会　发布

前　言

本标准代替 GB/T 18750—2002《生活垃圾焚烧锅炉》。

本标准与 GB/T 18750—2002 的主要差异为：

——标准名称改为"生活垃圾焚烧炉及余热锅炉"；

——第 1 章删除了处理量的描述；

——第 2 章增加了 9 个规范性引用文件：GB 50185、GB 50264、GBJ 126、GB/T 3766、GB/T 10180、GB/T 16618、ZBFGH 15、ZBFGH 16、NFPA 85，删除了 1 个规范性引用文件：GB 5085.3；

——第 3 章增加了 4 个术语：3.3 余热锅炉、3.4 机械炉排式生活垃圾焚烧炉、3.5 流化床式生活垃圾焚烧炉、3.6 回转窑式生活垃圾焚烧炉，删除了 2 个术语：生活垃圾焚烧锅炉和漏渣；

——删除了 GB/T 18750—2002 的 4.1 中按大小分类的内容；

——表 1 的生活垃圾焚烧炉处理量增加了 550 t/d～800 t/d 的分档；

——GB/T 18750—2002 的 4.2.1～4.2.3 纳入术语描述，删除了 4.2.4 的描述；

——将 GB/T 18750—2002 的 6.1.2 纳入 6.2.10；

——删除了 GB/T 18750—2002 的 6.2.13"焚烧锅炉飞灰应进行毒性鉴别"的描述；

——增加了 6.3 机械炉排式生活垃圾焚烧炉。

本标准的附录 A 为规范性附录。

本标准由中华人民共和国住房和城乡建设部提出。

本标准由中华人民共和国住房和城乡建设部城镇环境卫生标准技术归口单位上海市市容环境卫生管理局归口。

本标准负责起草单位：重庆三峰卡万塔环境产业有限公司。

本标准参加起草单位：重庆同兴垃圾处理有限公司、重庆科技学院、上海浦城热电能源有限公司、上海市环境工程设计科学研究院、江西江联能源环保股份有限公司、江苏徐州燃烧控制研究院有限公司、宁波枫林绿色能源开发有限公司、无锡市宜刚耐火材料有限公司、宜兴市中电耐磨耐火工程有限公司、杭州锅炉集团股份有限公司、深圳市市政环卫综合处理厂。

本标准主要起草人：雷钦平、王定国、刘思明、熊绍武、舒成光、陈耀华、朱新才、郑奕强、卢忠、曹秋、秦峰、安森、雷明、裴万柱、崔德斌、陈天军、方阳升、蒋建民、蒋洪伟、曹学义、姜宗顺、林桂鹏。

本标准所代替标准的历次版本发布情况为：

——GB/T 18750—2002。

生活垃圾焚烧炉及余热锅炉

1 范围

本标准规定了生活垃圾焚烧炉及余热锅炉的分类、型号、要求、试验方法、检查和验收、标志、油漆、包装和随机文件。

本标准适用于以生活垃圾为燃料的生活垃圾焚烧炉及余热锅炉的设计、制造、调试、验收等。

掺烧非危险废物的生活垃圾焚烧炉及余热锅炉，掺烧常规燃料或用常规燃料助燃的生活垃圾焚烧炉及余热锅炉参照本标准执行。

2 规范性引用文件

下列文件中的条款通过本标准的引用而成为本标准的条款。凡是注日期的引用文件，其随后所有的修改单(不包括勘误的内容)或修订版均不适用于本标准，然而，鼓励根据本标准达成协议的各方研究是否可使用这些文件的最新版本。凡是不注日期的引用文件，其最新版本适用于本标准。

GB 1576　工业锅炉水质

GB/T 3766　液压系统通用技术条件(GB/T 3766—2001,eqv ISO 4413:1998)

GB/T 9222　水管锅炉受压元件强度计算

GB/T 10180　工业锅炉热工性能试验规程

GB/T 10184　电站锅炉性能试验规程

GB/T 12145　火力发电机组及蒸汽动力设备水汽质量(GB/T 12145—1999,neq JIS B 8223:1989)

GB/T 16508　锅壳锅炉受压元件强度计算(GB/T 16508—1996,neq ISO 5370:1992)

GB/T 16618　工业炉窑保温技术通则

GB 50185　工业设备及管道绝热工程质量检验评定标准

GB 50264　工业设备及管道绝热工程设计规范

GB 50273　工业锅炉安装工程施工及验收规范

GBJ 126　工业设备及管道绝热工程施工及验收规范

CJ/T 20　城市环境卫生专用设备　垃圾焚烧、气化、热解

CJ/T 3039　城市生活垃圾采样和物理分析方法

DL/T 561　火力发电厂水汽化学监督导则

DL/T 5047　电力建设施工及验收技术规范　锅炉机组篇

JB/T 1609　锅炉锅筒制造技术条件

JB/T 1610　锅炉集箱制造技术条件

JB/T 1611　锅炉管子制造技术条件

JB/T 1612　锅炉水压试验技术条件

JB/T 1613　锅炉受压元件焊接技术条件

JB/T 1615　锅炉油漆和包装技术条件

JB/T 1616　管式空气预热器技术条件

JB/T 1620　锅炉钢结构技术条件

JB/T 3375　锅炉用材料入厂验收规则

JB/T 5255　焊制鳍片管(屏)技术条件

TJ 36　工业企业设计卫生标准

ZBFGH 15 蒸汽锅炉安全技术监察规程

ZBFGH 16 热水锅炉安全技术监察规程

NFPA 85 多燃烧器锅炉炉膛防内爆和外爆

3 术语和定义

下列术语和定义适用于本标准。

3.1

生活垃圾焚烧处理 municipal solid waste (MSW) incineration

生活垃圾通过焚烧达到垃圾处理规定要求,生活垃圾焚烧残渣和烟气排放达到规定,质量和能量传递达到设计要求的过程。

3.2

生活垃圾焚烧炉(简称焚烧炉) MSW incinerator(MSWI)

对生活垃圾进行焚烧处理的装置。

3.3

余热锅炉 boiler

对焚烧过程释放的能量进行有效转换的热力设备。

3.4

机械炉排式生活垃圾焚烧炉 MSW grate incinerator

采用层状燃烧方式的生活垃圾焚烧炉。

3.5

流化床式生活垃圾焚烧炉 MSW fluid bed furnace

采用沸腾燃烧方式的生活垃圾焚烧炉。

3.6

回转窑式生活垃圾焚烧炉 MSW rotary kiln furnace

采用卧式回转燃烧方式的生活垃圾焚烧炉。

3.7

生活垃圾焚烧处理量 MSW incineration capacity

单位时间内通过焚烧炉获得焚烧处理的生活垃圾质量,用 t/d(吨/天)表示。

3.8

生活垃圾焚烧残渣 MSW incineration residue

生活垃圾焚烧处理过程中产生的固态残余物的总称。

3.9

生活垃圾焚烧炉炉渣 MSW incineration slag

生活垃圾焚烧后从炉床直接排出的残渣。

3.10

生活垃圾焚烧飞灰 MSW incineration fly ash

余热锅炉灰斗排出的细灰、烟气净化系统捕集物、烟囱底部沉降的烟囱底灰。

3.11

辅助燃烧 auxiliary combustion

添加辅助燃料以确保生活垃圾稳定燃烧。

3.12

焚烧短路 short circuit in MSW incineration process

进入焚烧炉的生活垃圾未经焚烧处理而直接排出、漏出的现象。

4 分类

4.1 焚烧炉按处理量分档见表1。

表1 单台生活垃圾焚烧炉处理量分档

单位为吨每天

100,150,200,250,300,350,400,450,500,550,600,650,700,750,800
注：100 t/d、150 t/d 的原则上不采用。

4.2 焚烧炉按燃烧方式的不同分为四类(见表2)。

表2 焚烧方式分类

焚烧方式	焚烧炉	代号
层状燃烧	机械炉排式生活垃圾焚烧炉	C
沸腾燃烧	流化床式生活垃圾焚烧炉	F
回转燃烧	回转窑式生活垃圾焚烧炉	H
其他燃烧	其他焚烧炉	Q

5 型号

5.1 生活垃圾焚烧炉及余热锅炉的产品型号由三部分组成，各部分之间用短横线相连，如图1所示。

SL△×××-××/×××-×

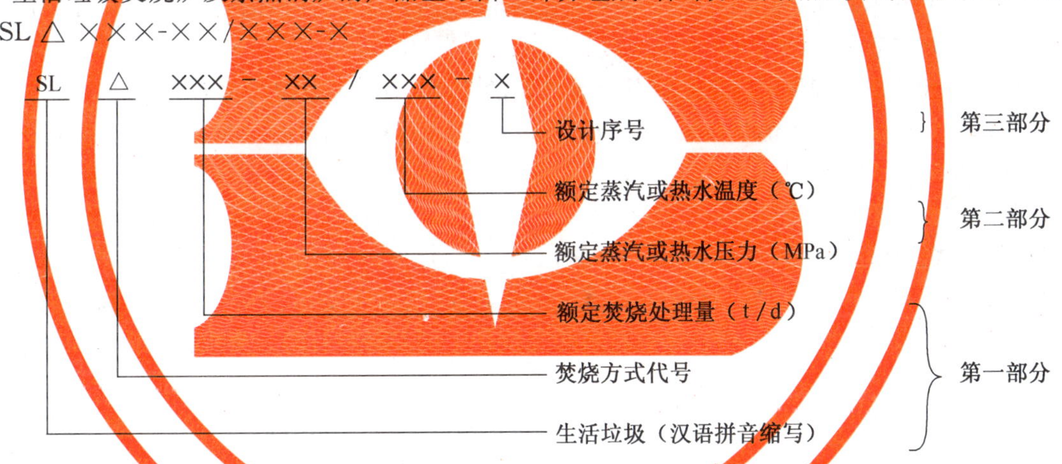

图1 生活垃圾焚烧炉及余热锅炉产品型号构成

5.2 生活垃圾焚烧炉及余热锅炉产品型号中的焚烧方式代号见表2。产品型号中的数值采用阿拉伯数字表示，型号中只写数字，不写计量单位。

5.3 设计序号用阿拉伯数字表示。原型设计产品的型号中无设计序号。

5.4 示例：生活垃圾额定焚烧处理量为600 t/d的炉排式生活垃圾焚烧炉，余热锅炉额定蒸汽压力为3.9 MPa，额定蒸汽温度为400 ℃的原型设计产品，其型号为SLC 600-3.9/400。

6 要求

6.1 入炉生活垃圾

6.1.1 水分含量不宜大于50%，灰分含量不宜大于25%，低位发热量不宜小于4.18 MJ/kg。

6.1.2 生活垃圾焚烧炉给料系统宜附设生活垃圾渗滤液汇集、外引装置，该装置应有利于生活垃圾渗滤液的后续处理。

6.1.3 低位发热量设计上限不小于6.38 MJ/kg时，生活垃圾进料槽宜设置冷却装置。

6.2 焚烧炉及余热锅炉工艺要求

6.2.1 入炉生活垃圾预热、干燥、燃烧、燃烬等焚烧各阶段应正常进行。

6.2.2 入炉生活垃圾焚烧过程中进料、分布、混合、移动、配风、排渣等应可靠、稳定。

6.2.3 焚烧助燃空气应由生活垃圾贮坑上方抽取，助燃空气的预热温度的确定应满足使用要求。

6.2.4 焚烧炉一次风和二次风的配置与调节应满足生活垃圾焚烧的要求。

6.2.5 焚烧炉及余热锅炉正常运行时，其内部应存在同时满足以下条件的气相空间高温燃烧区域：

a) 烟气温度不应低于 850 ℃；

b) 烟气含氧量不应低于 6%(湿基)；

c) 有足够的湍流强度，确保均匀混合；

d) 生活垃圾焚烧处理产生的烟气在该区域的停留时间不低于 2 s。

6.2.6 满足 6.2.5 要求的气相高温燃烧区域应采用高温燃烧炉膛、二次高温燃烧室或其他方式。

6.2.7 高温燃烧炉膛和二次高温燃烧室沿烟气流程计算时，应以同时满足 6.2.5 的四点要求的最前和最后流通截面为起止，且起止截面之间不应存在未满足 6.2.5 的区域。

6.2.8 烟道布置应有利于生活垃圾焚烧飞灰的重力分离，烟道结构应避免结渣。

6.2.9 应有可靠的密封和保温性能。从进料溜槽入口至排烟出口，运行时应处于负压密闭状态，不应有气体和粉尘泄漏；停炉时焚烧炉及余热锅炉周边环境空气应达到 TJ 36 的要求。垃圾料斗与进料槽之间应设置机械挡板。

6.2.10 低位发热量不大于 4.18 MJ/kg 时，允许采用辅助燃烧，宜采用天然气或轻柴油。但辅助燃烧的热量以使生活垃圾焚烧过程满足 6.2.5 为限。

6.2.11 当环境温度不高于 25 ℃时，炉体外壁面温度不应超过 50 ℃；环境温度高于 25 ℃时，炉体外壁面温度不应超过环境温度 25 ℃。

6.2.12 生活垃圾焚烧处理量允许在额定焚烧处理量的 70%～110%范围内波动。

6.2.13 生活垃圾焚烧炉炉渣的热灼减率不应大于 5%，额定处理量不小于 200 t/d 的生活垃圾焚烧炉炉渣的热灼减率不应大于 3%。

6.2.14 焚烧炉内应避免焚烧短路。

6.3 机械炉排式生活垃圾焚烧炉

机械炉排式生活垃圾焚烧炉包括进料斗、给料器、炉排、钢结构支撑、炉壳、灰斗及渗滤液斗、除渣机、液压站、燃烧器及炉内的耐火材料、保温材料和焚烧炉上的平台栏杆等。要求详见附录 A 的规定。

6.4 余热锅炉

6.4.1 设计、制造、安装、运行等应符合 ZBFGH 15、ZBFGH 16 规定及其他相关的安全技术规范、国家现行标准的规定。

6.4.2 蒸汽参数

6.4.2.1 设计蒸汽参数可由设计、制造单位和用户商定。

6.4.2.2 允许实际蒸发量在额定蒸发量的 70%～110%范围内波动。

6.4.2.3 过热蒸汽温度允许偏差见表 3。

表 3 过热蒸汽温度允许偏差

单位为摄氏度

额定蒸汽温度	允许偏差
≤300	+30，−20
≤350	+20，−20
≤400	+10，−20
>400	+10，−15

6.4.2.4 饱和蒸汽湿度允许偏差：水管式锅炉不应大于 3%；锅壳式锅炉不应大于 4%。

6.4.2.5 在运行中，蒸汽压力变化在符合 ZBFGH 15 、ZBFGH 16 规定的前提下，由设计图样及技术文件规定。

6.4.3 给水品质

6.4.3.1 额定蒸汽压力大于2.45 MPa时,应符合GB/T 12145的规定。

6.4.3.2 额定蒸汽压力不大于2.45 MPa时,应符合GB 1576的规定。

6.4.4 设计与制造

6.4.4.1 锅炉受压元件设计计算和重大设计更改计算应符合GB/T 9222或GB/T 16508的规定。

6.4.4.2 受压元件的材料应符合设计图样和技术文件的规定,材料代用应按规定程序审批。

6.4.4.3 受压元件所用钢材和焊接材料的质量应符合国家现行标准,应有材料质量证明书,并按JB/T 3375进行入厂检验,合格后方可使用。

6.4.4.4 主要零部件制造应符合JB/T 1609、JB/T 1610、JB/T 1611、JB/T 1612、JB/T 1616、JB/T 1620和JB/T 5255的规定。

6.4.4.5 焊接焊缝应符合JB/T 1613的技术要求。

6.4.4.6 水压试验应符合JB/T 1612的技术要求。

6.4.4.7 锅炉炉膛可采用膜式水冷壁结构或耐高温墙体结构,应能适应高温、磨损、腐蚀、热膨胀等复杂工作条件,膜式水冷壁炉膛下部可按垃圾设计热值设置卫燃带,以利稳定燃烧。

6.4.4.8 锅炉受热面设计应避免高温腐蚀、低温腐蚀、灰垢腐蚀和垢底腐蚀。应防止灰粒粘结、冲蚀及磨损,应配置清渣除灰装置。

6.4.4.9 锅炉安全装置和各表计的设置、选配应符合ZBFGH 15 、ZBFGH 16的要求。

6.5 其他总体要求

6.5.1 生活垃圾焚烧炉及余热锅炉的结构和热力设计应紧凑、合理,能适应生活垃圾成分和发热量在较大范围内变化。

6.5.2 生活垃圾焚烧炉及余热锅炉排放的烟气应与后续烟气净化系统的要求相匹配。

6.5.3 应设置各类必要的监测表计、调节机构、试验装置、观测检查孔和门、阀门。

6.5.4 所有与生活垃圾、生活垃圾渗滤液、烟气、焚烧空气、生活垃圾焚烧残渣接触的组件、部件和零件,在选材时都应考虑耐腐性能要求。

6.5.5 生活垃圾焚烧炉及余热锅炉的热效率不应低于75%。

6.5.6 生活垃圾焚烧炉及余热锅炉的使用寿命不应小于1.6×10^5 h。

6.5.7 生活垃圾焚烧炉及余热锅炉应易于现场安装,运行操作和巡检方便,维护和检修工作量小,受热面外部生活垃圾焚烧飞灰清理和内部污垢清洗方便。

6.5.8 安装工程应按安装图及有关技术文件的要求执行,额定蒸汽压力不大于2.45 MPa时,应符合GB 50273的规定;额定蒸汽压力大于2.45 MPa时,应符合DL/T 5047的规定。

7 试验方法

7.1 入炉生活垃圾的水分、灰分和发热量按CJ/T 3039的规定测定。

7.2 生活垃圾焚烧炉炉渣热灼减率的测定和计算应符合CJ/T 20的规定。

7.3 余热锅炉安装完毕后,应按JB/T 1612的规定进行水压试验。

7.4 生活垃圾焚烧炉及余热锅炉应按GB/T 10184或GB/T 10180的规定进行热工试验。

7.5 额定蒸汽压力不大于2.45 MPa时,锅炉水质应按GB 1576的规定化验;额定蒸汽压力大于2.45 MPa时,锅炉水质按DL/T 561的规定监督。

7.6 具有运动部件的生活垃圾焚烧炉的冷态试车和出厂

7.6.1 整装的生活垃圾焚烧炉及余热锅炉,应在出厂前进行总装冷态试车。

7.6.2 散装的生活垃圾焚烧炉及余热锅炉,若为第一次设计的产品,应在厂内至少抽一台总装并冷态试车;图样、工艺元件相同的产品,宜每年在厂内总装一台(套)并冷态试车。

7.6.3 生活垃圾焚烧炉及余热锅炉现场安装后应进行冷态试车。

7.6.4 制造单位内或现场的冷态试车连续运转时间应不少于48 h,期间应动作平稳顺畅、转动灵活、无异响,不应出现跑偏、隆起、卡住、断片、偏心、刻蚀、局部摩擦过热、平面偏倾等缺陷,距任何活动件1 m远的任何地方的噪声不应超过80 dB(A),润滑油温和液压油温不得超过规定温度。

7.7 用户可按照本标准的规定,检查生活垃圾焚烧炉及余热锅炉的制造质量和考核产品性能指标。未达到本标准要求的生活垃圾焚烧炉及余热锅炉,设计、制造、建设、运行单位可在一年内进行不超过三次的全面消缺、改进和重新调试以达到本标准的规定要求。否则为不合格产品。

8 检查和验收

8.1 生活垃圾焚烧炉及余热锅炉应按本标准质检合格,并附质量证明书方可出厂,质量证明书应符合ZBFGH 15 、ZBFGH 16 的要求。

8.2 生活垃圾焚烧炉及余热锅炉安装工程施工验收应符合GB 50273 或DL/T 5047 的规定。

8.3 生活垃圾焚烧炉及余热锅炉应经调试达到设计工况并连续稳定运行72 h+24 h,同时按合同要求提供下列测试报告,方可验收。

a) 热工测试报告;
b) 烟气污染物排放测试报告;
c) 生活垃圾焚烧飞灰成分毒性及环境污染指标测试报告;
d) 生活垃圾焚烧锅炉噪音测试报告;
e) 生活垃圾焚烧炉炉渣热灼减率测试报告。

9 标志、油漆、包装和随机文件

9.1 生活垃圾焚烧炉及余热锅炉应在明显位置装有固定的金属铭牌。铭牌内容至少应包括:

a) 制造单位名称;
b) 产品型号和名称;
c) 额定焚烧处理量(t/d);
d) 额定蒸发量(t/h)或额定热功率(MW);
e) 额定蒸汽或热水压力(MPa);
f) 额定蒸汽或热水温度(℃);
g) 制造单位产品编号;
h) 制造日期;
i) 制造单位余热锅炉制造许可证级别;
j) 制造单位余热锅炉制造许可证编号;
k) 监检单位名称和监检标记。

9.2 生活垃圾焚烧炉及余热锅炉的油漆、包装应符合JB/T 1615 的规定。

9.3 生活垃圾焚烧炉及余热锅炉产品应提供下列图样及技术文件:

a) 产品总清单、供应用户图样及技术文件、包装清单、备件清单各两份;
b) 总图、基础荷重图、主要承压部件图、筑炉图、安装图、热膨胀系统图、测点布置图、易损件清单及图、焚烧炉总图、焚烧炉主要组件图各两份;
c) 受压元件强度计算书、受压部件重大设计更改资料、安全阀排放量计算书、安全阀质量合格证、热力计算书(或计算结果汇总表)、烟风阻力计算书(或计算结果汇总表)、汽水阻力计算书(或计算结果汇总表)各两份;
d) 安装、使用说明书各两份;
e) 产品质量证明书(出厂合格证、金属材料证明、焊接质量证明和水压试验证明)一份;
f) 其他用户和制造单位商定的特别执行工序的有关资料和特别提供的图样和文件。

附　录　A
（规范性附录）
机械炉排式生活垃圾焚烧炉技术要求

A.1　进料斗及溜槽

A.1.1　溜槽内应有一定的料柱高度，确保垃圾燃烧所产生的烟气不外逸。同时，减少给料时对料斗和给料器的冲击。

A.1.2　在进料斗和溜槽之间设置液压驱动的机械挡板，避免启炉时热空气的外逸。同时在燃烧过程中避免垃圾架桥时火焰通过进料斗外窜。

A.1.3　溜槽下部和上部之间宜设置膨胀节。

A.1.4　进料斗宽度尺寸应大于垃圾抓斗展开的最大尺寸，保证垃圾能顺利进入进料斗。

A.1.5　溜槽应有足够的容量。

A.1.6　进料斗及溜槽应有合理的倾角，确保垃圾顺利下行，尽可能避免出现滑料和垃圾架桥两种情况的产生。

A.1.7　溜槽下部内层需设置耐火层，减少热量散失和结构的变形。

A.1.8　针对高热值垃圾，溜槽可设冷却装置。

A.2　给料器

A.2.1　给料器由给料平台、给料小车和中间隔墙组成，根据垃圾焚烧炉处理能力大小，确定小车的数量。

A.2.2　给料器采用液压或机械驱动，给料量的大小根据垃圾焚烧情况可调。

A.2.3　给料器能均匀给料并能有效预防滑料。

A.2.4　给料器应具备耐磨、耐腐蚀、耐高温的能力。

A.3　炉排

A.3.1　炉排为机械炉排，根据垃圾焚烧状况，炉排运动速度可调。

A.3.2　炉排的倾角应满足垃圾的燃烧和排渣。

A.3.3　炉排的分段设置应有利于垃圾的干燥、燃烧、燃尽和排渣。

A.3.4　炉排的铸件应耐高温、耐磨、耐腐蚀和抗冲击，使用寿命不小于 3 年，炉排片进风孔的设置应满足燃烧风量的要求，使用过程中不易堵塞。

A.3.5　炉排机械强度满足焚烧炉机械负荷的要求，传动机构合理可靠，炉排运行平稳。

A.3.6　炉排框架的防腐应满足高温、腐蚀性气体等恶劣工作环境。

A.3.7　炉排铸件与侧壁间应采用合适的密封结构，保证炉排运动自如和合理的炉排热膨胀量，“生料”不会从间隙漏到一次风室。

A.3.8　炉排运动机构的润滑应满足高温、高粉尘和腐蚀气体等恶劣的工作环境。

A.3.9　距焚烧炉任何活动部件 1 m 处任何地方的噪音不应超过 80 dB(A)。

A.4　钢结构支撑

A.4.1　钢结构支撑应满足安全原则。

A.4.2　给料器和炉排的安装面应平整。

A.5 炉壳

A.5.1 炉壳的几何形状满足垃圾焚烧的需要，炉壳的强度和刚度应满足支撑耐火材料及其他附属设施。

A.5.2 炉壳上应设置二次风口、检测孔和观火孔。

A.5.3 与余热锅炉的联接应采用可合理吸收热膨胀的结构。

A.5.4 炉壳与给料器、溜槽和炉排之间应设置密封装置。

A.5.5 根据入炉垃圾的低位发热量设计值来选择合适的炉墙结构。

A.5.6 炉拱的设置应满足生活垃圾焚烧着火需热和烟风混合的要求。

A.5.7 炉拱材料应容易浇铸和修补，不易烧损，炉拱线型应便于施工。

A.5.8 可根据垃圾热值情况设置渗滤液回喷口。

A.6 灰斗及渗滤液斗

A.6.1 灰斗个数及大小的设置应与炉排燃烧分段相适应。

A.6.2 灰斗的倾角应有利于灰渣的排出。

A.6.3 灰斗出口应设置与卸灰装置联接的法兰。

A.6.4 渗滤液斗应满足给料器下部渗滤液的收集，并留与排液管相联接的法兰。

A.7 除渣机

A.7.1 应满足对生活垃圾焚烧炉炉渣的冷却和除渣要求，同时起到焚烧炉出渣口与外界的隔离作用。

A.7.2 除渣机的前后腔及推头体应设耐磨、耐蚀的衬板，并方便更换。

A.7.3 除渣机采用液压驱动。

A.7.4 除渣机应设水位控制器。

A.8 液压站

A.8.1 该液压站应控制整个焚烧炉的执行元件，即：进料斗与溜槽间的密封隔离门、给料器、炉排、料层厚度调节装置和除渣机。

A.8.2 一套焚烧炉宜设一个液压站，液压站提供整个焚烧炉的液压动力源及动作控制。

A.8.3 液压控制系统对于给料器和炉排宜采用比例阀调节系统。

A.8.4 液压系统除执行元件外，其余的站内的控制和保护采用 PLC 控制，应留有与中控室 DCS 的接口。

A.8.5 液压油为阻燃抗磨液压油，油的清洁度应达到 NAS 1638 7 级。

A.8.6 液压系统通用技术条件应满足 GB/T 3766。

A.9 启动燃烧器和助燃燃烧器

A.9.1 启动燃烧器用于焚烧炉启炉时投入运行，助燃燃烧器是入炉垃圾热值达不到低位热值时，气相空间高温燃烧区域不能满足 6.2.5 要求时，需要投入运行，并用于焚烧炉启动时对垃圾进行点火。

A.9.2 燃烧器的控制和保护采用 PLC 控制。应留有与中控室 DCS 的接口。

A.9.3 燃烧器应具备自动点火、功率调节、熄火保护等功能。

A.9.4 燃烧器具有一定的调节比，燃烧过程要稳定，能向炉内连续供热。

A.9.5 燃烧器火焰的方向、外形、刚性和铺展性符合炉型及工艺的要求。

A.9.6 燃烧器的设计、控制应符合 NFPA 85 的规定。

A.10 耐火保温材料

A.10.1 焚烧炉原则上应设计成重型绝热结构炉墙，在垃圾推进区、干燥区、气化熔融区、燃烬区、生活垃圾焚烧炉炉渣冷却区及排渣区、炉膛烟气出口区等均应合理布置耐火保温材料，以满足不同部位的工况要求。

A.10.2 焚烧炉匹配不同余热锅炉时，余热锅炉的第一通道、锅炉主灰斗、各类门孔及密封罩、烟气连通罩、省煤器等亦应相应合理设计耐火保温材料。

A.10.3 耐火材料、保温材料及其厚度的选择，应通过传热计算和稳定性计算确定。

A.10.4 与耐火保温材料密切相关的金属锚固支撑件应与耐火保温材料配套设计，以满足炉体结构稳定性的要求。

A.10.5 耐火保温材料应符合 GB/T 16618、GBJ 126、GB 50185、GB 50264 的要求。

A.11 平台栏杆

A.11.1 平台栏杆的设置应满足人员通行和设备检修的需要和安全需要。

ICS 13.030.90
Z 68

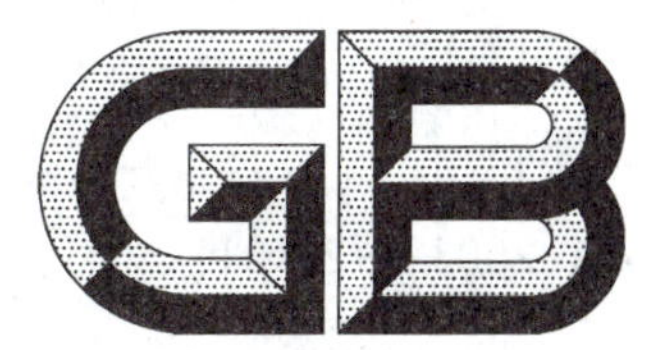

中华人民共和国国家标准

GB/T 25032—2010

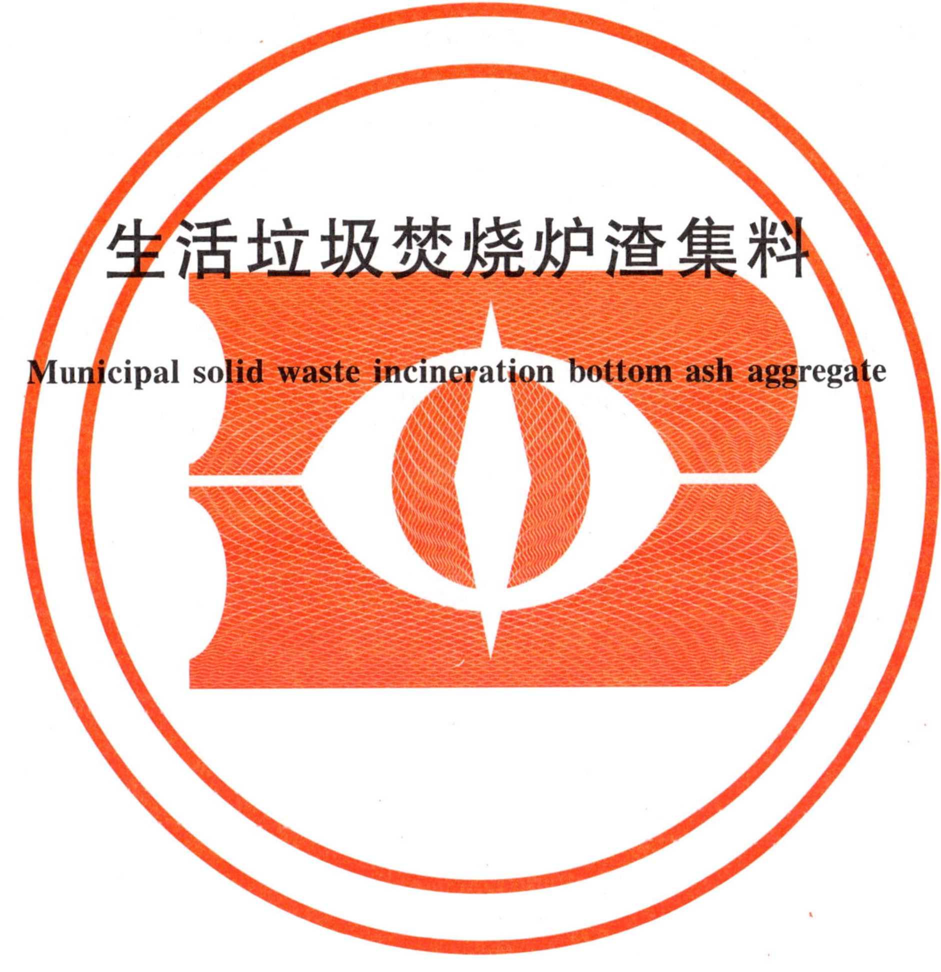

生活垃圾焚烧炉渣集料

Municipal solid waste incineration bottom ash aggregate

2010-09-02 发布　　2011-05-01 实施

中华人民共和国国家质量监督检验检疫总局
中国国家标准化管理委员会　发布

前　　言

本标准的附录 A、附录 B、附录 C、附录 D、附录 E 和附录 F 为规范性附录。

本标准由中华人民共和国住房和城乡建设部提出并归口。

本标准负责起草单位：上海寰保渣业处置有限公司。

本标准参加起草单位：上海市市政规划设计研究院、广州市环境卫生研究所、上海市道路工程重点实验室。

本标准主要起草人：宰正浩、阮仁勇、孙顺来、祝长康、孙文州、雷泽辉、卢欢亮、陈伟锋。

生活垃圾焚烧炉渣集料

1 范围

本标准规定了生活垃圾焚烧集料的定义、原料要求、要求、试验方法、检验规则、标志、包装、贮存和运输。

本标准适用于生活垃圾焚烧炉渣经处理加工制成的用于道路路基、垫层、底基层、基层及无筋混凝土制品的集料。

2 规范性引用文件

下列文件中的条款通过本标准的引用而成为本标准的条款。凡是注日期的引用文件，其随后所有的修改单(不包括勘误的内容)或修订版均不适用于本标准，然而，鼓励根据本标准达成协议的各方研究是否可使用这些文件的最新版本。凡是不注日期的引用文件，其最新版本适用于本标准。

GB 5085.3 危险废物鉴别标准 浸出毒性鉴别

GB 6566 建筑材料放射性核素限量

GB/T 17431.2—1998 轻集料及其试验方法 第2部分：轻集料试验方法

GB 18485 生活垃圾焚烧污染控制标准

HJ/T 20—1998 工业固体废弃物采样制样技术规范

3 术语和定义

下列术语和定义适用于本标准。

3.1

集料 aggregate

混凝土主要组成材料之一，又称骨料，主要起骨架作用和作为胶凝材料的廉价填充料。集料按颗粒大小分为粗集料和细集料。

3.2

轻漂物 lightweight suspended solid

集料在密度1.1 kg/L溶液中漂浮的固体物质。

4 技术要求

4.1 对用以加工本产品的生活垃圾焚烧炉渣中有害物质的控制应符合下列要求：

a) 放射性检测应符合GB 6566的要求；

b) 重金属毒性检测应符合GB 5085.3的要求；

c) 热灼减率检测应符合GB 18485的要求。

4.2 产品的技术要求

4.2.1 粒径

粗细集料粒径应符合表1要求。

表 1 粒径[a]

方孔筛/mm	各号方孔筛的累计筛余/%	
	粗集料	细集料
2.36	—	≥45
16	≥90	≤5
19	≥75	≤1
63	≤5	—

[a] 以干基质量计。

4.2.2 含杂量

粗细集料含杂量应符合表 2 要求。

表 2 含杂量[a]

单位为百分比

项　目	粗　集　料	细　集　料
含铁量	—	<2
金属物	<1	—
轻漂物	≤0.2	≤0.2

[a] 以干基质量计。

4.2.3 含水率

粗集料含水率应小于或等于 10%(以质量计)。

细集料含水率应小于或等于 18%(以质量计)。

4.2.4 筒压强度

粗细集料筒压强度应大于或等于 2.0 MPa。

5 试验方法

5.1 取样

5.1.1 取样方法

从料堆、车辆、货船进行取样,应符合 HJ/T 20—1998 的要求。

5.1.2 取样量

单项试验的最少取样数量应符合表 3 的要求。做多项试验时,如确能保证试样经一项试验后不影响另一项试验结果,可用同一试样进行几项不同的试验。

表 3 单项试验最少取样数量

单位为千克

序号	试验项目	粗　集　料	细　集　料
1	粒径	60	15
2	含铁量	—	15
3	金属物	20	—
4	轻漂物	20	15
5	含水率	5	
6	筒压试验	10	

5.2 测试方法

5.2.1 粒径试验

见附录 A 粒径测定。

5.2.2 **含铁量试验**

见附录B含铁量测定。

5.2.3 **金属物含量试验**

见附录C金属物含量测定。

5.2.4 **轻漂物含量试验**

见附录D轻漂物含量测定。

5.2.5 **含水率试验**

见附录E含水率测定。

5.2.6 **强度指标试验**

见附录F筒压强度测定。

6 检验规则

6.1 检验分类

a) 型式检验；

b) 出厂检验。

6.1.1 **型式检验**

6.1.1.1 有下列情况之一时，应进行型式检验：

a) 正常生产时，每年进行一次；

b) 本企业生产工艺发生变化时；

c) 提供炉渣的焚烧厂工艺发生变化时；

d) 国家监管部门要求检验时。

6.1.1.2 型式检验为对标准所规定的全部技术要求包括第4章对原料的检验的全部技术要求。

6.1.2 **出厂检验**

6.1.2.1 产品出厂均需按规定进行产品出厂检验。

6.1.2.2 检验项目包括：粒径测定、含铁量测定、金属物含量测定、轻漂物含量测定、含水率测定、筒压强度测定。

6.1.3 **产品组批规则**

日处理炉渣大于或等于150 t，每500 t同规格产品为一批；日处理炉渣小于150 t，300 t同规格产品为一批。

6.2 判定规则

6.2.1 凡4.1任一项检验不合格，不应生产，应待查明原因且该原因消除后方能恢复生产。

6.2.2 产品各项指标符合5.1,5.2,5.3,5.4相应要求时，可判定该批产品合格。若有一项指标不符合本标准要求时，则应从同一批产品中加倍取样，对不符合标准要求的项目进行复检。如复检合格，可判定该产品合格，如仍不符合本标准要求时，则该批产品判为不合格。

7 标志、包装、贮存和运输

7.1 标志

产品出厂时，供需双方在生产厂内验收产品。生产厂质监部门应提供质量合格证书，并标明：

a) 集料名称、规格、生产厂商；

b) 批量编号及供货数量；

c) 检验结果、日期及执行标准编号；

d) 合格证编号及发放日期；

e) 检验部门及检验人员签章。

7.2　本产品需要包装时可根据实际情况，由供需双方协商包装方式。

7.3　本产品应按规格分别堆放和运输。

7.4　运输时，应清扫车船等运输工具，采取必要措施防止杂物混入及产品撒落、粉尘飞扬，雨天运输应加盖油布。

附　录　A
（规范性附录）
粒径测定

A.1　仪器设备

a)　烘箱：能使温度控制在(105±5)℃；

b)　磅秤：最大称量 100 kg(分度值为 50 g)；

c)　试验筛：根据需要选用标准筛；

d)　其他：搪瓷盘、铲子、毛刷等。

A.2　试验步骤

A.2.1　按 6.1.1 取样方法取样。并将细集料试样缩分至约 3.6 kg，粗集料试样缩分至约 12 kg。放入烘箱中于(105±5)℃下烘干至恒量；待集料冷却至室温后进行筛分。

注：恒量系指在烘干 1 h～3 h 的情况下，其前后质量之差不大于该项试验所要求的称量精度(下同)。

A.2.2　按 GB/T 17431.2—1998 中 5.3、5.4、5.5 规定进行相应的试验、计算与评定。

附 录 B
（规范性附录）
含铁量测定

B.1 仪器设备

a) 烘箱：能使温度控制在(105±5)℃；

b) 磅秤：最大称量 100 kg(分度值为 50 g)；

c) 吸铁器：Y30 铁氧永磁体(20 mm×65 mm×85 mm)磁块性能：中心点平均 65 mT；

d) 其他：铝盘、毛刷、A4 纸等。

B.2 试验步骤

B.2.1 按 6.1.1 取样方法取样。并将试样缩分至约 3.6 kg，放入烘箱中于(105±5)℃烘干至恒量，待冷却至室温后进行检测。

B.2.2 将试样分为集料质量大致相等的二份，测定其中一份质量，再将试样平铺于非铁台面，用由纸包裹的吸铁器接触试样表面并平移，及至全试样表面。

B.2.3 将吸附于吸铁器表面的铁质剥离，测定铁质质量。

B.2.4 含铁率 T 按式(B.1)计算：

$$T=\frac{T_1}{G}\times 100 \qquad \text{(B.1)}$$

式中：

T——含铁率，%；

T_1——铁质物质量，单位为克(g)；

G——集料质量，单位为克(g)。

B.2.5 含铁率取两次试验结果的算术平均值，精确至 0.1%，两次试验结果之差大于 0.2%时，应重新试验。

附　录　C
（规范性附录）
金属物含量测定

C.1　按6.1.1取样方法取样。并将试样缩分至约5 kg，测定其质量，再将试样平铺于平整台面，人工拣取其中金属物，测定金属物质量。

C.2　金属物含量 J 按式(C.1)计算：

$$J=\frac{J_1}{G}\times 100 \qquad \text{(C.1)}$$

式中：

J——金属物含量，%；

J_1——金属物质量，g；

G——集料质量，g。

C.3　金属物含量取两次试验结果的算术平均值，精确至0.1%，两次试验结果之差大于0.2%时，应重新试验。

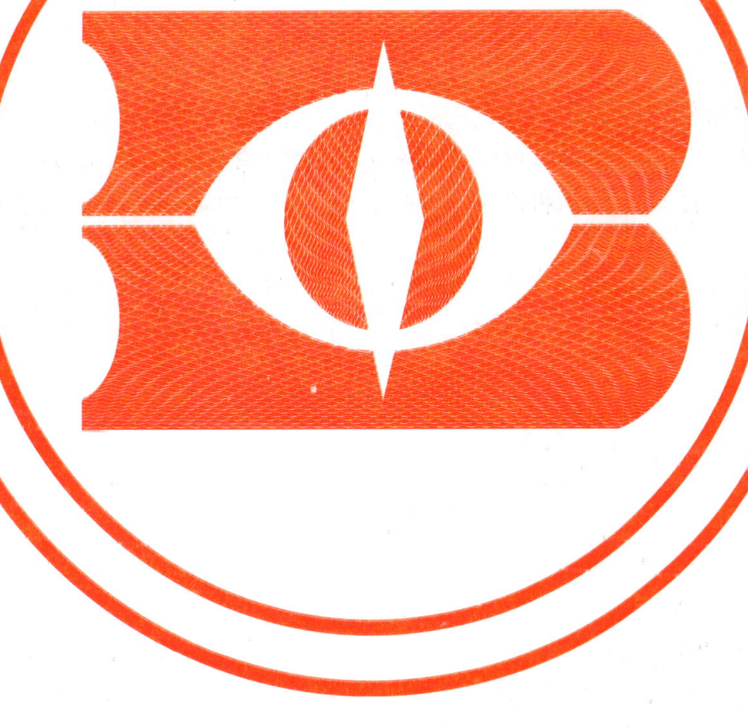

附 录 D
（规范性附录）
轻漂物含量测定

D.1 试剂与材料

a） 氯化锌；

b） 浸液：取 2 000 mL 清水，加入适量氯化锌，直到测得溶液密度至 1.1 g/mL。

D.2 仪器设备

a） 烘箱：能使温度控制在(105±5)℃；

b） 磅秤：最大称量 100 kg(分度值为 50 g)；

c） 密度计；

d） 其他：塑料桶、网篮(网孔直径不大于 300 μm)等；

D.3 试验步骤

D.3.1 按 6.1.1 取样方法取样。将试样缩分至约 2 200 g，放入烘箱中于(105±5)℃烘干至恒量，待冷却至室温后，分为大致相等 2 份备用。

D.3.2 取样试样 1 000 g(精确至 1 g)，将试样倒入盛有浸液的塑料桶中，用玻璃棒充分搅拌，使试样中的轻漂物与集料分离，静置 5 min 后，将浮起于浸液液面的轻漂物倾倒入网篮中，倾倒时应避免浸液下的集料带出。

D.3.3 将网篮中的轻漂物置于烘箱中于(105±5)℃烘干至恒量，待冷却至室温后，测量轻漂物总质量，精确至 1 g。

D.4 计算与评定

D.4.1 轻漂物含量 Q 按式(D.1)计算：

$$Q=\frac{Q_1}{G}\times 100 \qquad (\text{D.1})$$

式中：

Q——轻漂物含量，%；

Q_1——烘干的轻漂物质量，g；

G——集料质量，g。

D.4.2 轻漂物含量取二次试验结果的算术平均值，精确至 0.1%。

附 录 E
（规范性附录）
含水率测定

E.1 仪器设备

a) 烘箱：能使温度控制在(105±5)℃；

b) 磅秤：最大称量 100 kg(分度值为 50 g)；

c) 其他：搪瓷盘、铲子、毛刷等。

E.2 试验步骤

按 6.1.1 取样方法取样。将自然潮湿状态下的试样用四分法缩分至约 2 000 g。拌匀后分为大致相等的两份备用，称取其一份质量，精确至 1 g。将试样倒入已知质量的搪瓷盘中，放至烘箱中于(105±5)℃烘至恒量，待冷却至室温后，再称其质量，精确至 1 g。

E.3 计算与评定

E.3.1 含水率 S 按式(E.1)计算，精确至 0.1%。

$$S=\frac{G_2-G_1}{G_2}\times 100 \qquad \text{(E.1)}$$

式中：

S——含水率，%；

G_2——烘干前试样质量，g；

G_1——烘干后试样质量，g。

E.3.2 含水率取两次试验结果的算术平均值，精确至 0.1%，两次试验结果之差大于 0.2%时，应重新试验。

附　录　F
（规范性附录）
筒压强度测定

F.1　仪器设备

按 GB/T 17431.2—1998 中 9.2 的要求配备。

F.2　按 6.1.1 取样方法取样。其中的细集料取 2.36 mm 以上，16 mm 以下；粗集料取 19 mm 以上，37.5 mm 以下，作试样。

F.3　试验步骤、计算与评定按 GB/T 17431.2—1998 中 9.3、9.4、9.5 的规定进行。

ICS 13.040.30
J 88

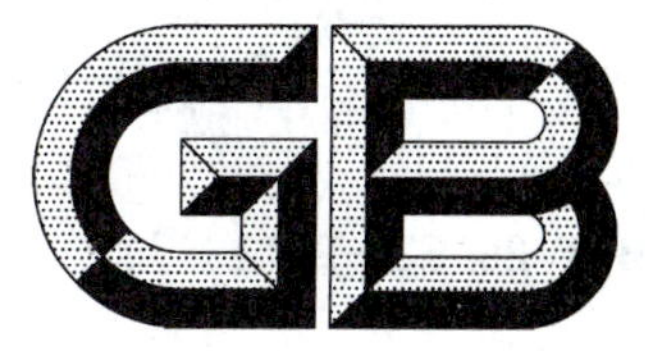

中华人民共和国国家标准

GB/T 29152—2012

垃圾焚烧尾气处理设备

Flue gas cleaning system for municipal solid waste incineration

2012-12-31 发布 2013-10-01 实施

中华人民共和国国家质量监督检验检疫总局
中国国家标准化管理委员会 发布

前　言

本标准按照 GB/T 1.1—2009 给出的规则起草。

本标准由中华人民共和国国家发展和改革委员会提出。

本标准由全国环保产品标准化技术委员会环境保护机械分技术委员会(SAC/TC 275/SC 1)归口。

本标准起草单位:浙江大学、浙江菲达环保科技股份有限公司、浙江博奇电力科技有限公司、蓝天环保设备工程股份有限公司、武汉凯迪电力环保有限公司、上海电气环保集团、上海环境集团有限公司。

本标准主要起草人:高翔、郭永涛、周钧忠、李雄浩、舒英钢、陈有根、蔡晶晶、张涌新、吴祖良、徐甸、钟毅、陈招妹、张小可、应隆飚、崔盈。

垃圾焚烧尾气处理设备

1 范围

本标准规定了垃圾焚烧尾气处理设备的术语和定义、工艺系统、技术要求、检验验收、标牌、标志、包装、运输和贮存内容。

本标准适用于生活垃圾焚烧炉的尾气处理设备。

2 规范性引用文件

下列文件对于本文件的应用是必不可少的。凡是注日期的引用文件，仅注日期的版本适用于本文件。凡是不注日期的引用文件，其最新版本(包括所有的修改单)适用于本文件。

GB 150 钢制压力容器

GB/T 191 包装储运图示标志

GB/T 699 优质碳素结构钢

GB/T 912 碳素结构钢和低合金结构钢热轧薄钢板及钢带

GB/T 3077 合金结构钢

GB 3838—2002 地表水环境质量标准

GB 4053.1 固定式钢梯及平台安全要求 第1部分:钢直梯

GB 4053.2 固定式钢梯及平台安全要求 第2部分:钢斜梯

GB 4053.3 固定式钢梯及平台安全要求 第3部分:工业防护栏杆及钢平台

GB 5085.3 危险废物鉴别标准 浸出毒性鉴别

GB/T 6388 运输包装收发货标志

GB/T 6719 袋式除尘器技术要求

GB/T 7701.1 煤质颗粒活性炭 第1部分:气相用煤质颗粒活性炭

GB 12801 生产过程安全卫生要求总则

GB/T 13306 标牌

GB/T 13384 机电产品包装通用技术条件

GB/T 14848—1993 地下水质量标准

GB 18485 生活垃圾焚烧污染控制标准

GB 50011 建筑抗震设计规范

GB 50016 建筑设计防火规范

GB 50017 钢结构设计规范

GB 50040 动力机器基础设计规范

GB 50057 建筑物防雷设计规范

GB 50140 建筑灭火器配置设计规范

GB 50222 建筑内部装修设计防火规范

GBZ 1 工业企业设计卫生标准

GBZ 2.1 工作场所有害因素职业接触限值 第1部分:化学有害因素

GBZ 2.2 工作场所有害因素职业接触限值 第2部分:物理因素

GBJ 87　工业企业噪声控制设计规范
DL/T 5072　火力发电厂保温油漆设计规程
DL/T 5142　火力发电厂除灰设计规程
DL/T 5153　火力发电厂用电设计技术规定
HJ/T 324　袋式除尘器用滤料
HJ/T 326　袋式除尘器用覆膜滤料
HJ/T 327　袋式除尘器　滤袋
JB/T 4735　钢制焊接常压容器
JB/T 5916　袋式除尘器用电磁脉冲阀
JB/T 5917　袋式除尘器用滤袋框架
JB/T 5943　工程机械焊接件通用技术条件
JB/T 8532　脉冲喷吹类袋式除尘器
JC/T 478.1　建筑石灰试验方法物理试验方法
JC/T 478.2　建筑石灰试验方法化学分析方法

3　术语和定义

下列术语和定义适用于本文件。

3.1

垃圾焚烧尾气处理设备　flue gas cleaning system for municipal solid waste incineration

用于脱除生活垃圾焚烧尾气中烟尘、SO_2、HCl、汞、镉、铅、二噁英类有害物质的工艺系统设备，包括与工艺直接相关的设备以及工艺附属的公用设备。

3.2

半干法　semi-dry flue gas treatment

在尾气处理设备中，吸收剂与尾气中的 SO_2、HCl 污染物在湿态环境下发生反应达到脱除目的，同时生成干态物质的方法。

3.3

二噁英类　polychlorinated dibenzo-p-dioxins (PCDDs) and polychlorinated dibenzofurans (PCDFs)

多氯代二苯并-对-二噁英(PCDDs)和多氯代二苯并呋喃(PCDFs)的统称。

3.4

吸收剂　absorbent

通过化学反应脱除尾气中的 SO_2、HCl 污染物的物质，常用的为钙基吸收剂。

3.5

吸附剂　adsorbent

通过物理、化学吸附方式吸附尾气中重金属、二噁英类的物质。

3.6

终产物　by-product

尾气处理过程中产生的最终固体废物。

3.7

压力降　pressure drop

垃圾焚烧尾气处理设备进口和出口烟气平均全压之差，单位为帕斯卡(Pa)。

3.8

反应器　reactor

用于脱除垃圾焚烧尾气中有害物质的主体设备。

3.9

反应摩尔比　molar ratio of reaction

吸收剂当量的摩尔数与尾气中 SO_2、HCl 的总摩尔数之比。

3.10

设备可用率　availability

垃圾焚烧尾气处理设备每年正常运行时间与焚烧炉每年总运行时间的百分比。按式(1)计算：

$$Y=\frac{A-B}{A}\times 100 \qquad \cdots\cdots(1)$$

式中：

Y ——设备可用率，%；

A ——垃圾焚烧炉每年的总运行时间，单位为小时(h)；

B ——垃圾焚烧炉每年运行时尾气处理设备因自身故障导致的停运时间，单位为小时(h)。

3.11

脱除效率　removal efficiency

尾气处理设备脱除污染物后的尾气中所含烟尘、SO_2、HCl 各浓度与未经处理前尾气中所含烟尘、SO_2、HCl 各浓度的百分比。按式(2)计算：

$$\eta_x=\frac{C_{x-\mathrm{rawgas}}-C_{x-\mathrm{cleangas}}}{C_{x-\mathrm{rawgas}}}\times 100 \qquad \cdots\cdots(2)$$

式中：

η_x ——各污染物脱除效率，%；

$C_{x-\mathrm{rawgas}}$ ——折算到标准状态干烟气和含氧量为 11%状态下的反应器入口尾气中该气体浓度，单位为毫克每立方米(mg/m^3)；

$C_{x-\mathrm{cleangas}}$ ——折算到标准状态干烟气和含氧量为 11%状态下的袋式除尘器出口尾气中该气体浓度，单位为毫克每立方米(mg/m^3)。

3.12

二噁英类毒性当量　toxic equivalent quantity (TEQ) of PCDDs and PCDFs

二噁英类毒性当量因子(toxicity equivalency factor，TEF)是二噁英类毒性同类物与 2,3,7,8-四氯代二苯并-对-二噁英对 Ah 受体的亲和性能之比。二噁英类毒性当量可以通过式(3)计算：

$$\mathrm{TEQ}=\sum(C_i\times \mathrm{TEF}_i) \qquad \cdots\cdots(3)$$

式中：

TEQ ——二噁英类毒性当量，单位为纳克每立方米(ng/m^3)；

C_i ——折算到标准状态干烟气和含氧量为 11%状态下的烟气中第 i 种二噁英类毒性同类物浓度，单位为纳克每立方米(ng/m^3)；

TEF_i ——第 i 种二噁英类毒性同类物的二噁英类毒性当量因子。

4　工艺系统

4.1　总体布置及流程

4.1.1　垃圾焚烧尾气处理设备的总平面布置应符合 GB 50016 和 GB 50222 防火、防爆的规定。

4.1.2　垃圾焚烧尾气处理设备的工艺布置方案应根据安全、节能、降耗、增效的原则进行选择。垃圾焚烧尾气处理设备采用“半干法＋吸附剂吸附＋袋式除尘”的工艺流程。典型工艺流程参见附录A。

4.1.3 尾气处理系统可另设炉内脱硝或烟气脱硝装置来控制尾气中氮氧化物（NO_x）的排放。

4.1.4 吸收剂可在厂内就地制备或外购，吸收剂制备设施、储仓宜在反应器附近因地制宜集中布置。

4.1.5 尾气处理系统的电控设备宜与相关设备的建构筑物合并成电控楼，布置在处理设备附近，也可设独立的尾气处理电控室。

4.1.6 吸收剂卸料及贮存场所应注意系统密封，防止粉尘向周围环境扩散。

4.2 烟气系统

4.2.1 袋式除尘器后应设排烟引风机，其风量按袋式除尘器出口风量加10%裕量，另加10 ℃的温度裕量，其压头按包括垃圾焚烧炉在内的总压力降加20%裕量。

4.2.2 垃圾焚烧尾气处理设备应密封良好。

4.2.3 垃圾焚烧尾气处理设备不宜设置烟气旁路。

4.3 反应器

4.3.1 反应器宜采用钢结构，应充分考虑耐热、热膨胀方面的要求，方便维护检修，设置必要的平台扶梯。

4.3.2 反应器的设计强度应能承受系统的最大负压，其钢板厚度为计算厚度加上磨损、腐蚀、钢板厚度负偏差的厚度附加量。按式（4）计算：

$$\delta=\delta_1+C_1+C_2 \qquad \cdots\cdots(4)$$

式中：

δ——钢板厚度，单位为毫米（mm）；

δ_1——钢板计算厚度，单位为毫米（mm）；

C_1——磨损、腐蚀附加量，单位为毫米（mm），C_1 视不同工况在1 mm～4 mm间选取；

C_2——钢板厚度负偏差，单位为毫米（mm），可取 $C_2=1$ mm。

4.3.3 设计反应器时应考虑防堵、防磨措施。

4.3.4 反应器进口和出口应设置补偿器来吸收来自焚烧炉及由于热膨胀引起的自身轴向位移、径向位移、角位移和振动。

4.3.5 根据工艺需要吸收剂增湿可在反应器外进行，也可在反应器内设置单级或多级雾化式喷嘴或浆液喷嘴。

4.4 袋式除尘器

4.4.1 袋式除尘器宜采用脉冲喷吹式清灰。袋式除尘器的设计、制造和使用应遵循GB/T 6719、JB/T 8532和有关设计文件的规定。

4.4.2 袋式除尘器的滤料及滤袋应满足垃圾焚烧尾气的工况并符合HJ/T 324、HJ/T 326、HJ/T 327的规定。滤袋的设计使用寿命不低于2年。

4.4.3 袋式除尘器的净过滤风速不宜超过1.0 m/min。

4.4.4 袋式除尘器的滤袋框架应符合JB/T 5917的规定。滤袋框架宜采用表面经有机硅防腐处理的普通碳钢或不锈钢。

4.4.5 脉冲阀应符合JB/T 5916的规定，采用的膜片阀使用寿命在规定条件下累计喷吹不低于100万次。

4.4.6 脉冲阀及电磁阀应有防雨保护措施。

4.4.7 袋式除尘器的灰斗应设置伴热装置，确保袋式除尘器在启动与停机时不出现结露现象。

4.4.8 袋式除尘器应设计温度和差压监控报警装置。

4.4.9 袋式除尘器的检修方式宜采用离线检修，其结构设计应满足离线检修的要求。

4.4.10 所有法兰、人孔盖和检查门均应衬以密封材料以保证密封。

4.5 吸收剂储运制备系统

4.5.1 符合要求的吸收剂(见 B.1)来源有：成品消石灰粉；由生石灰现场消化成的消石灰粉或消石灰浆。

4.5.2 吸收剂仓的有效容积应根据消耗、供应和运输情况确定，但不能低于 48 h 的消耗量。

4.5.3 吸收剂仓应密封，内表面应平整光滑不积粉。

4.5.4 吸收剂仓内壁锥斗部位应设流化装置。

4.5.5 吸收剂仓顶应设置除尘器、压力平衡器、料位计和检修平台。

4.5.6 吸收剂仓应有防受潮措施。

4.6 吸附系统

4.6.1 吸附剂可选用活性炭或活性焦。

4.6.2 吸附剂的加料位置宜设置在反应器出口到袋式除尘器入口之间。

4.6.3 吸附剂的运输和贮存应遵循 GB/T 7701.1 的规定。

4.7 气力除灰输送系统

4.7.1 根据气力输送系统的压力要求，可采用空气压缩机、罗茨风机或离心风机。

4.7.2 输送方式的选择应遵循 DL/T 5142 的规定。

4.7.3 输送用压缩空气系统应设空气净化装置。

5 技术要求

5.1 基本要求

5.1.1 垃圾焚烧尾气处理设备应按照经过规定程序批准的图纸和设计文件要求，进行制造、安装、调试及验收。

5.1.2 垃圾焚烧尾气处理设备的工作平台、扶梯、栏杆应符合 GB 4053.1～GB 4053.3 的规定。

5.1.3 垃圾焚烧尾气处理设备需设置必要的热工检测仪表，采用集中监控方式，根据设计要求，实现设备的启停、运行工况的监视与调整，联锁保护满足设计要求。

5.2 技术性能要求

——烟尘、SO_2、NO_x、HCl、汞、镉、铅、二噁英类排放应符合 GB 18485 的规定；

——脱除效率和压力降参数满足设计要求；

——吸收剂、水源及气源要求见附录 B；

——漏风率应控制在 5%以下；

——垃圾焚烧尾气处理设备在运行时应能适应焚烧炉 70%～110%的负荷变化；

——主体设备设计使用寿命应不低于焚烧炉的剩余使用寿命；

——设备可用率应不低于 95%。

5.3 材料要求

5.3.1 垃圾焚烧尾气处理设备中的压力容器应遵循 GB 150 的规定，非压力容器应遵循 JB/T 4735 的规定。

5.3.2 钢制设备所用的钢材应符合 GB/T 699、GB/T 912 及 GB/T 3077 的规定。

5.4 制造要求

5.4.1 垃圾焚烧尾气处理设备钢结构设计应符合 GB 50017 的规定。

5.4.2 钢制设备上所有接管均采用全焊透结构。

5.4.3 钢制设备上矩形接管的焊缝要与壳体的纵、环焊缝错开 100 mm 以上。

5.4.4 钢制设备上所有加强圈上面的角焊缝均为连续焊，下面的角焊缝可采用 50 mm/50 mm 间断焊。

5.4.5 钢制设备焊接件的加工制造应符合 JB/T 5943 的规定。

5.4.6 袋式除尘器的制造要求：

a) 滤袋框架制造符合 JB/T 5917 的各项规定。

b) 袋式除尘器的花板要求平整、光洁。其平面度偏差不大于花板长度的 2/1 000；花板孔中心位置偏差小于 1.5 mm；用弹性涨圈固定滤袋的花板孔径公差为$^{+0.3}_{0}$。

c) 袋式除尘器的分气箱和喷吹管与上箱体组装时，应严格保证喷吹管与花板平行，全长平行度不超过 2 mm，并使喷管嘴的中心线与花板孔中心线重合，其中心位置偏差应小于 2 mm。

d) 袋式除尘器的分气箱安装验收合格后，应将脉冲阀安装到位，并对各阀逐个进行喷吹试验，每阀喷吹不少于 3 次。

5.5 电气和控制要求

5.5.1 垃圾焚烧尾气处理设备的电气和控制设计应遵循 DL/T 5153 的规定。

5.5.2 垃圾焚烧尾气处理设备的热工自动化系统可采用分散控制系统(DCS)或可编程控制器(PLC)，其功能包括数据采集和处理(DAS)、模拟量控制(MCS)、顺序控制(SCS)及联锁保护。

5.5.3 垃圾焚烧尾气处理设备的防雷、接地措施应符合 GB 50057 的规定。

5.5.4 检测仪表和执行装置应满足垃圾焚烧尾气处理设备运行和热控整体自动化的功能与接口要求。

5.6 安全环保职业卫生要求

5.6.1 垃圾焚烧尾气处理设备的抗震要求应符合 GB 50011 的规定。

5.6.2 垃圾焚烧尾气处理设备的噪声控制设计应符合 GBJ 87 的规定，振动控制设计应符合 GB 50040 的规定。

5.6.3 工作场所防尘、防噪声与振动、防电磁辐射、防暑与防寒职业安全健康要求应符合 GBZ 1、GBZ 2.1 和 GBZ 2.2 的规定。

5.6.4 垃圾焚烧尾气处理设备的安全管理应符合 GB 12801 中的规定。

5.6.5 吸收剂及终产物的贮运应有防止泄漏及扬尘的措施。

5.6.6 终产物按 GB 5085.3 危险废物鉴别标准判断是否属于危险废物，如属于危险废物，则按危险废物处理，其所作的检测试验和检测毒性测定方法按 GB 18485 的规定执行。

5.7 消防要求

5.7.1 垃圾焚烧尾气处理的消防系统应与全厂消防系统协调统一考虑，其设计应符合 GB 50016 的要求。

5.7.2 应有完整的消防给水系统和室内、室外消防设施。

5.7.3 按消防对象的具体情况设置火灾自动报警装置和专用灭火装置，灭火器配置应符合 GB 50140 的规定。

6 检验验收

6.1 垃圾焚烧尾气处理各设备出厂前均应进行出厂检验，由厂质量检验部门出具合格证明。

6.2 袋式除尘器的性能测试应遵循 GB/T 6719 的规定，在其负荷试车前应进行预喷涂工作，预喷涂的粉剂可采用消石灰。

6.3 袋除尘器的漆膜应均匀，颜色一致，不应有发脆、剥落、裂纹、卷皮和刷痕缺陷，厚度不小于 50 μm。

6.4 垃圾焚烧尾气处理设备的保温、油漆应符合 DL/T 5072 的规定。

6.5 垃圾焚烧尾气处理设备应通过 72 h 生产试运行，运行期间各子系统应运转正常，技术指标应达到设计要求。

6.6 垃圾焚烧尾气处理设备性能试验至少应包括：烟尘排放浓度，SO_2 排放浓度，HCl 排放浓度，NO_x 排放浓度，汞、镉、铅排放浓度，二噁英类毒性当量测定，脱硫效率，尾气排放温度，设备压力降，吸收剂耗量、反应摩尔比以及电、水的消耗。性能测试方法参见附录 C。

6.7 垃圾焚烧尾气处理设备一般在自生产试运行之日起的 3 个月内，向有审批权的环境保护行政主管部门申请该设备的竣工环境保护验收。

7 标牌、标志、包装、运输和贮存

7.1 标牌和标志

7.1.1 标牌应符合 GB/T 13306 的规定。

7.1.2 垃圾焚烧尾气处理设备中各设备应在明显位置装有固定标志，且至少应包括：工艺方式，制造厂名或商标，产品型号及名称，额定处理能力，设备外形尺寸，制造日期。

7.2 包装、运输和贮存

7.2.1 垃圾焚烧尾气处理设备的包装应符合 GB/T 13384 的规定，包装与运输的标志应符合 GB/T 6388 和 GB/T 191 的规定。

7.2.2 运输时应对设备的接管法兰表面加以保护，采用合理装载加固措施，依次码好，使法兰面不受损坏。

7.2.3 垃圾焚烧尾气处理设备应附有下列图样和随机文件：设备总清单；设备安装图；产品合格证；使用与维护说明书；包装清单及备品备件清单；上述图样及技术文件清单目录。

7.2.4 建设过程中，垃圾焚烧尾气处理设备钢结构件及大件设备允许露天存放，其余设备、电器、仪表及设备配件宜库存。

附 录 A
（资料性附录）
典型工艺流程

A.1 基本要求

“半干法＋吸附剂吸附＋袋式除尘器”主要由反应器、袋式除尘器、吸收剂储运制备系统、吸附系统、终产物气力输送系统、供水供气系统、电控系统组成。图 A.1、图 A.2、图 A.3 是典型的垃圾焚烧尾气处理设备工艺流程简图。

A.2 CFB 工艺（见图 A.1）

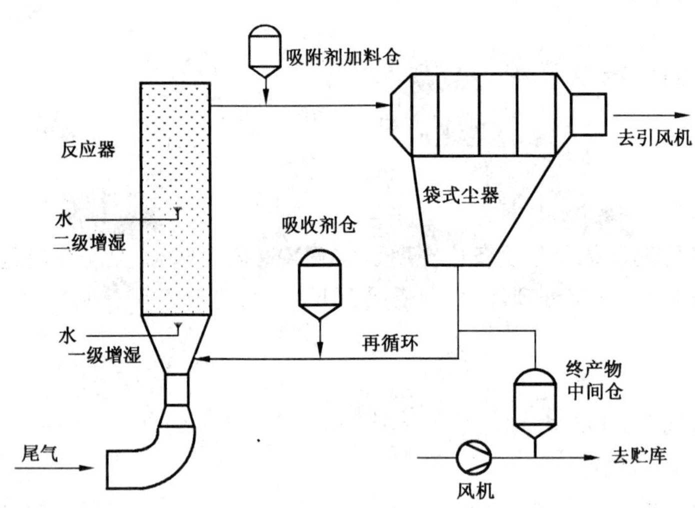

图 A.1 CFB 典型工艺流程（单级或多级增湿）

从焚烧炉出来的尾气，在反应器下部进入，与反应器内增湿并流态化的吸收剂发生化学反应，脱除掉大部分的二氧化硫、氯化氢。之后在反应器顶部出口的烟道处加入一定量的活性炭，用以吸附尾气中的汞、镉、铅和二噁英类有害物质。最后尾气进入袋式除尘器除去大部分终产物，由除尘器除下的终产物大部分经过空气斜槽循环进入反应器再次进行反应，少量通过输灰系统外排。净化后的尾气经引风机通过烟囱排入大气。

A.3 增湿灰循环工艺(见图 A.2)

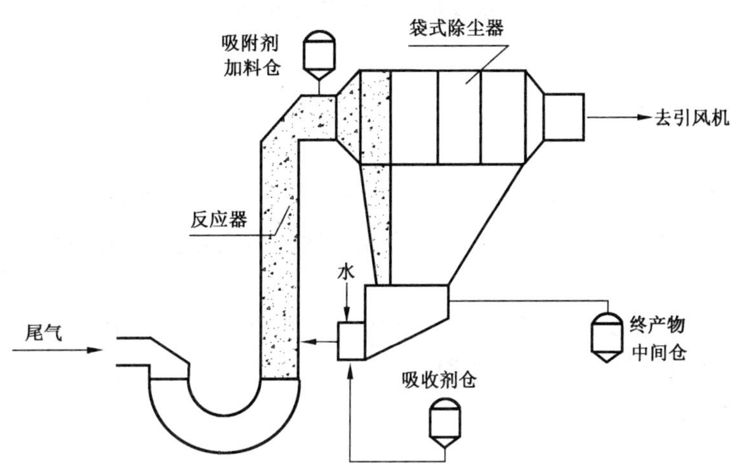

图 A.2 增湿灰循环典型工艺流程

以一定细度的石灰粉经消化或消石灰增湿处理后与循环灰混合直接进入反应器,在反应器内与尾气中二氧化硫、氯化氢发生反应,脱除掉大部分的二氧化硫、氯化氢。在反应器出口的烟道处加入一定量的活性炭,用以吸附尾气中的汞、镉、铅和二噁英类有害物质。反应后的尾气携带大量的干燥终产物进入袋式除尘器,由除尘器收集下来的终产物一部分循环进入混合器去反应器参与反应,少量通过输灰系统外排。净化后的尾气经引风机通过烟囱排入大气。

A.4 喷雾干燥工艺(见图 A.3)

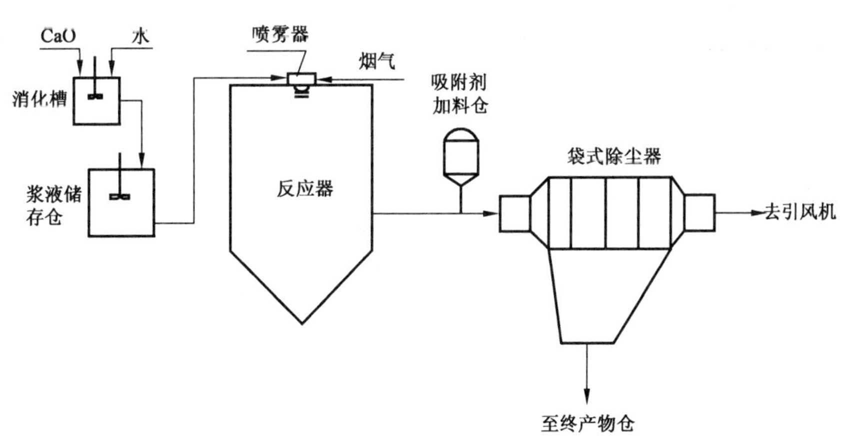

图 A.3 喷雾干燥典型工艺流程

喷雾干燥尾气处理过程是指以生石灰为脱硫吸收剂,生石灰经消化并加水制成消石灰浆,消石灰浆由泵打入位于反应器内的雾化装置喷入反应器内,尾气中的有害气体二氧化硫、氯化氢在反应器内与消石灰浆发生化学反应,脱除大部分的二氧化硫、氯化氢。同时利用尾气的热量将反应产物干燥成固体颗粒并从反应器底部排出。反应后的尾气经活性炭吸附和袋式除尘器除尘,净化后经引风机通过烟囱排入大气。

附 录 B
（规范性附录）
吸收剂、水源、气源要求

B.1 吸收剂要求

B.1.1 CaO 粉纯度不小于 80%，分析方法采用 JC/T 478.2；CaO 粉粒径宜不大于 1 mm，分析方法采用 JC/T 478.1；CaO 粉比表面积不小于 $6m^2/g$，分析方法采用低温氮吸附法；保证消化 3 min 温度达到 60 ℃。

B.1.2 成品 $Ca(OH)_2$ 粉纯度不小于 85%，分析方法采用 JC/T 478.2；$Ca(OH)_2$ 粉吸收剂粒径宜不小于 0.1 mm，含水量小于 3%，分析方法采用 JC/T 478.1；$Ca(OH)_2$ 粉比表面积不小于 12 m^2/g，分析方法采用低温氮吸附法。

B.2 水源要求

B.2.1 选用地表水作为供水水源时，应符合 GB 3838—2002 的Ⅲ类水质要求。

B.2.2 选用地下水作为供水水源时，应符合 GB/T 14848—1993 的Ⅲ类水质要求。

B.3 气源要求

B.3.1 压缩空气气压宜不小于 0.6 MPa，应进行脱水、脱油净化处理，并经干燥过滤，以保证压缩空气满足以下品质要求：

——含油量 $\leqslant 1\times 10^{-6}$（体积分数）；

——含尘粒度 $\leqslant 1\ \mu m$。

B.3.2 流化空气应经过过滤，压力宜不小于 0.02 MPa。

附 录 C
（资料性附录）
性能测试方法

C.1 测试方法

在对焚烧炉进行性能测试时，采样期间的工况应与设计工况相同，焚烧厂的人员和实施测试的人员都不应任意改变运行工况。

烟尘和烟气的采样点和采样方法按 GB/T 16157 中的规定执行。

垃圾焚烧尾气处理系统考核指标性能测试方法见表 C.1 和表 C.2。

表 C.1 垃圾焚烧尾气处理系统考核指标性能测试方法

序号	项目	测试方法	方法来源
1	烟尘含量	重量法	GB/T 16157
2	烟气黑度	林格曼烟气黑度图法	HJ/T 398
3	二氧化硫	定电位电解法	HJ/T 57
4	氮氧化物	紫外分光光度法	HJ/T 42
5	氯化氢	硫氰酸汞分光光度法	HJ/T 27
6	汞	冷原子吸收分光光度法	HJ 543
7	镉	原子吸收分光光度法	HJ 538
8	铅	原子吸收分光光度法	HJ/T 64.2
9	二噁英类	同位素稀释高分辨气相色谱-高分辨质谱法	HJ 77.2

表 C.2 其他量性能测试方法

序号	项目	测试方法	方法来源
1	烟气流量	皮托管平行测速法	GB/T 16157
2	温度	热电偶测温法	GB/T 16157
3	压力	皮托管连接压力计测压法	GB/T 16157
4	含湿量	干湿球法或冷凝法	GB/T 16157

C.2 污染物脱除效率的测定

SO_2 和 HCl 脱除效率测定遵循 GB/T 21508 的规定。

C.3 反应摩尔比的测定与计算

由于垃圾焚烧排放的尾气中除了 SO_2 外，HCl 也会消耗一定量的吸收剂，所以测定的当量钙硫摩尔比指的是实际加入的有效钙基摩尔数与实际进入反应系统的 SO_2、HCl 组分的总摩尔数之比。

保持焚烧炉焚烧量相对稳定，垃圾种类相对稳定，同时吸收剂料仓中加满料后停止加料，计下此时料仓料位 L_1（始），测试在 8 h 内完成。起始与结束时，同时测定进出口烟气量及 SO_2、HCl 浓度，并记下经 t 小时后料仓的料位 L_2（末）。计算按式（C.1）～式（C.4）：

消耗的石灰体积：$V(\mathrm{m^3/h})=A\times(L_1-L_2)/t$ ……（C.1）

消耗纯石灰的质量：$G(\mathrm{kg/h})=\rho\times C\times V=\rho\times C\times A\times(L_1-L_2)/t$ ……（C.2）

反应器进口气体物质摩尔数：

$$m(\mathrm{kmol/h})=\left(\frac{[\mathrm{HCl}_{\mathrm{rawgas}}]}{2\times M_{\mathrm{HCl}}}+\frac{[\mathrm{SO}_{2\ \mathrm{rawgas}}]}{M_{\mathrm{SO_2}}}\right)\times Q_{\mathrm{rawgas}}\times 10^{-6} \quad \text{……（C.3）}$$

所以反应摩尔比为：

$$\mathrm{Ca/S}=\frac{G/56}{m} \quad \text{……（C.4）}$$

式中：

$[\mathrm{SO}_{2\ \mathrm{rawgas}}]$和$[\mathrm{HCl}_{\mathrm{rawgas}}]$——分别为尾气处理系统进口 SO_2、HCl 折算到标准状态下的浓度，单位为毫克每立方米（$\mathrm{mg/m^3}$）；

V ——消耗的石灰体积，单位为立方米每小时（$\mathrm{m^3/h}$）；

A ——吸收剂料仓截面积，单位为平方米（$\mathrm{m^2}$）；

L_1 和 L_2 ——分别为测试 t 小时前后吸收剂料仓料位，单位为米（m）；

G ——消耗的纯石灰质量，单位为千克每小时（kg/h）；

Q_{rawgas} ——反应器入口标准状态下的烟气量，单位为立方米每小时（$\mathrm{m^3/h}$）；

C ——石灰中 CaO 的纯度，%；

ρ ——石灰的堆密度，单位为千克每立方米（$\mathrm{kg/m^3}$）；

t ——运行测试时间，单位为小时（h），运行时间小于 8 h；

m ——反应器进口气体物质摩尔数，单位为千摩尔每小时（kmol/h）。

C.4 反应器压力降（Pa）

反应器压力降按式（C.5）：

$$P(\mathrm{Pa})=P_{后}-P_{前} \quad \text{……（C.5）}$$

式中：

$P_{前}$ 和 $P_{后}$——分别为反应器进口和出口的平均全压，单位为帕斯卡（Pa）。

参 考 文 献

[1] GB/T 16157 固定污染源排气中颗粒物测定与气态污染物采样方法
[2] GB/T 21508 燃煤烟气脱硫设备性能测试方法
[3] HJ/T 42 固定污染源排气中氮氧化物的测定 紫外分光光度法
[4] HJ/T 27 固定污染物排气中氯化氢的测定 硫氰酸汞分光光度法
[5] HJ/T 57 固定污染源排气中二氧化硫的测定 定电位电解法
[6] HJ/T 64.2 大气固定污染源 镉的测定 石墨炉原子吸收分光光度法
[7] HJ 77.2 环境空气和废气 二噁英类的测定 同位素稀释高分辨气相色谱-高分辨质谱法
[8] HJ/T 398 固定污染源排放烟气黑度的测定 林格曼烟气黑度图法
[9] HJ 538 固定污染源废气 铅的测定 火焰原子吸收分光光度法(暂行)
[10] HJ 543 固定污染源废气 汞的测定 冷原子吸收分光光度法(暂行)

ICS 27.060.01
J 98

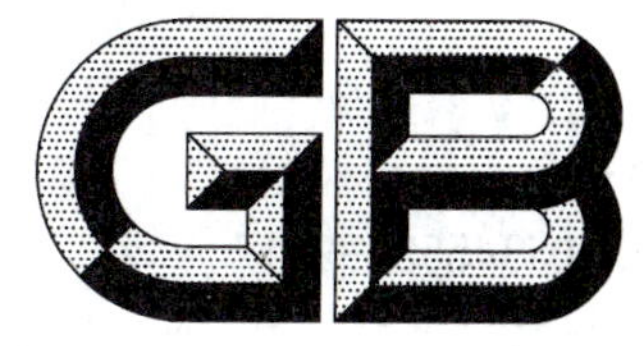

中华人民共和国国家标准

GB/T 34552—2017

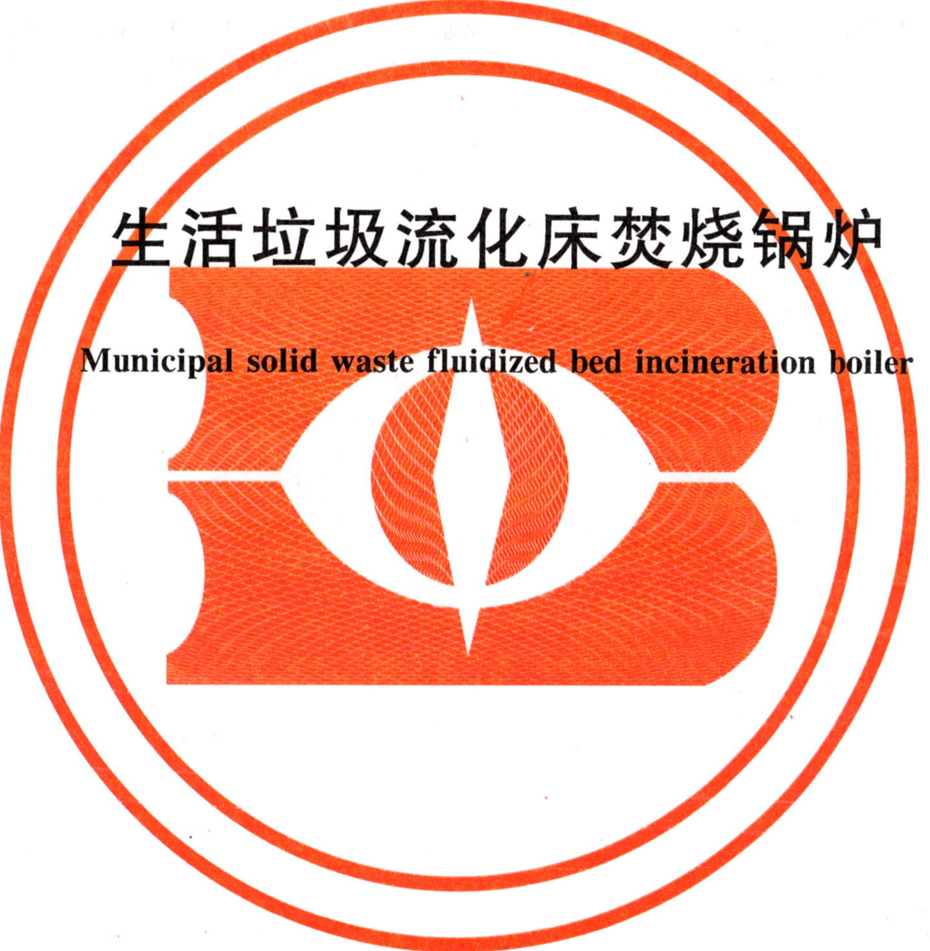

生活垃圾流化床焚烧锅炉

Municipal solid waste fluidized bed incineration boiler

2017-10-14 发布　　2018-09-01 实施

中华人民共和国国家质量监督检验检疫总局
中国国家标准化管理委员会　发布

前　言

本标准按照GB/T 1.1—2009给出的规则起草。

本标准由中华人民共和国住房和城乡建设部提出。

本标准由全国城镇环境卫生标准化技术委员会(SAC/TC 451)归口。

本标准起草单位:杭州锦江集团有限公司、浙江大学、南通万达锅炉有限公司、上海环境卫生工程设计院有限公司、中国联合工程公司。

本标准主要起草人:王元珞、严建华、王武忠、李晓东、袁克、张益、方朝军、蒋旭光、陈俊、赵光杰、马增益、尹会坤、方旭东、姜志红、张勇、沈林华、蔡永祥、许雯佳、邱婷婷、任超峰。

生活垃圾流化床焚烧锅炉

1 范围

本标准规定了生活垃圾流化床焚烧锅炉的术语和定义、分类与型号、入炉垃圾要求、技术要求、检查和检验、油漆、包装、标志和出厂资料、安装、试验和验收等技术要求。

本标准适用于以生活垃圾为燃料(含辅助燃煤质量占比不超过20%)的流化床燃烧设备。

2 规范性引用文件

下列文件对于本文件的应用是必不可少的。凡是注日期的引用文件,仅注日期的版本适用于本文件。凡是不注日期的引用文件,其最新版本(包括所有的修改单)适用于本文件。

GB/T 6414 铸件 尺寸公差与机械加工余量

GB/T 10184 电站锅炉性能试验规程

GB/T 12145 火力发电机组及蒸汽动力设备水汽质量

GB/T 16507.2 水管锅炉 第2部分:材料

GB/T 16507.5 水管锅炉 第5部分:制造

GB/T 16507.6 水管锅炉 第6部分:检验、试验和验收

GB 18485 生活垃圾焚烧污染控制标准

GB/T 23294 耐磨耐火材料

CJ/T 313 生活垃圾采样和分析方法

DL 5190.2 电力建设施工技术规范 第2部分:锅炉机组

JB/T 1615 锅炉油漆和包装技术条件

NB/T 47043 锅炉钢结构制造技术规范

NB/T 47049 管式空气预热器制造技术条件

TSG G0001 锅炉安全技术监察规程

3 术语和定义

下列术语和定义适用于本文件。

3.1

流化床 fluidized bed

当空气自下而上地穿过铺设在固定床上的固体颗粒料层,而且气流速度达到或超过颗粒的临界流化速度时,料层中颗粒呈上下翻腾的流态化状态。

3.2

鼓泡流化床 bubbling fluidized bed

鼓泡流化床的特征是当气-固流化床气速超过临界流化气速后,固体开始流化,床层出现气泡,并明显地出现两个区,即粒子聚集的浓相区和气泡为主的稀相区。

3.3

循环流化床　circulating fluidized bed

循环流化床的特征是当气流速度上升到一定速度时(如运行流化速度为鼓泡流化床的2～3倍),流化床不再有鼓泡流化床那样清晰的界面,流化气体的整体性状呈塞状流;固体颗粒充满整个上升段空间;颗粒间有强烈的物料返混,颗粒团不断形成和解体,并且向各个方向运动;颗粒与气体之间的相对速度大。

3.4

生活垃圾流化床焚烧锅炉　municipal solid waste(MSW) fluidized bed incineration boiler

采用流化床焚烧方式处理生活垃圾的锅炉。

3.5

布风板　air distributor

构成流化床锅炉炉底,用以支承床料、均布空气、保证正常流化状态的装置。

3.6

分离器　gas-solidseparator

利用重力、离心力等来使固体颗粒从烟气流中分离出来的装置。

3.7

生活垃圾流化床焚烧锅炉热效率　thermal efficiency of MSW fluidized bed incineration boiler

单位时间内生活垃圾流化床焚烧锅炉有效利用热量与所消耗燃料的输入热量的百分比。

3.8

额定生活垃圾处理量　rated MSW treatment capacity

在额定工况下,单位时间内焚烧锅炉的生活垃圾焚烧处理量。

3.9

年可运行小时　available operation hours

生活垃圾流化床焚烧锅炉在全年可用于焚烧垃圾的运行小时数。

4　分类与型号

4.1　生活垃圾流化床焚烧锅炉按流化方式分类与代号见表1。

表1　流化方式分类与代号

流化方式	循环流化床	鼓泡流化床	其他流化床
代号	CF	BF	OF

4.2　单台生活垃圾流化床焚烧锅炉额定垃圾处理量分档见表2。

表2　单台生活垃圾流化床焚烧锅炉额定垃圾处理量分档　　单位为吨每天

150,200,250,300,350,400,450,500,550,600,650,700,750,800
注:150吨每天以下不采用。

4.3　生活垃圾流化床焚烧锅炉蒸汽参数基本系列分类见表3。

表 3 蒸汽参数基本系列分类

序号	压力类别	过热蒸汽	
		额定压力(表压) MPa	额定温度 ℃
1	中压	3.8	450
2	次高压	5.3、6.4	450、485
		7.9	520
3	高压	9.8	550

4.4 生活垃圾流化床焚烧锅炉的型号按下述方法表示。

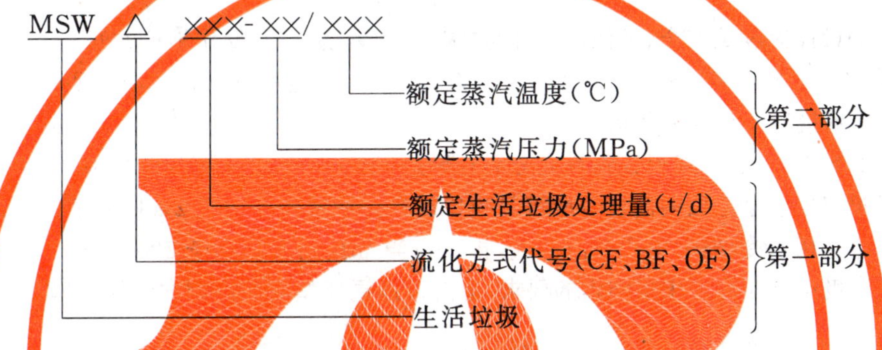

示例：

流化方式为循环流化床，额定生活垃圾处理量为 700 t/d，额定蒸汽压力为 3.8 MPa，额定蒸汽温度为 450 ℃的生活垃圾流化床焚烧锅炉，其型号表示为：MSWCF700-3.8/450。

5 入炉垃圾要求

5.1 对可以进入生活垃圾流化床焚烧锅炉(以下简称“炉”或“焚烧锅炉”)进行焚烧处置的垃圾，应满足以下要求：

a) GB 18485 许可直接进入焚烧锅炉进行焚烧处置的废物；

b) 在不影响焚烧锅炉正常运行的前提下，还包括生活污水处理设施产生的污泥、一般固体废物。

5.2 符合 5.1 要求的废物入炉前宜采用破碎、分选、脱水或干燥等方法进行预处理，并满足下列要求：

a) 入炉垃圾颗粒度宜小于 150 mm，不可燃硬物质量不宜超过垃圾处理量的 15%，其粒度宜小于 100 mm；

b) 低位发热量不宜小于 4 186 kJ/kg；

c) 水分含量不宜大于 50%。

6 技术要求

6.1 焚烧锅炉性能要求

6.1.1 应保证焚烧锅炉在设计参数下的额定垃圾处理量。

6.1.2 焚烧锅炉应能适应垃圾特性变化，垃圾处理负荷变化范围为 70%～115%。

6.1.3 焚烧锅炉设计热效率不应小于 78%(入炉混合燃料低位发热量大于或等于 6 000 kJ/kg)。

6.1.4 过热器入口处的饱和蒸汽湿度不应大于 1%。

6.1.5 过热蒸汽品质应符合 GB/T 12145 的规定。

6.1.6 在额定工况下，过热蒸汽温度的允许偏差为$^{+10}_{-15}$ ℃。

6.1.7 焚烧锅炉炉渣热灼减率不应大于 3%。

6.1.8 在正常运行条件下，焚烧锅炉年可运行时间不应小于 8 000 h。

6.1.9 在正常运行时，二次风喷口以上悬浮段确保烟气温度大于或等于 850 ℃。

6.1.10 焚烧锅炉炉膛出口压力宜为－100 Pa～－300 Pa(表压)。

6.1.11 炉膛出口烟气含氧量应控制在 6%～10%(体积百分数)。

6.1.12 炉墙及烟风道应有良好的密封和保温性能。当周围环境温度为 25 ℃时，距门(孔)300 mm 以外的炉体外表面温度不得超过 50 ℃，炉顶表面温度不得超过 70 ℃。各种热力设备、热力管道以及阀门表面温度不应大于 50 ℃。

6.2 设计要求

6.2.1 焚烧锅炉设计应满足安全、环保、节能的要求，结构紧凑合理，操作维护方便。

6.2.2 炉膛采用膜式水冷壁结构，并能保证水冷壁按照设计预定方向自由膨胀。所有与炉膛连接部件应能吸收与水冷壁接口的相对膨胀量。

6.2.3 应分层布置二次风，并能保证物料充分混合燃烧，二次风率宜控制在 0.3～0.6 之间。

6.2.4 二次风喷口以上悬浮段的高度应能满足喷口烟气停留时间不小于 2 s 的要求。

6.2.5 布风板宜采用水冷结构、中心排渣方式，排渣口当量直径不应小于 300 mm；布风板风帽形式和开孔应能适应垃圾流化和防止床层结焦的要求，排渣口四周风帽宜采用定向结构，风帽应选用耐热和耐磨损材料。

6.2.6 垃圾给料口宜避开炉膛下部正压区，并能保证垃圾入炉顺畅。

6.2.7 焚烧锅炉宜采用高温上排气旋风分离器，作为高温循环物料的气固分离装置。

6.2.8 返料装置宜采用非机械密封阀，其立管上应装有膨胀节。

6.2.9 焚烧锅炉尾部对流受热面宜采用顺列布置，横向相对节距推荐值见表 4。

表 4 焚烧锅炉尾部对流受热面横向相对节距推荐值

部件名称	对流管束	过热器	省煤器	空气预热器
横向相对节距推荐值(S_1/d)	≥3.5	≥3.5	≥2.0	≥1.7
注：S_1/d 为受热面管横向节距与管直径的比值。				

6.2.10 焚烧锅炉应布置充足的过热器受热面，采用多级布置及喷水降温方式；当过热器金属壁温大于 500 ℃时，应有可靠的防腐蚀措施。

6.2.11 焚烧锅炉省煤器应采取防变形、防磨损措施；如采用沸腾式省煤器，设计沸腾率不应大于 15%。

6.2.12 焚烧锅炉空气预热器宜采用卧式布置，冷段应有防止低温腐蚀措施。

6.2.13 焚烧锅炉检测、控制、安全保护等装置的设置应按照 TSG G0001 执行，并符合下列要求：

a) 炉膛空气进口、中部和烟气出口三断面分别设置至少两个温度监测点；

b) 设置炉膛压差、密相区料层压差测点；

c) 过热器后及锅炉出口各设置至少两个氧量测点；

d) 设置必要的热工及环保测试用测点。

6.2.14 焚烧锅炉应设置观察检测门孔，并根据需要预留脱硫、脱硝、补料及清灰等主要配套装置的接口。

6.2.15 焚烧锅炉炉墙结构设计及耐火材料选用应充分考虑入炉垃圾特性，能满足绝热、密封和膨胀要求，并具有足够的强度、稳定性及耐磨损、耐高温、耐腐蚀性，其耐火材料的理化性能按照 GB/T 23294 的规定执行。

6.3 制造

6.3.1 焚烧锅炉应按规定程序批准的设计图样和技术文件制造。

6.3.2 焚烧锅炉制造单位应当按照 GB/T 16507.2 规定和订货合同的要求对入厂材料进行验收，合格后方可使用。

6.3.3 受压零部件的冷热成形、装配、焊接、热处理工艺按 GB/T 16507.5 的规定执行，如有特殊要求时，制造厂应制订相应的工艺流程和(或)产品制造技术条件。

6.3.4 钢结构制造应符合图样文件及 NB/T 47043 的规定。

6.3.5 管式空气预热器的制造应符合 NB/T 47049 的规定。

6.3.6 焚烧锅炉用风帽、中心筒等主要铸件尺寸公差及加工余量应符合产品图样及 GB/T 6414 的规定。

6.4 主要配套装置

6.4.1 焚烧锅炉配套辅机及附件应满足焚烧锅炉的运行要求，并符合相应的产品标准。

6.4.2 给料系统应充分考虑燃料特性，保证燃料输送顺畅均匀，密封良好，并能避免炉膛压力波动时烟气反串。给料机的出力不应小于焚烧锅炉额定垃圾处理量的 120%。

6.4.3 点火装置宜选择床下点火方式，且具备自动点火、熄火保护等功能，并留有远程控制通信接口。

6.4.4 一、二次风机和引风机的风量、风压应能满足垃圾组分、热值发生变化时锅炉正常运行需要，且具有足够的调节范围和调节灵活性。

6.4.5 床料补充装置应能满足锅炉启动加料及运行时床料补充、置换要求。

6.4.6 清灰装置应能在不损坏受热面的前提下，有效清除积灰，适应锅炉连续运行要求。

7 检查和检验

7.1 焚烧锅炉制造质量的检查和检验应按产品图样、技术文件及本标准有关规定进行，并应满足 GB/T 16507.6 的要求。

7.2 焚烧锅炉零部、(组)件制造过程中的有关记录、检验资料及质量证明文件应按 GB/T 16507.6 的规定执行。

7.3 焚烧锅炉制造单位的质量检验部门应按本标准的各项规定进行产品质量检验，检验合格后，出具质量证明书。

7.4 焚烧锅炉受压元件制造过程，应接受国家特种设备安全检测机构核准的检验机构的监督检验。

8 油漆、包装、标志和出厂资料

8.1 焚烧锅炉的油漆、包装应符合 JB/T 1615 和(或)订货合同的规定。

8.2 焚烧锅炉应在其明显部位装设金属铭牌，铭牌上至少应载明下列项目：

a) 制造单位名称；

b) 产品型号和名称；

c) 设备代码；

d) 制造厂产品编号；

e) 额定蒸发量(t/h);

f) 额定工作压力(MPa);

g) 额定蒸汽温度(℃);

h) 额定生活垃圾处理量(t/d);

i) 锅炉制造许可证级别和编号;

j) 制造日期(年、月)。

铭牌的右上角应当留有打制造监督检验标志的位置。

8.3 焚烧锅炉出厂时,制造单位应当提供与安全有关的技术资料。技术资料至少包括以下内容:

a) 锅炉图样(包括总图、安装图和主要受压部件图);

b) 受压元件的强度计算书或者计算结果汇总表;

c) 安全阀排放量的计算书或者计算结果汇总表;

d) 锅炉质量证明书,包括产品合格证、金属材料证明、焊接质量证明和水压试验证明等;

e) 安装说明书和使用说明书;

f) 受压元件与设计文件不符的变更资料;

g) 热力计算书或者热力计算结果汇总表;

h) 过热器壁温计算书或者计算结果汇总表;

i) 烟风阻力计算书或者计算结果汇总表;

j) 热膨胀系统图;

k) 汽水系统图;

l) 安全保护装置整定值。

产品合格证上应当有检验责任工程师和质量保证工程师签章和单位公章。

9 安装

9.1 焚烧锅炉安装应按 TSG G0001、DL 5190.2 的规定及安装说明书的要求执行。

9.2 焚烧锅炉安装前和安装过程中,如发现影响安全使用的质量问题时,应停止相应部件的安装并报告当地特种设备安全监察机构、制造单位和安装单位应配合及时处理。

9.3 安装锅炉的技术文件和施工质量证明资料,在安装验收合格后,应移交使用单位存入锅炉技术档案。

10 试验和验收

10.1 焚烧锅炉的验收应按本标准和订货合同的规定进行。

10.2 焚烧锅炉验收试验应在设备完好的情况下进行,并由具备相应资质的检测机构承担,验收试验主要包括下列内容:

a) 热工测试;

b) 烟气污染物排放测试;

c) 焚烧飞灰成分毒性及环境污染指标测试;

d) 焚烧锅炉噪声测试;

e) 焚烧锅炉炉渣热灼减率测试。

10.3 焚烧锅炉验收试验应符合下列规定:

a) 入炉生活垃圾的水分、灰分和发热量按 CJ/T 313 的规定测定；

b) 焚烧锅炉热工性能测试按 GB/T 10184 的规定进行；

c) 焚烧锅炉环保测试按 GB 18485 的规定进行。

10.4 焚烧锅炉验收试验的技术考核要求应符合 6.1 的规定。

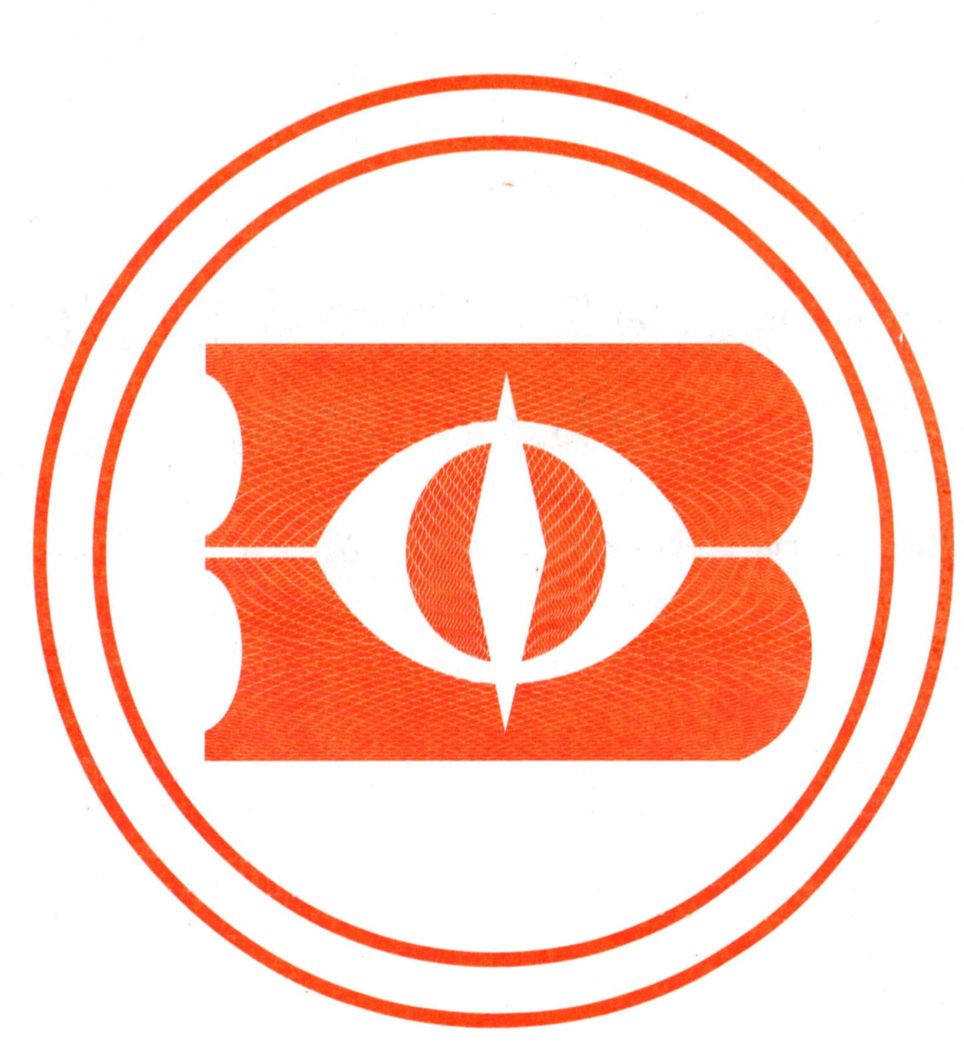

ICS 91.100.10
Q 11

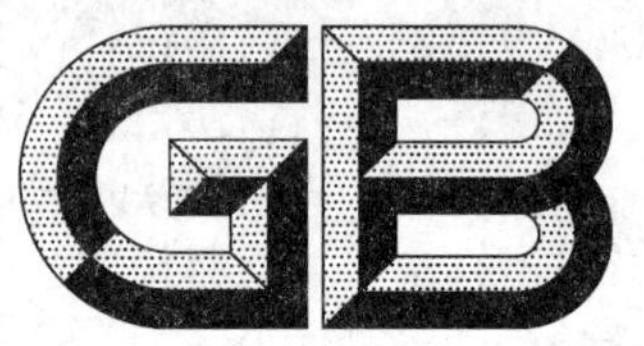

中华人民共和国国家标准

GB/T 35170—2017

水泥窑协同处置的生活垃圾预处理可燃物

Combustible material preprocessed from CMSW for coprocessing in cement kiln

2017-12-29 发布　　2018-11-01 实施

中华人民共和国国家质量监督检验检疫总局
中国国家标准化管理委员会　发布

前　言

本标准按照 GB/T 1.1—2009 给出的规则起草。

本标准由中国建筑材料联合会提出。

本标准由全国水泥标准化技术委员会(SAC/TC 184)归口。

本标准主要起草单位:中国建筑材料科学研究总院、华新环境工程有限公司、北京金隅红树林环保技术有限责任公司、合肥水泥研究设计院、中材国际环境工程(北京)有限公司、厦门艾思欧标准砂有限公司。

本标准参加起草单位:宁夏环境科学研究院(有限责任公司)、江苏维尔利环保科技股份有限公司、北京金隅北水环保科技有限公司、深圳广田集团股份有限公司、成都市排水有限责任公司、广西鱼峰水泥股份有限公司、四川一原环保科技有限公司、芜湖海创实业有限责任公司、上海申嘉三和环保股份有限公司、广东亨益环保科技投资有限公司、中技国际工程有限公司、葛洲坝中材洁新(武汉)科技有限公司、南京凯盛开能环保能源有限公司、山东莒州水泥有限公司、淄博重山思沃瑞环保科技有限公司、中环国评(北京)科技有限公司、北京建筑材料科学研究总院有限公司、蓝天众成环保工程有限公司、福建永东南建设集团有限公司、上海建科检验有限公司。

本标准主要起草人:刘晨、颜碧兰、李叶青、郑旭、王昕、余学飞、杨宏兵、蔡玉良、张江、谢凯、姜雨生、魏丽颖、汪澜、吴德厚、袁林、王俊涛、曹飞、郭成洲、曹佳红、王山、张瑞、薛媛媚、张玲萍、俞刚、李少强、安静、章邦志、黄贵林、李习花、屠正瑞、蔡正、刘强、杜娟、王春霞、高晓波、江鸿宾、杨义、蒋杉平、杨玉锋、常燕青、熊运贵、顾军、李习武、马兆模、朱罡、韩志军、泥卫东、陈美男、张瀚武、潘亚宏、沈丽华。

引　言

本标准规范了水泥窑协同处置的生活垃圾预处理可燃物品质表征方式及指标，并对预处理可燃物生产或供应企业所需提供的品质报告进行了规范。本标准希望引导行业重视生活垃圾预处理可燃物品质的稳定，通过相关指标的监控，提高市场接受程度和公众信任度，帮助预处理可燃物进行有效交易，以利于环境问题的解决。本标准将促进供需双方的理解，促进购买、跨界运输、使用和监管。

本标准针对水泥窑协同处置的生活垃圾预处理可燃物在商务交运环节进行规范，不涉及收集原态生活垃圾和水泥窑中燃烧处置过程的要求。

水泥窑协同处置的生活垃圾预处理可燃物

1 范围

本标准规定了水泥窑协同处置的生活垃圾预处理可燃物的术语和定义、分级代码、分级指标要求、试验方法、检验规则、运输与贮存。

本标准适用于将生活垃圾进行加工后再在水泥窑中处置的模式。

本标准不适用于不处理，直接在水泥窑中处置的生活垃圾。

本标准规定生活垃圾预处理可燃物的制备和交货验收，使用者宜根据环境和使用工艺制定合适的防护措施，并确保满足 GB 4915 及其他相关规定。

2 规范性引用文件

下列文件对于本文件的应用是必不可少的。凡是注日期的引用文件，仅注日期的版本适用于本文件。凡是不注日期的引用文件，其最新版本(包括所有的修改单)适用于本文件。

GB/T 176—2008 水泥化学分析方法

GB 4915 水泥工业大气污染物排放标准

GB/T 30760 水泥窑协同处置固体废物技术规范

GB/T 35171 水泥窑协同处置的生活垃圾预处理可燃物取样和样品制备方法

GB/T 34615 水泥窑协同处置的生活垃圾预处理可燃物燃烧特性检测方法

CJ/T 96 生活垃圾化学特性通用检测方法

CJ/T 313—2009 生活垃圾采样和物理分析方法

JGJ 52—2006 普通混凝土用砂、石质量及检验方法标准

国家危险废物名录 环境保护部、国家发展和改革委员会、公安部 2016 第 39 号令

3 术语和定义

GB/T 30760 界定的以及下列术语和定义适用于本文件。

3.1

生活垃圾预处理可燃物 combustible material preprocessed from municipal solid waste

由明确来源的生活垃圾经预处理得到的，在协同处置时能提供一定热量的可燃物。

注：水泥窑协同处置的生活垃圾预处理可燃物中不包含《国家危险废物名录》中的危险废物。

3.2

交运协议 delivery agreement

包含生活垃圾预处理可燃物的来源、质量、数量和交运方式。

3.3

转运站 point of delivery

在交运协议中规定的中转站。从该转运站开始，生活垃圾预处理可燃物的所有权和责任由一个组织转向另一个组织。

4 分级代码

生活垃圾预处理可燃物根据收到基发热量、氯含量、含水量和灰分四个性能进行分级，四个指标具有同等重要的作用，没有一个单独的分级能决定代码。分级代码在附录A中标识。

示例：

如果CMSW经测试和计算后，性能为：收到基发热量12 MJ/kg(ar)，氯含量1.5%(ad)，含水量42%(ar)，灰分45%(ad)，则其分级代码为：Q2Cl2M3A2。ar为收到基数据，ad为空气干燥基数据。

5 分级指标要求

5.1 收到基发热量(*Q*)

生活垃圾预处理可燃物按收到基发热量(收到基，ar)分为1级、2级、3级三个等级，1级收到基发热量≥16 MJ/kg、2级收到基发热量≥8 MJ/kg、3级收到基发热量≥5 MJ/kg。

5.2 氯含量(Cl)

生活垃圾预处理可燃物按氯含量(空气干燥基，ad)分为1级、2级、3级三个等级，1级氯含量≤1.0%、2级氯含量≤1.5%、3级氯含量≤2.0%。

5.3 含水量(*M*)

生活垃圾预处理可燃物按含水量(收到基，ar)分为1级、2级、3级三个等级，1级含水量≤30%、2级含水量≤40%、3级含水量≤50%。

5.4 灰分(*A*)

生活垃圾预处理可燃物按灰分(空气干燥基，ad)分为1级、2级两个等级，1级灰分≤40%、2级灰分≤50%。

6 试验方法

6.1 收到基发热量

按GB/T 34615进行可燃物空气干燥基高位发热量的检测，按式(1)进行换算，得到收到基发热量(ar)。

$$Q = Q_{gr,ad} \times (1 - M_{ar}) \qquad \cdots\cdots(1)$$

式中：

Q ——收到基发热量，单位为千焦每千克(kJ/kg)；

$Q_{gr,ad}$——空气干燥基发热量，单位为千焦每千克(kJ/kg)；

M_{ar} ——含水量，%。

6.2 氯含量

按CJ/T 96规定的方法进行。

6.3 含水量

按CJ/T 313—2009规定方法进行。试验前，坩埚烧至恒重。试验样品约为500 g，105 ℃±5 ℃烘干 9 h～10 h。在取样后 24 h 内完成试验。

6.4 灰分

按 GB/T 34615 的规定。

6.5 重金属

汞、铅、镉、总铬、砷含量按 CJ/T 96 进行测定。

6.6 容重

按 CJ/T 313—2009 中规定方法进行，桶的有效容积不小于 10 L。

6.7 50 mm 筛余

按附录 B 进行测定。

6.8 挥发分

按 GB/T 34615 进行。

6.9 灰分中 SiO_2、Al_2O_3、Fe_2O_3、CaO、MgO、K_2O、Na_2O 含量

按 GB/T 34615 进行灰分测定后，再按 GB/T 176—2008 进行 SiO_2、Al_2O_3、Fe_2O_3、CaO、MgO、K_2O、Na_2O 含量的测定。

7 检验规则

7.1 组批及取样

CMSW 出厂前按垃圾来源区域进行组批和取样，不超过 700 t 为一批，每一批为一取样单元。按 GB/T 35171 的规定进行取样，每一批的取样量不少于 40 kg。

7.2 检验

7.2.1 出厂检验

出厂检验项目为第 5 章规定的全部内容。

7.2.2 型式检验

型式检验项目为第 5 章规定的全部内容及附录 A 中所有项目。当有下列情况之一者，应进行型式检验：

——原料、工艺有较大改变，可能影响产品性能时；

——新产品试制或产品长期停产后恢复生产时；

——出厂检验结果与上次型式检验有较大差异时；

——正常生产时，每六个月检验一次。

7.3 判定规则

检验结果符合第 5 章要求的为合格品。检验结果不符合第 5 章中任何一项技术要求的为不合格品。

7.4 检验报告

检验报告内容应包括出厂批号、分级代码、检验项目及合同约定的其他技术要求。

7.5 出厂

出厂检验的各项技术指标符合要求时方可出厂。CMSW 出厂时，供方需要提供出厂检验报告和附录 A 中的相关内容，在转运站与交运协议一起提供给需方或转运方。

7.6 交货与验收

7.6.1 交货时 CMSW 质量验收以所抽取的实物样品检验结果为依据，也可以供方同批号 CMSW 的检验报告为依据。采取何种方法验收由供需双方商定，并在合同或协议中注明。供方有告知需方验收方法的责任。当无书面合同或协议，或未在合同、协议中注明验收方法的，供方应在发货票上注明“以本厂同批号 CMSW 的检验报告为验收依据”字样。

7.6.2 以抽取实物样品的检验结果为验收依据时，供需双方应在发货前或交货地共同取样和签封。取样方法按 GB/T 34615 进行，取样数量为 80 kg，缩分为两等份。其中，一份由卖方保存 10 d，另一份由买方按本标准规定的项目和方法进行检验。

10 d 以内，买方检验认为产品质量不符合本标准要求，而卖方又有异议时，则双方应将卖方保存的另一份样品送双方共同认可的具有资质的检测机构进行仲裁检验。含水量的检测不作为仲裁检验项目。

8 运输与贮存

CMSW 在运输与贮存时应尽量减少气味对环境的影响。

附 录 A
（规范性附录）
生活垃圾预处理可燃物性能参数表

生活垃圾预处理可燃性能参数见表 A.1。

表 A.1 生活垃圾预处理可燃物性能参数表

CMSW 分级及来源					
分级代码[a]					
来源[b]					
物理性能参数					
形态[c]					
容重，kg/m^3					
50 mm 筛余，%					
元素分析					
		单位	指标[d]		测试方法[e]
			特征值/平均值	最大值	
挥发分	(ar)	%			
氯含量 Cl	(d)	%			
汞 Hg	(d)	mg/kg			
铅 Pb	(d)	mg/kg			
镉 Cd	(d)	mg/kg			
铬 Cr	(d)	mg/kg			
砷 As	(d)	mg/kg			
SiO_2	(d)	%			
Al_2O_3	(d)	%			
Fe_2O_3	(d)	%			
CaO	(d)	%			
MgO	(d)	%			
K_2O	(d)	%			
Na_2O	(d)	%			

[a] 按照第 5 章的规定获得分级代码。

[b] 描述获得原料的地点，农村/城镇、写字楼/商场等。

[c] 形态：造粒、大捆、薄片、碎片、粉体、绒样。

[d] 特征值是物理性能和除重金属和微量元素外的特征元素的平均值，重金属和微量元素大多以中位值表征协议中的或规定的 CMSW 状况，具体指标宜在供需双方间达成一致，并在托运单中注明。

[e] 按照国家标准(GB)、城建标准(CJ)试验方法(技术规范或标准)或其他相关试验方法。

附　录　B
（规范性附录）
50 mm 筛余的测定

B.1　仪器和设备

B.1.1　50 mm 方孔筛

符合 JGJ 52—2006 中 50 mm 方孔筛。

B.1.2　天平

量程不小于 2 000 g，分度值不大于 1 g。

B.2　试验步骤

将 500 g 生活垃圾预处理可燃物（空气干燥基，ad）称重 W_1，准确至 1 g。将 50 mm 方孔筛置于干燥的混样盘中，将可燃物样品全部倒入筛中。双手缓慢向上抬起筛盘，水平方向晃动筛盘对样品进行筛分，直至每分钟通过量不超过 1 g。称量筛余质量 W_2。

B.3　结果计算和处理

按式（B.1）计算 CMSW 样品的 50 mm 筛余，精确至 1%。

$$R = W_2 \times 100 / W_1 \quad \cdots\cdots\cdots\cdots (B.1)$$

式中：

R ——生活垃圾预处理可燃物 50 mm 筛余，%；

W_1——样品总质量，单位为克（g）；

W_2——粒径大于 50 mm 的样品质量，单位为克（g）。

ICS 13.020.40
J 88

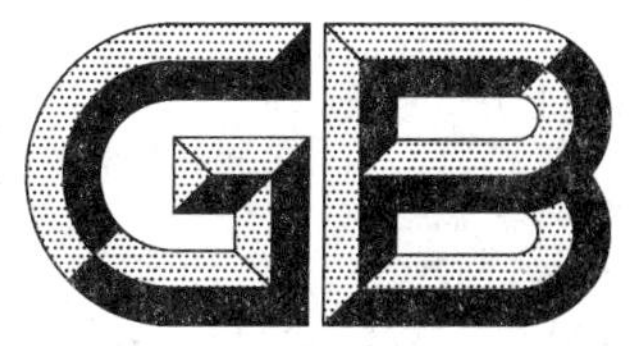

中华人民共和国国家标准

GB/T 35251—2017

垃圾裂化焚烧装置

Waste pyrolysis and incineration treatment device

2017-12-29 发布 2018-07-01 实施

中华人民共和国国家质量监督检验检疫总局
中国国家标准化管理委员会 发布

前　言

本标准按照 GB/T 1.1—2009 给出的规则起草。

本标准由国家发展和改革委员会提出。

本标准由全国环保产业标准化技术委员会(SAC/TC 275)归口。

本标准主要起草单位:浙江大森亚环保有限公司、浙江文国重工机械有限公司、航信(北京)科技发展有限公司、清华大学、中国标准化研究院、浙江大学、浙江工商大学、台州湾循环经济产业集聚区路桥分区管理委员会、浙江省环境监测中心、浙江省环境保护科学设计研究院。

本标准主要起草人:张文国、王贞扬、郝香莲、刘富强、黄进、岑可法、梁维燕、黄红军、沈东升、叶合延、周欣、俞建兵。

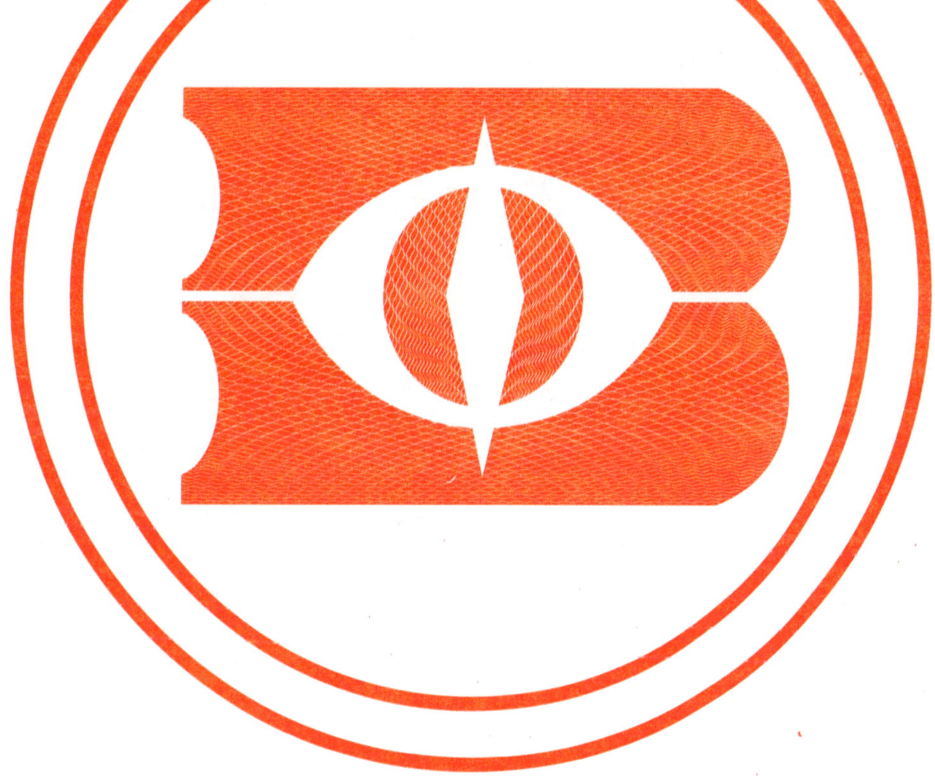

引　言

为贯彻《中华人民共和国环境保护法》和《中华人民共和国固体废物污染环境防治法》，坚持垃圾焚烧处理的减量化、资源化、无害化，控制垃圾焚烧处理造成的二次污染，规范以裂化焚烧方式处理垃圾的垃圾裂化焚烧装置的设计、制造、安装、调试、验收等，特制定本标准。

垃圾裂化焚烧装置

1 范围

本标准规定了垃圾裂化焚烧装置(以下简称装置)的术语和定义、型号与规格、要求、试验方法、检查和验收、标志、油漆、包装和随机文件。

本标准适用于低位热值大于4.18 MJ/kg的垃圾的裂化焚烧处理装置。单台装置适用的处理量为20 t/d到250 t/d(含上述上下限值)。

本标准不适用于危险废物的处理。

2 规范性引用文件

下列文件对于本文件的应用是必不可少的。凡是注日期的引用文件,仅注日期的版本适用于本文件。凡是不注日期的引用文件,其最新版本(包括所有的修改单)适用于本文件。

GB/T 700 碳素结构钢

GB/T 3766 液压传动系统及其元件的通用规则和安全要求

GB/T 3797 电气控制设备

GB 4053.1 固定式钢梯及平台安全要求 第1部分:钢直梯

GB 4053.2 固定式钢梯及平台安全要求 第2部分:钢斜梯

GB 4053.3 固定式钢梯及平台安全要求 第3部分:工业防护栏杆及钢平台

GB 5226.1 机械电气安全 机械电气设备 第1部分:通用技术条件

GB 8978 污水综合排放标准

GB/T 13306 标牌

GB/T 14048.1 低压开关设备和控制设备 第1部分:总则

GB 18485 生活垃圾焚烧污染控制标准

GB/T 19867.1 电弧焊焊接工艺规程

GB/T 23294 耐磨耐火材料

GB 50057 建筑物防雷设计规范

GB 50058 爆炸危险环境电力装置设计规范

GB 50093 自动化仪表工程施工及质量验收规范

GB 50235 工业金属管道工程施工规范

GB 50273 锅炉安装工程施工及验收规范

CJ/T 313 生活垃圾采样和分析方法

DL 51902 电力建设施工技术规范

HJ/T 20 工业固体废物采样制样技术规范

JB/T 1615 锅炉油漆和包装技术条件

JB/T 5000.12 重型机械通用技术条件 第12部分:涂装

JB/T 7258 一般用途离心式鼓风机

JB/T 9568 电力系统继电器、保护及自动装置通用技术条件

NAS 1638—2011 油品洁净度分级标准

TSG G0001 锅炉安全技术监察规程

3 术语和定义

下列术语和定义适用于本文件。

3.1

垃圾裂化焚烧 waste pyrolysis and incineration treatment

垃圾加热到一定温度并在缺氧条件下发生气化裂解反应，产生 CO、H_2、CH_4 等成分组成的燃气和少量焦油，剩余残渣落入焚烧室燃烧区在过氧条件下充分焚烧，并为气化裂解反应提供热量，同时产生的烟气在烟气二次燃烧室中进行充分燃烧的过程。

3.2

垃圾裂化焚烧装置 waste pyrolysis and incineration treatment device

对垃圾进行裂化焚烧的设备。

3.3

垃圾处理能力 waste treatment capacity

单位时间内通过裂化焚烧装置处理的垃圾质量。

注：单位为吨每天(t/d)。

3.4

焚烧烟气温度 incineration flue gas temperature

裂化焚烧装置焚烧室中烟气温度。

3.5

二次燃烧室烟气温度 secondary combustion gas temperature

燃气在二次燃烧室燃烧后生成烟气流经二次燃烧室或烟道中的烟气温度。

3.6

二次燃烧室烟气含氧量 secondary combustion gas oxygen content

燃气在二次燃烧室燃烧后生成烟气中的含氧量(干基)。

3.7

热灼减率 thermal deduction rate

焚烧残渣经灼烧减少的质量占原焚烧残渣质量的百分数。其计算方法如下：

$$P=(A-B)/A\times 100\%$$

式中：

P ——热灼减率；

A ——干燥后原始焚烧残渣在室温下的质量，单位为克(g)；

B ——焚烧残渣经(600±25)℃灼烧 3 h 后冷却至室温的质量，单位为克(g)。

3.8

裂化焚烧装置燃烧区 pyrolysis and incineration treatment device combustion zone

垃圾热解裂化后残余物与一次风混合燃烧的区域。

4 型号与规格

垃圾裂化焚烧装置的产品型号构成如下：

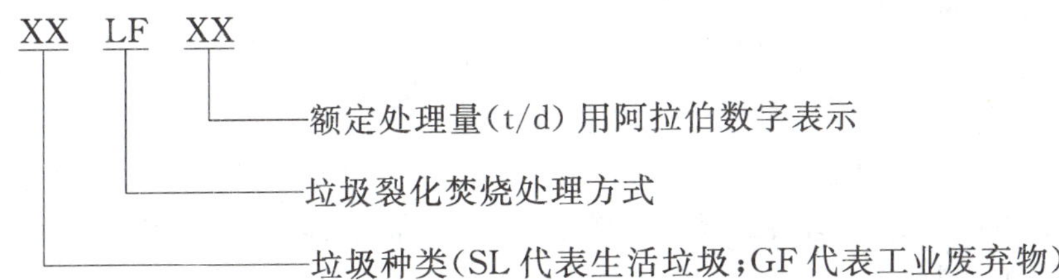

示例:额定处理量为 150 t/d 的生活垃圾裂化焚烧装置,其型号为 SLLF150。

5 要求

5.1 入装置垃圾

5.1.1 垃圾水分含量宜不大于 50%,灰分含量宜不大于 25%,低位发热量宜大于 4.18 MJ/kg。

5.1.2 垃圾入装置前宜先行剔除大块石头、铁块等,大件可燃垃圾宜进行破碎前处理。

5.2 基本要求

5.2.1 装置由进料、裂化炉、烟气二次燃烧室、助燃、供风、出渣、液压站、电气及自动控制等单元设备组成,结构示意图参见附录 A。

5.2.2 装置应按照经过规定程序批准的图纸和设计文件要求,进行制造、安装、调试及验收。

5.2.3 装置应设置必要的热工检测仪表,采用集中监控方式,根据设计要求,实现设备的启停、运行工况的监视与调整,联锁保护。

5.2.4 装置烟气二次燃烧室出口应设置后续烟气处理设施,进行烟气的降温、脱酸和除尘。出口烟气经净化后应达标排放,应符合 GB 18485 要求。

5.2.5 装置的工作平台、扶梯、栏杆应符合 GB 4053.1、GB 4053.2 和 GB 4053.3 的规定。

5.3 设备性能要求

5.3.1 装置宜采取连续裂化焚烧方式,并保证废物焚烧处理量在额定处理量 70%~120% 的范围内波动时能稳定运行。

5.3.2 装置的设计应保证其使用寿命不低于 20 年,每年工作时间不小于 8 000 h。

5.3.3 入装置垃圾的预热、干燥、热解、气化、燃烧、燃烬等裂解气化燃烧各阶段应正常进行。

5.3.4 入装置垃圾的裂解气化过程中进料、分布、混合、移动、配风、排渣等应可靠、稳定,无有害气体泄漏。

5.3.5 装置炉渣的热灼减率不应大于 5%,额定处理量不小于 200 t/d 的裂化焚烧装置炉渣的热灼减率不应大于 3%。

5.3.6 装置运行时,距离设备 1 m 处任何地方的噪声≤85 dB(A)。

5.3.7 装置裂化炉炉膛温度应不低于 600 ℃。

5.3.8 装置烟气二次燃烧室要求为:

a) 二次燃烧室炉膛温度应不低于 850 ℃。

b) 二次燃烧室出口烟气在标准状态下的含氧量应控制在 6%~10%(干基)。

c) 有足够的湍流强度,确保烟气均匀混合。

d) 焚烧处理产生的烟气在该区域的停留时间应不低于 2 s。

e) 二次燃烧室烟道结构应避免积灰和结渣。

5.3.9 装置应有可靠的密封性能;正常运行时应处于负压密闭状态,投料及出渣时应处于密封状态,不应有气体和粉尘泄漏。

5.4 设备单元要求

5.4.1 进料单元

5.4.1.1 进料斗宽度尺寸应大于垃圾抓斗展开的最大尺寸,保证垃圾能顺利进入进料斗。

5.4.1.2 应采用自动进料装置,进料量可以根据处理需要有一定的调节余量。

5.4.1.3 进料系统应处于负压状态,确保垃圾燃烧所产生的烟气不外逸。

5.4.1.4 若采用进料溜槽结构,溜槽内应有一定的料柱高度,并可减少给料时对料斗和给料器的冲击。

5.4.1.5 若采用二级密封门装置,应设有密封罩和集气罩,保证密封可靠。

5.4.2 裂化炉

5.4.2.1 炉膛宜选用立式结构,利于提高垃圾在炉膛内自上而下与底部供风的传热反应效率和强化物料的热解气化焚烧热力学反应分区效果。

5.4.2.2 裂化炉膛尺寸的选择应保证垃圾在炉膛内有足够的停留时间,废物能够充分燃尽,应达到处理量的要求。

5.4.2.3 炉膛内可增加炉辊机构,有效将垃圾的燃烧区与热解气化区分离,实现较高的热解气化效率,同时通过炉辊转动,起到破渣效果,防止炉膛内物料结焦,影响裂化反应的进行。

5.4.2.4 炉膛内可设置料位计,实时监测炉内垃圾料层高度,有效控制进料量。

5.4.2.5 排渣炉排机械强度应满足焚烧炉机械负荷的要求,传动机构合理可靠,炉排运行平稳。

5.4.2.6 排渣炉排的铸件应耐高温、耐磨、耐腐蚀和抗冲击,使用寿命不小于 3 年,底部进风孔的设置应满足燃烧风量的要求,使用过程中不易堵塞。

5.4.2.7 排渣炉排运动机构的润滑应满足高温、高粉尘和腐蚀气体等恶劣工作环境的要求。

5.4.2.8 炉体的强度和刚度应满足支撑耐火材料及其他附属设施的要求。

5.4.2.9 炉膛内衬所采用耐火材料的技术性能应满足热解气化气氛的要求,质量应满足 GB/T 23294 的要求,能够承受裂化炉工作状态的交变热应力,宜选用一级高铝砖及同等或更高级别耐火材料。

5.4.2.10 与耐火保温材料密切相关的金属锚固支撑件应与耐火保温材料配套设计,以满足炉体结构稳定性的要求。

5.4.2.11 炉体上应设置二次供风口、检测孔和观火孔。

5.4.2.12 采用连续裂化焚烧方式的炉体上可设置渗滤液回喷口,当垃圾低位热值大于 6.27 MJ/kg 时,可适当进行渗滤液回喷。

5.4.2.13 烟气二次燃烧室与余热锅炉的联接应采用可合理吸收热膨胀的结构。

5.4.3 助燃单元

5.4.3.1 助燃单元应包括油箱、过滤器、油泵和燃烧器。

5.4.3.2 油箱应设有液位开关,具有液位报警功能。

5.4.3.3 应设置燃烧器,燃烧器应具备自动点火、火焰调节、熄火保护、故障报警等功能。

5.4.3.4 燃烧器的控制和保护应采用 PLC 控制。应留有与中控室 DCS 的接口。

5.4.4 供风单元

5.4.4.1 鼓风机的选用应保证装置的供风需求,质量应满足 JB/T 7258 的要求。应采用变频调速装置,并能连续、自动地调节风量。

5.4.4.2 一次进风为裂化炉燃烧区供氧,二次进风应满足烟气二次燃烧室中烟气完全燃烧需氧量。一、二次风宜从垃圾贮坑上方抽取。

5.4.4.3 一、二次风管道设计应选择合理的管内空气流速，管道及其连接设备的布置应有利于减少管路阻力。系统应考虑空气过滤设施，管材的选择应考虑耐腐蚀、气密性和耐老化等因素。从余热锅炉中空气预热器过来的热空气管道和管件应考虑热膨胀的影响和保温。

5.4.4.4 当装置进料口垃圾水分较大、低位热值较低时，应对一、二次风进行加热，加热温度应根据垃圾低位热值确定。

5.4.5 出渣单元

5.4.5.1 出渣机构应工作可靠，出渣量可根据处理情况进行调节。

5.4.5.2 应满足对装置炉渣的冷却和除渣要求，同时起到出渣口与外界的隔离作用。

5.4.5.3 出渣机的前后腔及推头体应设耐磨、耐蚀的衬板，并方便更换。

5.4.5.4 采用水封出渣坑结构时，出渣机应设水位控制器。

5.4.6 液压站

5.4.6.1 液压站应提供整个装置的液压动力源及动作控制。

5.4.6.2 液压系统除执行元件外，其余的站内的控制和保护应采用 PLC 控制，应留有与中控室 DCS 的接口。

5.4.6.3 使用阻燃抗磨液压油，其清洁度应达到 NAS 1638—2011 中的 7 级要求。

5.4.6.4 液压系统通用技术条件应满足 GB/T 3766 的要求。

5.4.7 电气及自动控制单元

5.4.7.1 装置的电气控制设备应符合 GB/T 3797、GB/T 14048.1、GB 50058、GB 5226.1、JB/T 9568 的规定。

5.4.7.2 装置可采用分散控制系统(DCS)或可编程控制器(PLC)，其功能包括数据采集和处理(DAS)、模拟量控制(MCS)、顺序控制(SCS)及联锁保护。

5.4.7.3 装置应能实时检测控制裂化焚烧系统的各项主要工艺参数，在线显示各区域的温度和炉膛压力等表征装置运行工况的参数。应具有多点温度自动测量和自动控制功能，应具备负压、烟气含氧量自动调节功能。

5.4.7.4 应设有炉膛火焰监视装置。

5.4.7.5 应具有过流、超载和误操作、自动报警和应急处理等安全保护装置。

5.4.7.6 装置的防雷、接地措施应符合 GB 50057 的规定。

5.4.7.7 检测仪表和执行装置应满足系统运行和热控整体自动化的功能与接口要求。

5.4.7.8 装置控制室宜与相关设备的建、构筑物等合并成一体，布置于裂化焚烧系统附近。

5.5 安全要求

5.5.1 使用燃气燃烧器时，点火启动前或点火不正常或熄火后需重新点火时，应先启动引风机，再启动一次风机、二次风机进行充分扫气，扫气时间不应少于 5 min。燃烧器应有灭火保护装置。

5.5.2 装置应配备 UPS 电源及应急备用电源柴油发电机。

5.5.3 装置应配备防爆门，在炉膛内压力过高情况下能自动打开泄压。

5.5.4 装置停止运行前(包括正常停炉和安全程序的停炉)应留有残烧时间，出渣机在残烧过程时工作直到炉渣出尽，然后装置自动停止工作。

5.5.5 水冷式炉排应设应急供水装置，在断电或冷却水泵故障时，可继续维持不少于 1 h 的冷却水供应。

5.5.6 水冷式炉排在正常运行过程中，应实时监控出水水温。如果水温高于设计限定值，系统应报警并自动停止运行，同时立即终止投入新料。

5.5.7 当环境温度不高于 25 ℃时，炉体外壁面温度不应超过 50 ℃；环境温度高于 25 ℃时，炉体外壁面温度不应比环境温度高 25 ℃。

5.5.8 进料系统应设有液压限位装置及报警系统，所有转动部件应设有防护罩。

5.5.9 装置所附管路及其附属物应安装牢固，连接处不得有泄露。

5.5.10 控制箱与各被控制设备之间的连接线应有金属硬管或软管保护。

5.5.11 装置的电源应有漏电保护。

5.5.12 在常温和相对湿度不超过 85%时，电器回路绝缘电阻不应小于 2 MΩ，并能承受 1 min 工频(50 Hz)、电压 1 500 V 的试验，不应有击穿和短路现象。各连接件应定位准确，连接可靠。

5.5.13 如采用一次投料方式，燃烧过程中不允许开启炉门，不应有烟气外溢；如采用连续投料方式，进料口应配备保持气密性的装置，可采用双闸门密封联锁控制。燃烧过程中不允许有大量烟气外泄。

5.5.14 仪表安装应符合 GB 50093 的要求。

5.6 设计制造要求

5.6.1 各炉门以及辅助设施的阀门应启闭灵活、严密，转动部件应转动灵活、可靠。

5.6.2 制造装置所用的材料应符合 GB/T 700 和 GB/T 23294 的要求，炉衬、风道、管道应符合 GB 50235 的要求。

5.6.3 装置外形应平整、光滑、无明显凹凸痕、破损和锤印。

5.6.4 焊接应符合 GB/T 19867.1 的要求，焊缝外观应平整、拼焊后应校正，不允许出现裂纹、熔穿等缺陷。

5.6.5 炉体所有外露金属部件都应油漆。涂装应符合 JB/T 5000.12 的要求。

5.6.6 所有铸件和锻件不应有影响零件使用寿命和功能的气孔、砂眼和裂缝等缺陷。

5.6.7 裂化炉、烟气二次燃烧室采用的耐高温墙体结构应能适应高温、气体冲刷磨损、腐蚀、热膨胀等复杂工作条件。

5.6.8 炉排表面的防腐应满足高温、腐蚀性气体等恶劣工作环境。

5.6.9 梁和柱、平台扶梯应满足下列要求：

a) 本体及炉墙、管道、附件等的重量应由钢架支承，通过钢架传至地基，钢架采用框架结构，其余部分荷载分别由相应的横梁、斜杆传至立柱上；

b) 为便于运行维修，在炉四周应设有高度间距为 3 m 的平台，平台之间有扶梯连接。

5.6.10 炉墙应满足下列要求：

a) 炉内炉墙应采用浇注高强度耐磨浇注料，高强度耐磨砖；

b) 内侧耐磨层厚度：80 mm±10 mm。

5.6.11 驱动电机均应采用新型防爆电机。

6 试验方法

6.1 入炉垃圾的水分、灰分和发热量应按 CJ/T 313 的规定测定。

6.2 装置炉渣热灼减率采样应符合 HJ/T 20 的规定，计算应按 GB 18485 要求进行。

6.3 装置排放烟气中污染物的测定、计算和达标判定应按 GB 18485 要求进行。

6.4 垃圾渗滤液及其他污水处理后水质的测定、计算和达标判定应按 GB 8978 要求进行。

6.5 密封性检验:管道安装完毕后,应进行耐压和密封性试验,水压试验压力为设计压力的 1.5 倍,液压试验应缓慢升压,待达到试验压力后,稳压 10 min,再将试验压力降至设计压力,稳压 30 min,应检查压力表有无压降,管道有无泄漏。验收标准应按 GB 50235 要求进行。

6.6 绝缘电阻性能检验:电缆、电线的绝缘电阻试验应采用 500 V 兆欧表测量,100 V 以下的线路应采用 250 V 兆欧表测量,电阻值不应小于 5 MΩ。

6.7 冷态试车和出厂应满足下列要求:

a) 整装的装置,应在出厂前进行总装冷态试车;

b) 散装的装置,若为第一次设计的产品,应在厂内至少抽一台总装并冷态试车;图样、工艺元件相同的产品,宜每年在厂内总装一台(套)并冷态试车;

c) 装置现场安装后应进行冷态试车;

d) 制造单位内或现场的冷态试车连续运转时间应不少于 48 h,期间应动作平稳顺畅、转动灵活、无异响,不应出现跑偏、隆起、断片、偏心、刻蚀、局部摩擦过热、平面偏倾等缺陷,距任何活动件 1 m 远的任何地方的噪声不应超过 80 dB(A),润滑油温和液压油温不得超过规定温度。

7 检查和验收

7.1 装置应按本标准质检合格,并附质量证明书方可出厂,质量证明书应符合 TSG G0001 的要求。

7.2 装置安装工程施工验收应符合 GB 50273 和 DL 51902 的要求。

7.3 装置应经调试达到设计工况并分别连续稳定运行 72 h 和 24 h 各一次,同时按合同要求提供下列测试报告,方可验收。

a) 热工测试报告;

b) 烟气污染物排放测试报告;

c) 裂化焚烧装置噪音测试报告;

d) 炉渣热灼减率测试报告。

7.4 用户可按照本标准的规定,检查装置的制造质量和考核产品性能指标。未达到本标准要求的装置,设计、制造、建设、运行单位可在一年内进行不超过 3 次的全面消缺、改进和重新调试以达到本标准的规定要求。否则为不合格产品。

8 标志、油漆、包装和随机文件

8.1 标志

8.1.1 装置在设备的明显部位上,应设置固定的产品铭牌,铭牌应符合 GB/T 13306 的规定。

8.1.2 铭牌内容应包括:

a) 制造单位名称、地址和电话;

b) 产品型号和名称;

c) 额定热处理量(t/d);

d) 制造单位产品编号;

e) 制造日期。

8.2 油漆、包装

装置的油漆、包装应符合 JB/T 1615 的规定。

8.3 随机文件

装置产品应提供下列图样及技术文件：

a) 产品总清单、供应用户图样及技术文件、包装清单、备件清单各两份；

b) 安装图、热膨胀系统图、测点布置图、易损件清单及图、裂化焚烧装置总图各两份；

c) 安装、使用说明书各两份；

d) 产品质量证明书(出厂合格证)一份；

e) 其他用户和制造单位商定的特别执行工序的有关资料和特别提供的图样和文件。

附　录　A
（资料性附录）
垃圾裂化焚烧装置结构示意图

垃圾裂化焚烧装置结构示意图见图 A.1。

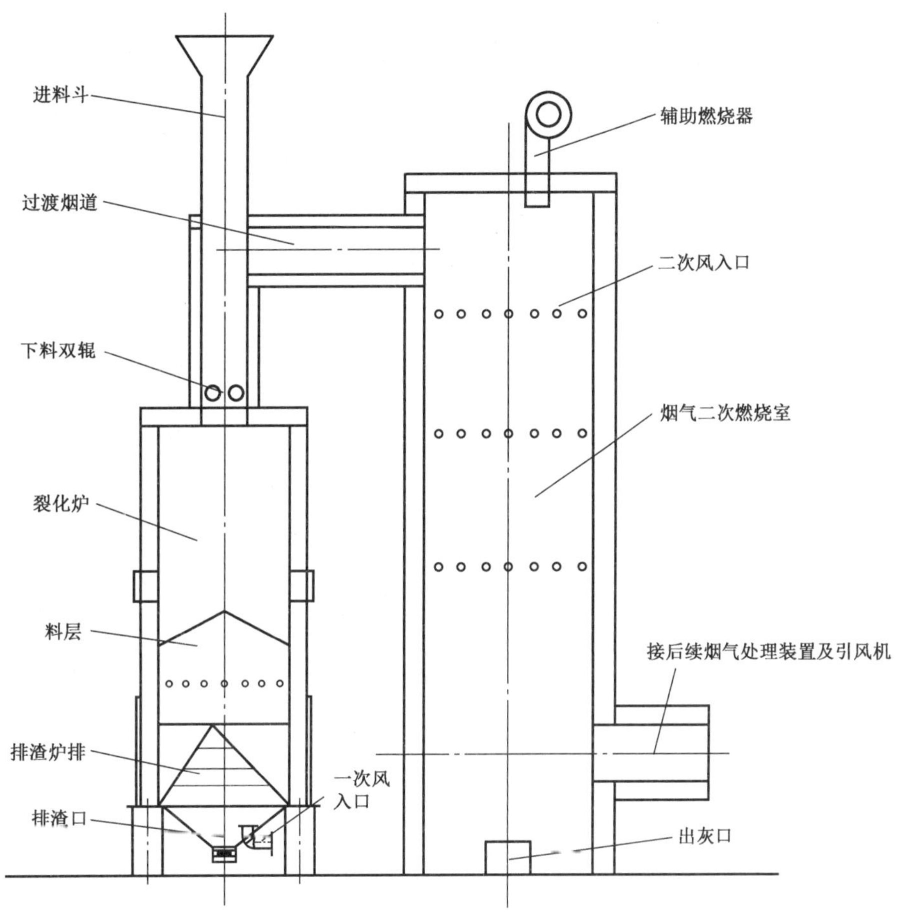

图 A.1　垃圾裂化焚烧装置结构示意图

ICS 53.020.20
J 80

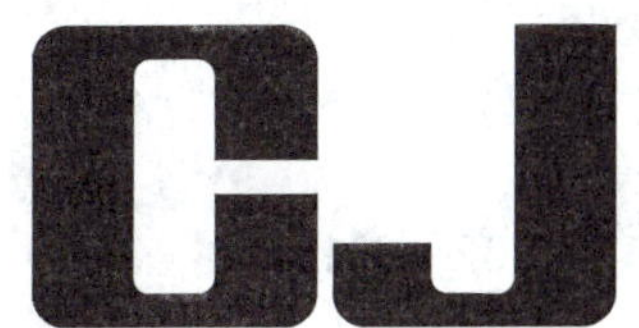

中华人民共和国城镇建设行业标准

CJ/T 432—2013

生活垃圾焚烧厂垃圾抓斗起重机技术要求

Technical requirements of waste grab cranes in municipal solid waste incineration plant

2013-05-24 发布　　2013-10-01 实施

中华人民共和国住房和城乡建设部　发布

前　言

本标准按照 GB/T 1.1—2009 给出的规则起草。

本标准由住房和城乡建设部标准定额研究所提出。

本标准由住房和城乡建设部市容环境卫生标准化技术委员会归口。

本标准负责起草单位:上海市环境工程设计科学研究院有限公司。

本标准参加起草单位:上海环城再生能源有限公司、北京起重运输机械设计研究院、浙江赛诺起重机械有限公司、上海昂丰矿机科技有限公司、上海佩纳沙士吉打机械有限公司、科尼起重机设备(上海)有限公司。

本标准主要起草人:张益、孙向军、孙吉泽、吕法制、傅传运、岳文翀、王明堂、刘长水、朱宏敏、杨智、傅玲琼、范玉德、周剑波、冯章器、刘爱峰、张勇。

生活垃圾焚烧厂垃圾抓斗起重机技术要求

1 范围

本标准规定了垃圾抓斗起重机的基本参数和型号、环境条件、材料、要求、试验方法、检验规则、标志、包装、运输和贮存。

本标准适用于生活垃圾焚烧厂抓取垃圾的抓斗起重机(以下简称起重机)。

2 规范性引用文件

下列文件对于本文件的应用是必不可少的。凡是注日期的引用文件,仅注日期的版本适用于本文件。凡是不注日期的引用文件,其最新版本(包括所有的修改单)适用于本文件。

GB/T 191 包装储运图示标志

GB 755 旋转电机 定额和性能

GB 997 旋转电机结构型式、安装型式及接线盒位置的分类(IM 代码)

GB/T 3811 起重机设计规范

GB 4208 外壳防护等级(IP)代码

GB/T 4942.1 旋转电机整体结构的防护等级(IP 代码)分级

GB 6067.1 起重机械安全规程 第一部分:总则

GB/T 9286 色漆和清漆 漆膜的划格试验

GB/T 11021 电气绝缘 耐热性分级

GB/T 13306 标牌

GB/T 13384 机电产品包装通用技术条件

GB/T 14405 通用桥式起重机

JB/T 4315 起重机电控设备

3 基本参数和型号

3.1 基本参数

3.1.1 起重机的额定起重量、工作级别、跨度、工作速度名义值、垃圾抓斗容积等应根据处理规模和场址条件合理设计,宜采用表 1 的参数系列。

表 1 起重机的基本参数

额定起重量/t	3.2;5.0;6.3;8.0;10.0;12.5;16.0;20.0;25.0
工作级别	GB/T 3811 中规定的 A8 级
跨度/m	10.0;13.0;16.0;19.0;22.0;25.0;28.0;31.0;34.0;37.0
工作速度名义值/(m/min)	32;40;50;56;63;71;80;90;100
垃圾抓斗容积/m^3	1.6;2.0;2.5;3.2;4.0;5.0;6.3;8.0;10.0;12.5;16.0

3.1.2 起重机结构形式见图 1 所示。

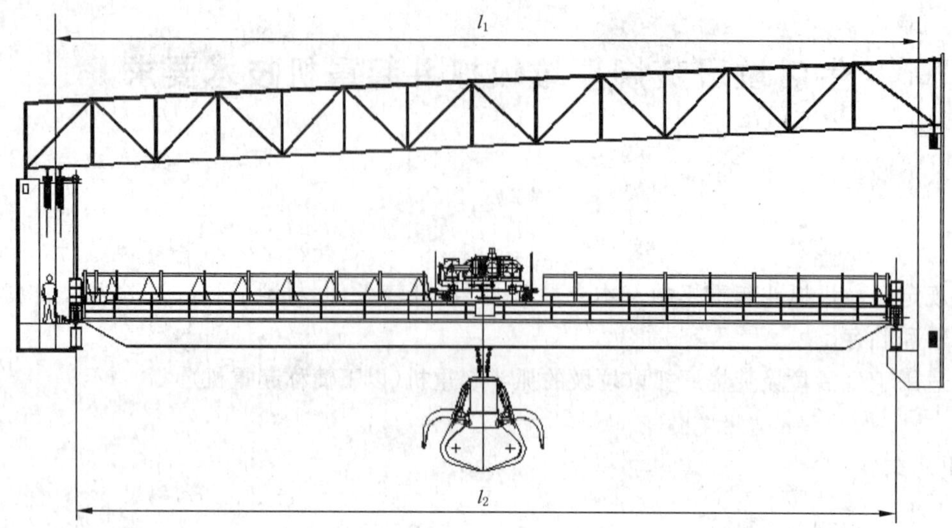

说明：

l_1——厂房跨度；

l_2——起重机跨度。

图 1 起重机结构示意图

3.2 型号

3.2.1 起重机型号表示如下：

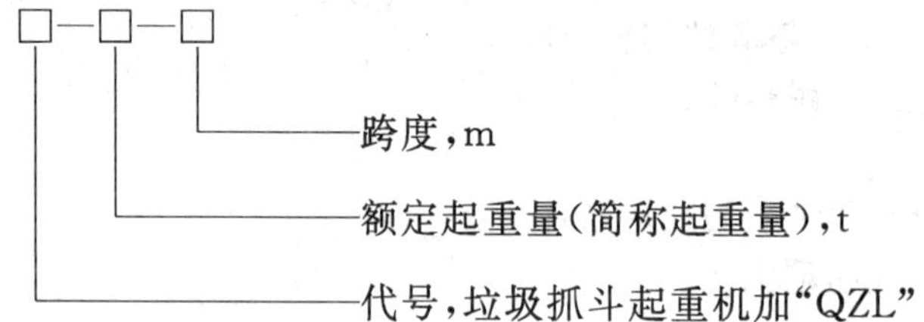

3.2.2 型号示例

示例 1：

起重量 10 t，跨度 22.0 m，垃圾抓斗起重机：

型号为：QZL10-22.0

示例 2：

起重量 15 t，跨度 25.5 m，垃圾抓斗起重机：

型号为：QZL15－25.5

4 环境条件

4.1 起重机应在室内工作，工作环境温度应不小于－10 ℃，并不大于＋45 ℃。

4.2 起重机工作环境温度在＋45 ℃下相对湿度应不大于 90％。

4.3 起重机在有灰尘和腐蚀气体的环境中应能正常工作。

5 材料

5.1 抓斗的主要承载构件和爪瓣的力学性能应不低于 Q345B 的材料等级，爪尖部分应使用耐磨材料，硬度应不低于 HB 450。

5.2　垃圾仓内电控箱箱体宜采用镀锌板材或不锈钢材质。

5.3　整机承载结构件的钢材应不低于 GB/T 14405 的规定。

6　要求

6.1　使用性能

6.1.1　起重机的起重能力应达到额定起重量。

6.1.2　起重机的静态刚性(额定起重量和小车自重在主梁跨中所产生的垂直静挠度 f 与起重机跨度 S 的比)应符合式(1)的要求：

$$f \leqslant S/1\,000 \tag{1}$$

式中：

f ——垂直静挠度，单位为毫米(mm)；

S ——起重机跨度，单位为米(m)。

6.1.3　起重机的动态刚性宜根据现场使用条件合理确定。

6.1.4　起重机安装后应进行目测检验和空载试验，并应符合下列规定：

a)　起重机各主要部分的规格和状态应符合设计规定；

b)　空载试验时各机构应运转正常；

c)　控制系统和安全装置应灵敏、准确并符合 GB 6067.5 的相关规定。

6.1.5　起重机安装后应进行静载试验，试验后主梁应不产生永久变形，各部件的连接处应无松动或损坏。

6.1.6　起重机安装后应进行动载试验，试验时各部件应能正常工作。试验后各机构或结构应无损坏，连接处应无松动或损坏。

6.1.7　起重机和小车的运行速度、起升速度、下降速度的允许偏差值均应小于设计值的±5%。

6.1.8　抓斗下降制动距离应不大于 1 min 内稳定起升距离的 1/65。

6.1.9　起重机的跨度偏差应符合 GB/T 14405 的规定。

6.1.10　当空载小车在极限位置时，主梁上拱最高点位置应符合式(2)的要求，主梁上拱度应符合式(3)的要求：

$$S/2 - S/10 \leqslant L \leqslant S/2 + S/10 \tag{2}$$

$$S/1\,000 \leqslant \Delta h \leqslant 1.4S/1\,000 \tag{3}$$

式中：

L ——主梁上拱最高点与主梁一端距离，单位为米(m)；

S ——起重机跨度，单位为米(m)；

Δh ——主梁上拱度，单位为米(m)。

6.1.11　起重机的整机设计寿命应不小于 25 年。

6.2　运行、起升机构

6.2.1　运行和起升机构应性能良好，应具备变频调速功能。

6.2.2　“三合一”驱动装置应配有手动松开刹车装置，在电机不工作时，起重机应可以移动。

6.2.3　起升机构的工作级别应为 GB/T 3811 中规定的 M8 级。

6.2.4　抓斗驱动电缆应与起升的钢丝绳同步。

6.3 抓斗

6.3.1 抓斗应采用多瓣电动液压抓斗。
6.3.2 抓斗和起重机钢丝绳联接的悬挂装置的强度安全系数应不低于5。
6.3.3 抓斗和起重机钢丝绳的标准联接件应按GB/T 3811中规定的M8进行强度计算。
6.3.4 多吊点时，每个吊点联接件的载荷能力均应不小于抓斗最大设计载荷。

6.4 称重系统

6.4.1 称重系统应能显示即时和投料累计重量。
6.4.2 小车每一抓的称量综合误差应不大于额定起重量的±1%。
6.4.3 小车位于投料口上方时，称重系统应能读取数值并记录。

6.5 定位系统

6.5.1 起重机应设有抓斗三维定位系统。
6.5.2 三维定位系统应不受断电的影响。

6.6 电气设备

6.6.1 起升、运行机构的电动机应采用交流传动控制技术，应具备变频调速功能。
6.6.2 应采用符合国家现行设计标准的起重机电控设备。制造厂根据特殊需要进行设计时，应符合GB/T 3811、GB/T 14405和JB/T 4315的规定。
6.6.3 起重机总供电电源应为三相(3Φ+PE)、50 Hz交流380 V供电系统。起重机在正常工作条件下，供电系统在起重机械馈电线接入处的电压波动应不大于额定值的±10%。
6.6.4 电机的功率应以GB 755中S3工作制为标准。采用其他工作制的电动机，应根据GB/T 3811计算实际功率。
6.6.5 电机的防护等级应不低于GB/T 4942.1中的IP54。
6.6.6 电机的绝缘等级应不低于GB/T 11021中的F级。
6.6.7 电控设备中的各电路的绝缘电阻应不小于0.8 MΩ。
6.6.8 电气设备在工作时产生的噪声应符合GB/T 14405的规定。
6.6.9 电机的安装型式应符合GB 997的规定。
6.6.10 所有电控设备之间应采用电缆连接。

6.7 控制系统

6.7.1 起重机应具备半自动操作或全自动操作功能。
6.7.2 在起重机控制室内应可控制起重机移料、取料、喂料、混料、堆料等所有动作。
6.7.3 可编程控制器(PLC)与中央控制系统应配置通讯接口，通讯协议应符合国家现行有关标准的规定。
6.7.4 可编程控制器(PLC)发生故障时，起重机应具备起升功能(如遥控器控制)。
6.7.5 应设置两处或两处以上远程手动紧急停止装置。
6.7.6 起重机控制系统应具备依靠操作员终端等显示技术提供辅助故障诊断功能。
6.7.7 起重机控制系统辅助故障诊断功能宜具备与制造商联网功能，进行远程诊断。
6.7.8 应具有多点投料及移动投料功能。
6.7.9 垃圾仓内控制装置的防护等级应达到GB 4208规定的IP55。
6.7.10 操纵设备应采用联动控制台进行多段速度控制。

6.7.11 操纵设备可采用远程控制。

6.8 安全

6.8.1 安全保护应包括紧急停车装置、防晃装置、防倾斜装置、钢丝绳防松弛装置、防钢丝绳跳槽、防超载安全装置和行程保护等各项安全系统，以确保运行安全。

6.8.2 当起升载荷达到0.95倍额定载荷时，称量系统的防超载安全装置应发出报警；达到1.05倍额定载荷时，应启动防超载安全装置。

6.8.3 起重机的电控柜中应装有与抓斗控制方式相适应的电动机相序、过流、缺相、延时开闭、过压等综合保护装置。

6.8.4 当两台或两台以上起重机在同一轨道上运行时，应配置防碰撞装置。

6.8.5 起重机三维运行安全边界处应设置限位开关，当起重机抓斗、大车、小车等运行到极限位置时应自动断电。

6.8.6 起重机至少一侧应留有人行安全通道，由安全通道侧起重机外缘至柱面间距应不小于500 mm。

6.8.7 小车运行范围的两主梁之间宜设置移动检修安全网。

6.8.8 起重机安全应符合GB 6067.1的规定。

6.9 钢构件涂装

6.9.1 全部钢构件除锈等级应达到Sa2.5级，现场补漆除锈等级应达到St3级。

6.9.2 在工厂除锈后，应立即喷涂底漆，待钢结构焊接完毕后，再进行中间漆、面漆等喷涂。应不少于四道漆，每道干膜厚度应不小于30 μm，漆膜总厚度应不小于180 μm。

6.9.3 漆膜附着力应符合GB 9286中规定的一级质量标准。

6.10 润滑

6.10.1 应根据起重机各机构的位置、润滑点数量、润滑油的需要量确定润滑系统的型式，宜采用集中润滑。对润滑点多、距离长的系统，宜采用电动润滑。

7 试验方法

7.1 起重机跨度偏差检测

起重机跨度偏差检测，应按GB/T 14405的规定执行。

7.2 主梁上拱度的检测

主梁上拱度的检测，应按GB/T 14405的规定执行。

7.3 漆膜总厚度的检测

漆膜总厚度的检测，应按GB/T 14405的规定执行。

7.4 漆膜附着力的检测

漆膜附着力的检测，应按GB/T 14405的规定执行。

7.5 机构速度的检测

机构速度的检测，应按GB/T 14405的规定执行。

7.6 各运行机构极限限位的检测

各运行机构极限限位的检测,应按 GB/T 14405 的规定执行。

7.7 起升机构下降制动距离的检测

起升机构下降制动距离的检测,应按 GB/T 14405 的规定执行。

7.8 起重机噪声的检测

起重机噪声的检测,应按 GB/T 14405 的规定执行。

7.9 电控设备中各电路绝缘电阻的检测

电控设备中各电路绝缘电阻的检测,应按 GB/T 14405 的规定执行。

7.10 称量综合误差的检测

7.10.1 称量装置的标定

称量装置的标定符合以下要求:

a) 应采用标准砝码或其他恒定载荷替代标准砝码;

b) 起重机用称量装置的允许误差应不大于起重机额定起重量的±1%;

c) 标定称量装置时,整台起重机应处于静止状态。将标定用的标准砝码或其替代物提升至垃圾投料口的上方投料高度处或料斗平台,待标准砝码或其替代物处于静止状态时对称量装置进行标定。

7.10.2 检验方法

称量综合误差的检测应符合以下要求:

a) 检验应在稳定的环境条件下进行,检验期间最大温差应不大于 5 ℃,温度变化率应不大于5 ℃/h;

b) 使用电源供电的称量装置,应按常规接通电源,在整个检验期间应处于开机状态;使用电池供电的称量装置,检验期间可采用直流稳压电源供电以替代电池;

c) 进行称量检验时,整台起重机应处于静止状态,应将标定用的标准砝码或其替代物提升至垃圾投料口的上方投料高度处,待标准砝码或其替代物处于静止状态后对称量装置进行重量数据提取;

d) 应选择起重机额定起重量的 40%、60%、80%的载荷进行三次检验,三次提取重量的平均误差应不大于该称量装置的允许误差范围。

7.11 称量装置

起重机加载至额定荷载的 0.95 倍时,应观察称量装置是否会报警;加载至额定荷载的 1.05 倍时,应观察称量装置是否能正常操作运行。

7.12 整机试验

7.12.1 目测检验

目测检验应符合以下要求:

a) 目测检验应观察各机构的规格和(或)状态是否符合要求,包括:电气设备、安全装置、制动器、控制器、照明和信号系统等;起重机金属结构及其连接件、梯子、通道、司机室和走台等;各种防护装置;抓斗及其连接件钢丝绳及其固定件等。检查时,可不拆开任何部件,但应打开在正常维护和检查时应打开的盖或罩,如限位开关盖。

b) 目测检验应检查必备的证书是否已提供并经过审核。

7.12.2 **空载试验**

空载试验应符合以下要求:

a) 应在试验前,用 500 V 兆欧表分别测量各机构主回路、控制回路等对地的绝缘电阻;
b) 接通电源,开动各机构,小车沿主梁全长、起重机沿轨道适当长度往返运行各不少于 3 次的过程中,应无任何卡阻现象,限位开关、缓冲器应工作正常,吊具左右极限位置应符合设计要求;
c) 起升机构沿起升范围全程运行不少于 3 次,起升范围应符合设计要求,起升运转应正常;
d) 控制系统和安全装置应灵敏、准确,符合相关设计要求;
e) 空运转试验时,应分别开动各机构,做正、反方向运转,累计时间不小于 5 min,并做好记录。

7.12.3 **静载试验**

静载试验应符合以下要求:

a) 各机构的静载试验应分别进行,静载试验的载荷应为 1.25 倍额定起重量,试验前应调整好制动器;
b) 应先对起升机构作静载试验,试验的额定载荷应从 40%开始逐渐增至额定载荷;大车或小车在全长范围作往返运行,可同时开动起重机运行机构,但不应同时开动 3 个机构(大车、小车和起重机构),检查各项性能应达到设计要求。卸去载荷,将空载小车停放在极限位置(抓斗应放至落地),定出检测基准点;
c) 起升机构置于主梁最不利位置,应先按 1.0 倍额定起重量加载,起升离地面 100 mm~200 mm 处悬空,再无冲击地加载至 1.25 倍额定起重量后,悬空时间应不少于 10 min。卸去载荷将空载小车停放在极限位置并使抓斗落地;
d) 应按 GB/T 14405 中相关方法检查起重机主梁基准点处是否无永久变形,且主梁实有上拱度是否符合 GB/T 14405 中相关要求,如无永久变形,即可终止试验。如有永久变形,应从头再作试验,但总共应不大于 3 次,期间不应再有永久变形;
e) 试验的超载载荷部分,应无冲击地加载。宜在额定载荷的基础上,再向斗内逐块地添加比重较大的重物(例如生铁块),直至达到静载试验载荷;
f) 试验后,应重复目测检测,包括永久变形、油漆剥落、连接处是否出现松动或损坏。

7.12.4 **额定载荷试验**

起升机构应按 1.0 倍额定起重量加载,作起重机和小车运行机构、起升机构的联合动作,分别检测各机构的速度(含调速)、制动距离和起重机的噪声。

7.12.5 **静态刚性试验**

先将空载小车放在极限位置,在主梁跨度中找好基准点,将小车置于主梁最不利位置,按额定起重量加载,载荷离地 100 mm~200 mm 处悬空,保持 10 min。测得主梁下挠数值后卸载,将主梁下挠数值再除以起重机跨度,即为起重机的静态刚性。

7.12.6 **动载试验**

动载试验应符合以下要求:

a) 除起升机构以外,起重机的各机构都应按制造商规定的低速进行 1.25 倍额定起重量的承载试验;
b) 起重机各机构的动载试验应先分别进行,再作联合动作的试验。作联合动作的试验时,同时开动的机构应不大于两个;
c) 起升机构按 1.1 倍额定起重量加载时,试验中对每种动作应在其行程范围内作反复运动的启动和制动。对悬挂着的试验载荷作空中启动时,试验载荷不应出现反向动作;
d) 试验时应按该机的电动机接电持续率留有操作的间歇时间,应按操作规程控制加速度、减速度和速度限制在起重机正常工作的范围内。每次试验时间应结合接电持续率和工作循环等因素,持续 1 h 以上;
e) 试验过程中各部件应能完成其功能试验。试验后,应目测检查各机构及其连接处是否出现松动或损坏,结构的构件是否有损坏。

8 检验规则

8.1 检验分类

起重机的检验分为出厂检验和型式试验,检验项目见表 2。

8.2 出厂检验

8.2.1 每台起重机出厂前都应进行检验,检验合格后(包括用户的特殊要求检验项目)方能出厂。制造商应向用户提供起重机检测报告及出厂合格证。
8.2.2 起重机宜在制造商进行整体预装,并进行空运转试验。
8.2.3 组装后各部件应分别进行空运转试验,正、反方向运转,各试验累计时间应不少于 5 min。

8.3 型式试验

8.3.1 有下列情况之一时,应进行型式检验:
a) 新产品或老产品转厂生产的试制定型鉴定;
b) 正式生产后,如结构、材料、工艺有较大改变,可能影响产品性能时;
c) 产品停产达一年以上后恢复生产时;
d) 出厂检验结果与上次型式检验有较大差异时。

表 2 检验项目表

检验项目	出厂检验	型式检验	检验要求	检验方法
起重机跨度偏差	√	√	6.1.9	7.1
主梁跨中上拱度	—	√	6.1.10	7.2
漆膜总厚度的检测	√	√	6.9.2	7.3
漆膜附着力的检测	√	√	6.9.3	7.4
起升速度	—	√	6.1.7	7.5
下降速度	—	√	6.1.7	7.5
小车运行速度	—	√	6.1.7	7.5
大车运行速度	—	√	6.1.7	7.5

表 2（续）

检验项目	出厂检验	型式检验	检验要求	检验方法
起升极限限位	—	√	6.8.5	7.6
小车运行极限限位	—	√	6.8.5	7.6
大车运行极限限位	—	√	6.8.5	7.6
抓斗下降制动距离	—	√	6.1.8	7.7
起重机噪声	—	√	6.6.8	7.8
绝缘性能	√	√	6.6.6	7.9
称量综合误差	—	√	6.4.2	7.10
称量装置(超载限制器)	—	√	6.8.2	7.11
空载试验	—	√	6.1.4	7.12.2
静载试验	—	√	6.1.5	7.12.3
静态刚性试验	—	√	6.1.2	7.12.5
额定载荷试验	—	√	6.1.1	7.12.4
动载试验	—	√	6.1.6	7.12.6
注：“√”为检验项目，“—”为不检验项目。				

9 标志、包装、运输和贮存

9.1 标志

起重机标志应符合 GB/T 13306 的规定，并应符合下列要求：

a) 额定起重量标牌上应标明额定起重量、制造商名称和厂标、商标；

b) 在主梁明显位置处应安装起重机标牌，标明起重机名称、主要性能参数、制造日期或生产编号，制造商名称、执行标准代号。

9.2 包装

9.2.1 起重机包装应符合 GB/T 13384 和 GB/T 191 的规定，注重防锈，危险、易碎、防潮等。

9.2.2 包装箱应分别注明危险、易碎、放置方向等符号字样。

9.2.3 起重机发货时应包含下述文件：

a) 产品合格证明书；

b) 产品使用操作维护说明书；

c) 装箱单；

d) 安装图；

e) 备件及易损件清单；

f) 主要外购件的合格证和说明书；

g) 专用工具；

h) 仪器清单。

9.3 运输

起重机的运输应符合铁路、公路、航运的有关运输规定。

9.4 贮存

9.4.1 起重机零部件应妥善保管，注意防锈、防潮、通风和防止变形。

9.4.2 应防止大型结构件变形和锈蚀。

附　录　A
（资料性附录）
试验记录表

表 A.1　垃圾抓斗起重机合格试验表

起重机类别			制造单位				
额定起重量			跨度		工作级别		
起升高度		起升速度		大车速度		小车速度	

序号	检验项目	单　位	判别基准和检验方法	检验结果	结论	备注
1*	起重机跨度偏差	mm	$\Delta S=\pm(2.5+0.1\times(S-10))$			S:跨度 m
2*	主梁跨中上拱度	mm	$(1/1\,000\sim1.4/1\,000)\times S$ 本机为：			空载时测量 S:跨度 mm
3*	漆膜总厚度的检测	μm	漆膜总厚度≥180 μm			
4	漆膜附着力的检测		≤5%			
5	起升速度	m/min	±5%			
6	下降速度	m/min	±5%			
7	小车运行速度	m/min	±5%			
8	大车运行速度	m/min	±5%			
9	起升极限限位		至极限位置，能自动断电			
10	小车运行极限限位		至极限位置，能自动断电			
11	大车运行极限限位		至极限位置，能自动断电			
12*	抓斗下降制动距离	m	$\leqslant V_{起}/65$			$V_{起}$：额定起升速度 m/min
13*	起重机噪声	dB(A)	闭式司机室（总噪声-背景噪声修正值）≤85			
14*	绝缘性能	MΩ	主回路、控制回路的冷态绝缘电阻≥0.8			
15*	称量装置（超载限制器）		当起升载荷达到 0.95 倍额定载荷时，报警；达到 1.05 倍额定载荷时，启动			
16*	空载试验		各机构动作无误			
17*	静载试验	mm	吊起 1.25 倍额定载荷，重复三次无永久变形	传动侧 导电侧		
18*	静态刚性试验		$f\leqslant S/1\,000$			
19*	额定载荷试验		起升机构按 1.0 倍额定载荷加载			

表 A.1（续）

<table>
<tr><th>序号</th><th colspan="2">检验项目</th><th>单　位</th><th>判别基准和检验方法</th><th>检验结果</th><th>结论</th><th>备注</th></tr>
<tr><td>20*</td><td colspan="2">动载试验</td><td></td><td>吊起 1.1 倍额定载荷的重物，开动机构，灵活可靠，限位开关及保护装置动作无误</td><td></td><td></td><td></td></tr>
<tr><td rowspan="4">21*</td><td rowspan="4">功能测试</td><td>自动抓取</td><td rowspan="4"></td><td rowspan="4">按供需双方协商</td><td rowspan="4"></td><td rowspan="4"></td><td rowspan="4"></td></tr>
<tr><td>自动投料</td></tr>
<tr><td>自动泊车</td></tr>
<tr><td>计量统计</td></tr>
<tr><td>结论</td><td colspan="7"></td></tr>
<tr><td colspan="8">测试地点：______测试人员签名：______测试日期：____年____月____日
注：带*的项目为关键指标，其余为一般指标。</td></tr>
</table>

ROCK X-FLOW 箬科（北京）环保技术有限责任公司

企业简介

箬科（北京）环保技术有限责任公司是多年从事膜技术研究和应用以及环境治理的高新技术企业。公司在膜应用、垃圾渗滤液、循环冷却水等废水处理方面拥有几十项专利。公司凭借优秀的团队和成熟的技术实力已实现完整的环保项目咨询、设计、建设、调试、运营全过程标准化规范管理。箬科环保是Pentair X-FLOW公司管式超滤膜中国区总代理。

核心产品

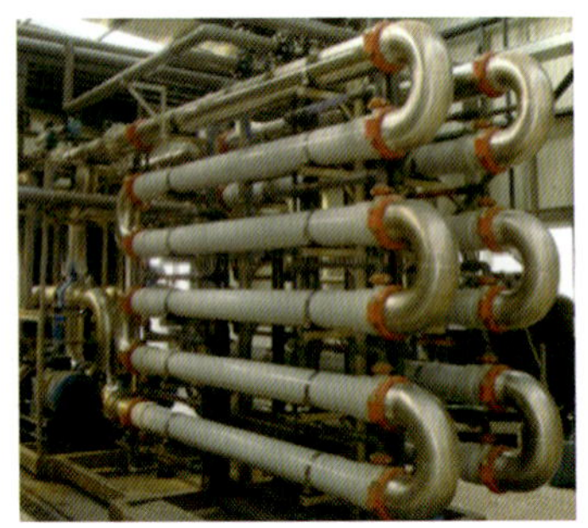

错流式超滤膜

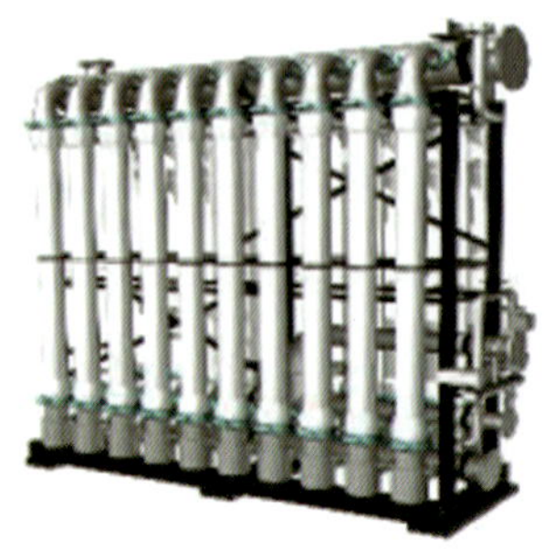

气提式超滤膜Airlift

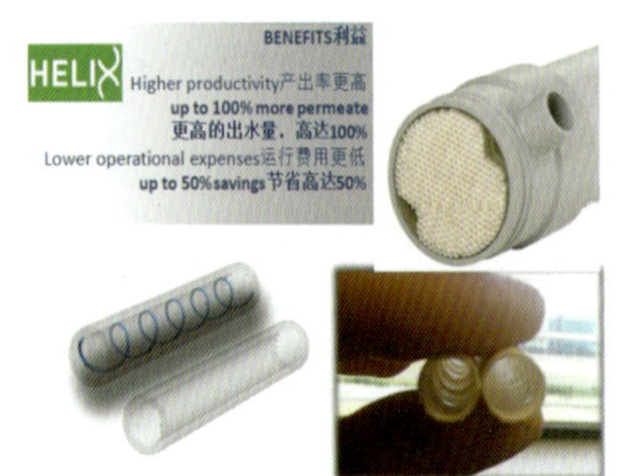

螺旋式超滤膜Helix

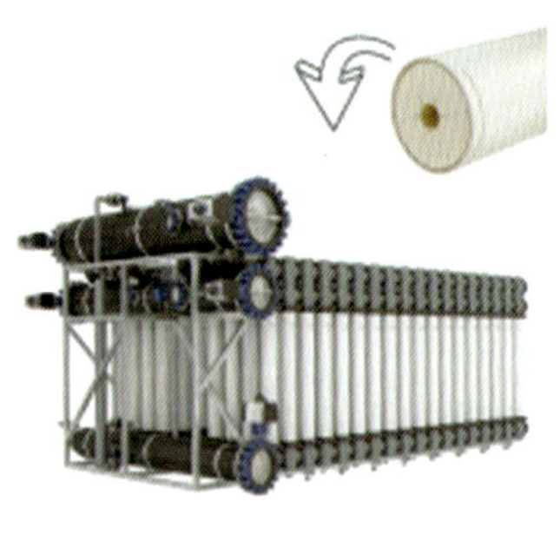

中空纤维膜

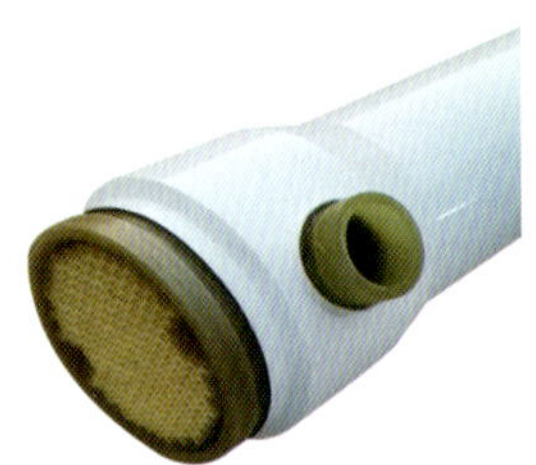

微滤软化膜

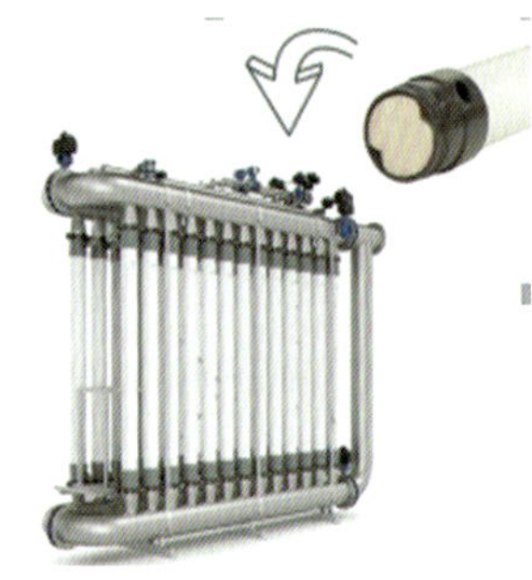

厌氧An-MBR膜

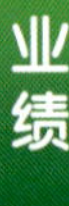

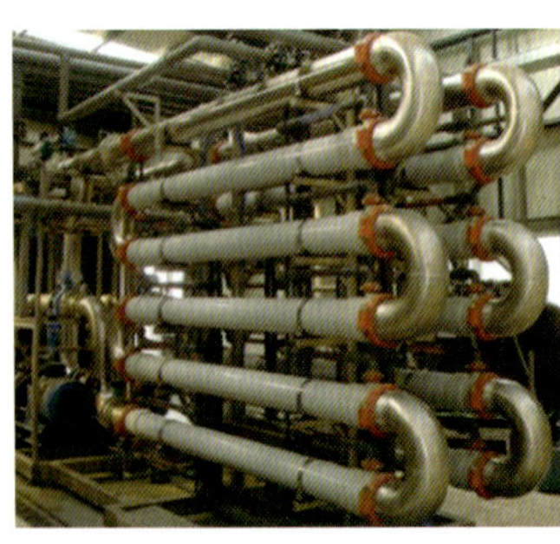

光大新郑错流膜

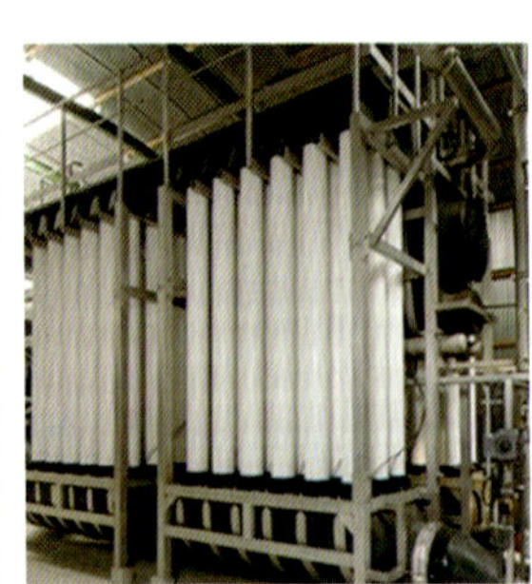

安徽金轩气提膜

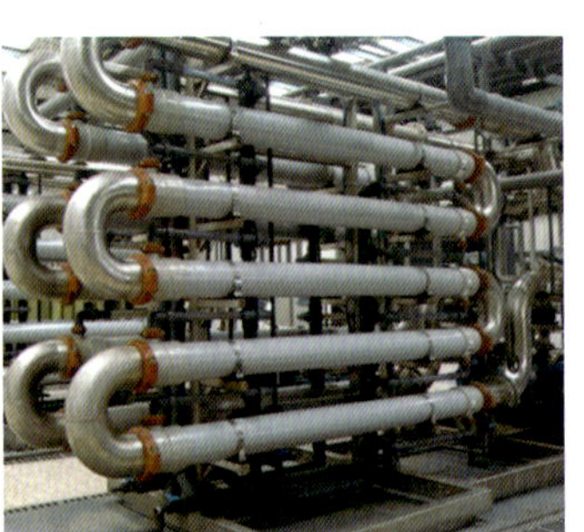

上海老港Helix膜

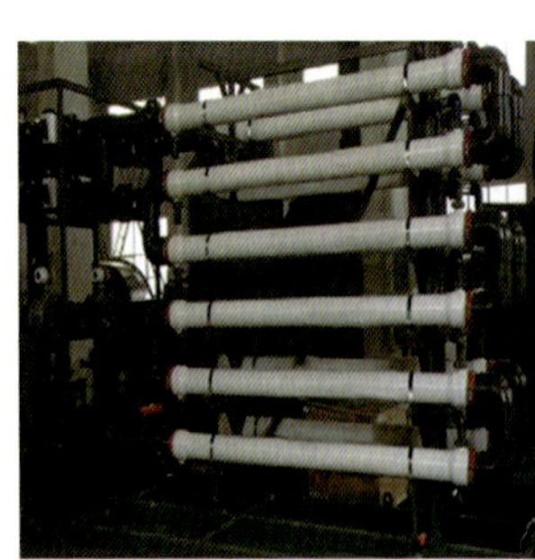

山东金乡软化膜

联系人：许先生 18610024673
邮箱：rockmemb@163.com
网址：http：//www.rockmembrane.com

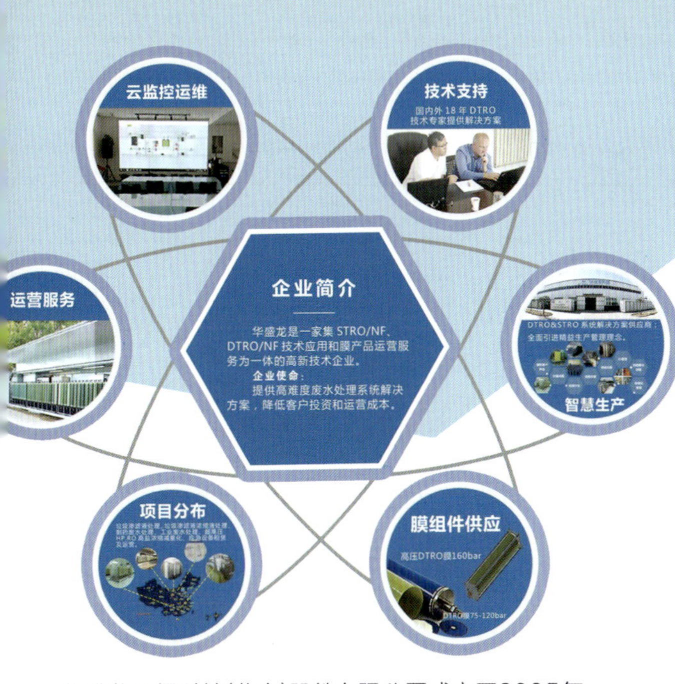

华盛龙环保科技(北京)股份有限公司成立于2005年，由受过DTRO系统培训的原Pall中国资深专家创办，是一家以膜分离产品为核心业务，着眼于垃圾填埋场焚烧厂渗滤液处理，存量渗滤液应急租赁运营服务，高浓度工业园区危废填埋场废水处理，工业废水零排放为主的科工贸一体的高新技术企业。

项目现场

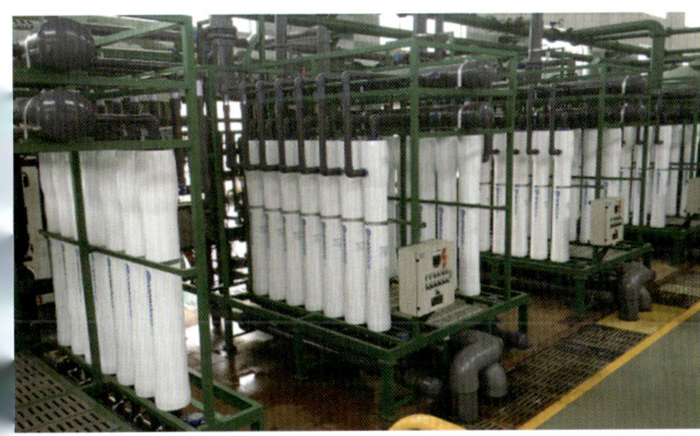

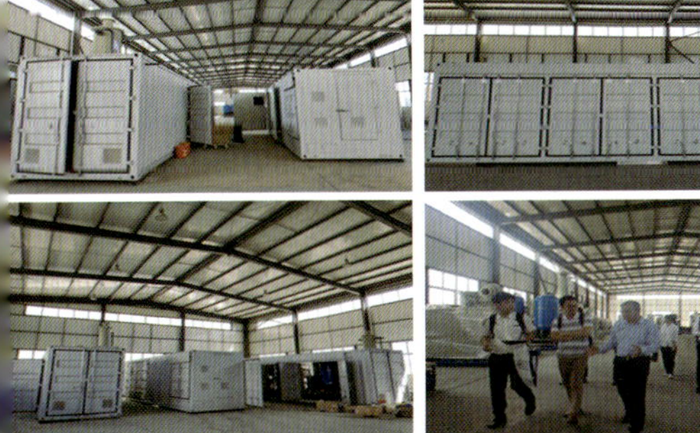

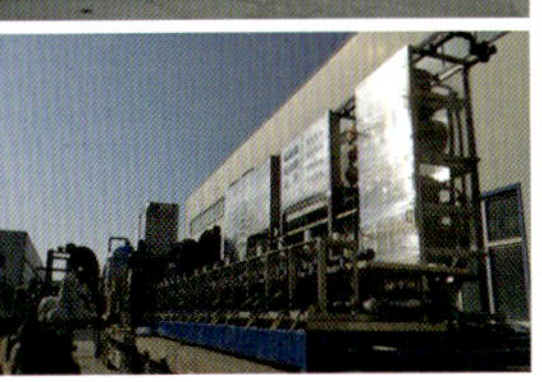

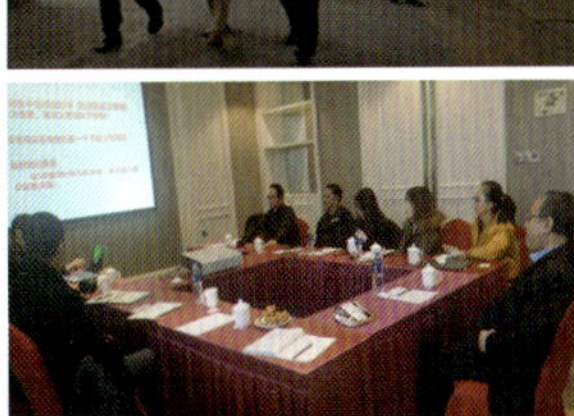

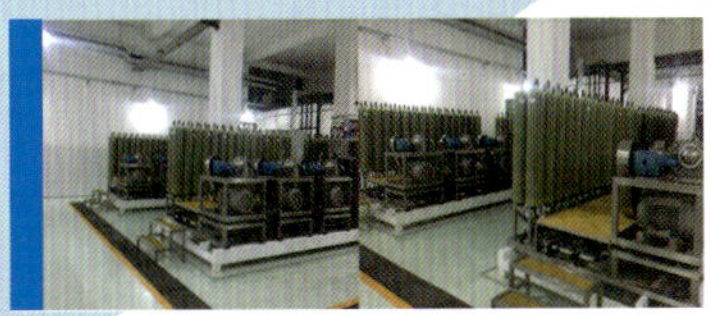

项目名称：北京市安定渗滤液处理项目
项目规模：600t/d
处理废水：反渗透浓缩液
处理工艺：DTRO
膜组件型号：DTGE-MP(90BAR)
回收率：50%
标准：北京市DB11/307-2013《水污染物综合排放标准》

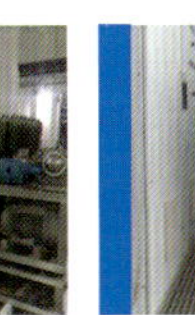

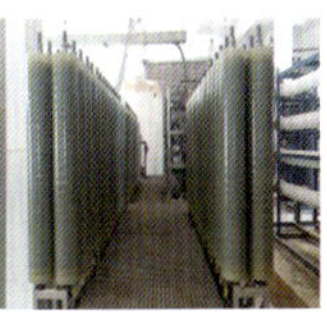

项目名称：南宁市经脉产业园渗滤液处理项目
项目规模：600t/d
处理废水：MBR出水 处理工艺：DTRO
膜组件型号：DTGE-MP(75BAR)
回收率：80%
标准：GB 16889-2008《生活垃圾填埋场污染物控制标准》表2排放标准

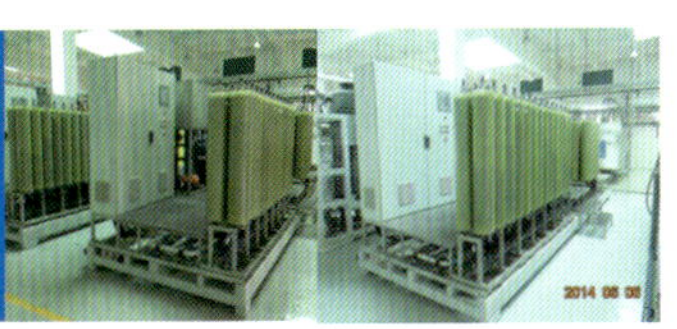

项目名称：广州市兴丰渗滤液处理项目
项目规模：2X300t/d
处理废水：反渗透浓缩液
处理工艺：DTRO
膜组件型号：DTGE-MP(75BAR)+DTGE-HP(120BAR)
回收率：50%
标准：GB 16889-2008《生活垃圾填埋场污染物控制标准》表2排放标准

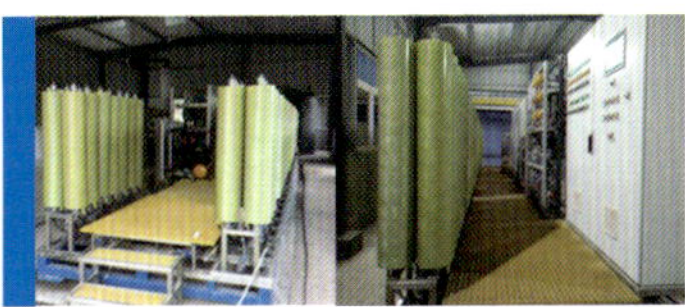

项目名称：安岳渗滤液处理项目
项目规模：240t/d
处理废水：渗滤液原液
膜组件型号：DTGE-MP(75BAR)+RO4
回收率：80%
标准：GB 18918-2002《城镇污水处理厂污染物控制标准》一级A排放标准

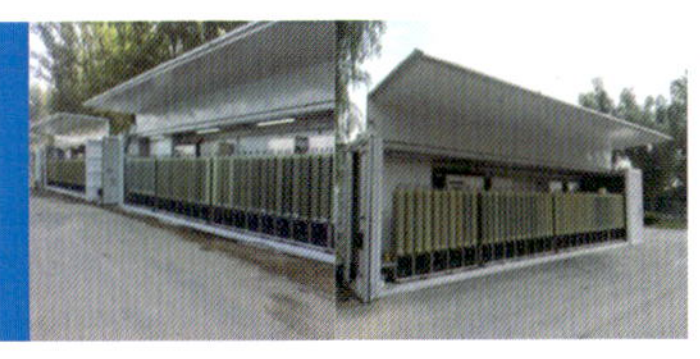

项目名称：北京市阿苏卫渗滤液处理项目
项目规模：1000t/d
处理废水：渗滤液原液
处理工艺：DTRO
膜组件型号：DTGE-MP(75BAR)
回收率：75%
标准：北京市DB11/307-2013《水污染物综合排放标准》

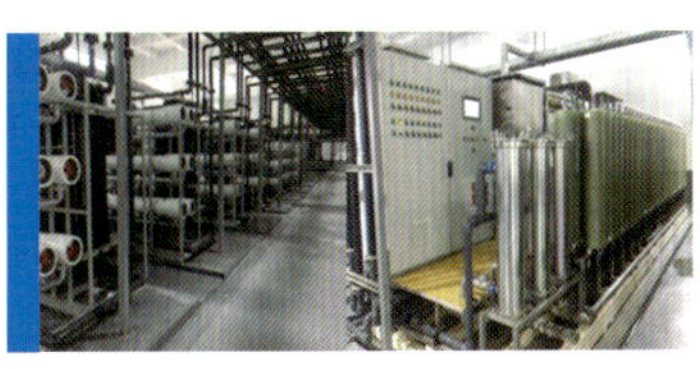

项目名称：长沙市渗滤液处理项目
项目规模：700t/d
处理废水：反渗透浓缩液+纳滤浓缩液
膜组件型号：DTGE-MP(75BAR)+DTGE-MP(90BAR)
回收率：50%
标准：GB/T 19923-2005《城市污水再利用工业用水水质》（敞开式循环冷却水系统补充水）标准

纳诺斯通陶瓷超滤膜案例摘要：燃煤电厂锅炉/冷却塔补给水

陶瓷超滤膜 化工废水回用

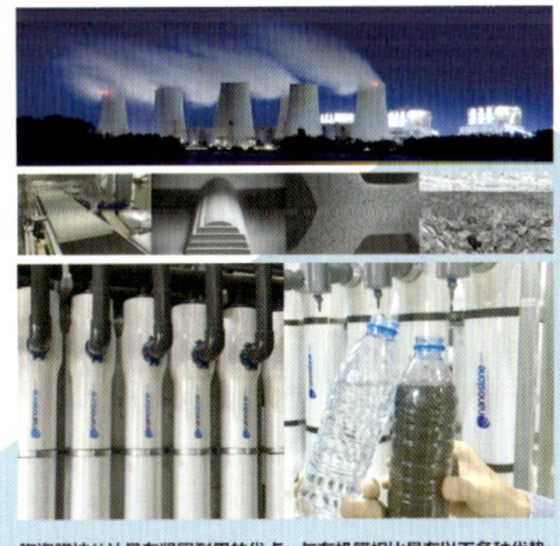

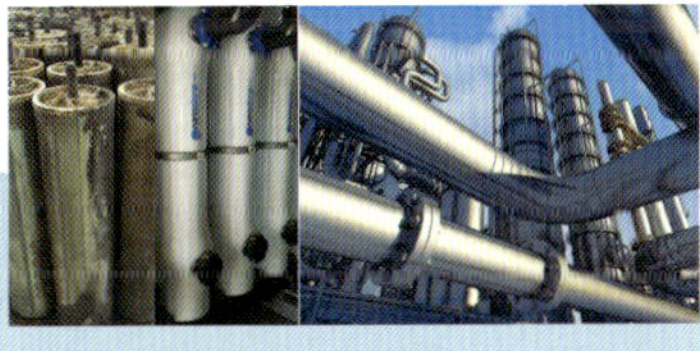

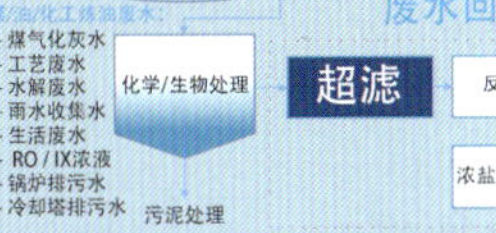

陶瓷膜被公认具有坚固耐用的优点，与有机膜相比具有以下多种优势：

- 通量高达3-5倍，实现了更高的生产效率和更低的占地面积；
- 反洗用水量的减少大于50%，降低了水耗和成本
- 使用寿命长达2-10倍，以降低膜组件更换成本，并在系统的整个使用寿命期间实现较低的总体投资成本。
- 亲水性更好，污堵后，清洗恢复性更好且更易于清洗
- 高耐化学性，允许严苛的化学清洗/清洗灵活性高
- 不存在断丝风险，完整性风险最低，易于维护

Nanostone CM-151 ™ 陶瓷超滤膜与传统有机超滤膜相比

陶瓷膜回收率的提升可达5%以上，水耗降低50%以上
陶瓷膜使用寿命可长达有机超滤膜的2至10倍 - 更低的更换成本
陶瓷膜污堵后性能易于恢复 - 消除意外故障导致的更换成本
陶瓷膜具有高耐化学性 - 允许条件苛刻的化学清洗清洁/清洗灵活性强
陶瓷膜不存在断丝 - 膜完整性风险最小，且所需维护少

诚信 品牌 专业 务实 负责

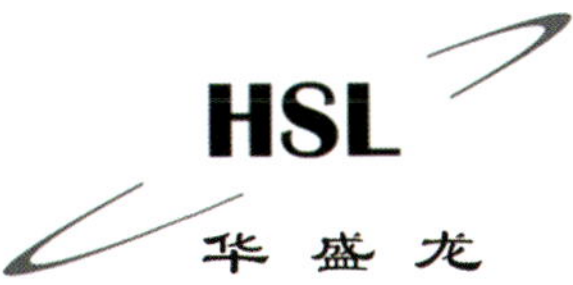

华盛龙环保科技(北京)股份有限公司
地址：北京市大兴区宏业路9号院6号楼11层1103
电话：010-69220842 010- 69202284
邮箱：pall_dtro@126.com
网址：www.dtro.net.cn

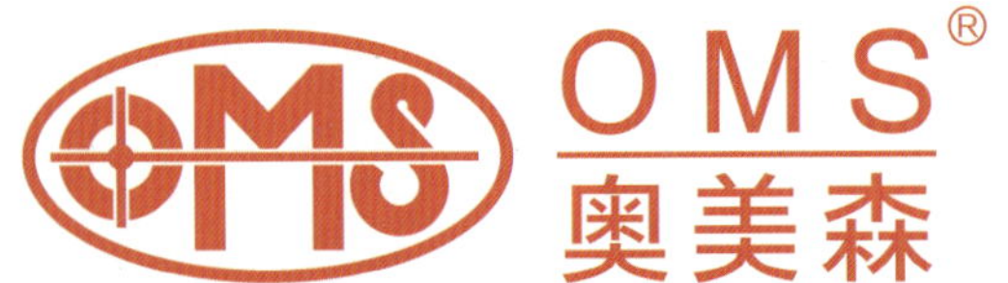

OMS MACHINERY CO., LTD.
奥美森智能装备股份有限公司

公司简介 Company profile >>

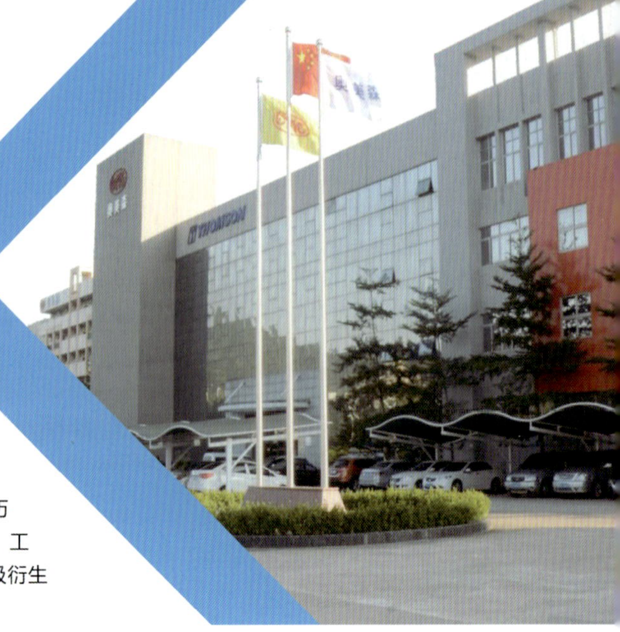

奥美森智能装备股份有限公司2003年成立于伟人故里中山市，主要从事自动化、数字化、智能化装的研发与制造，公司拥有先进的加工设备与专业的研发队伍，与北京理工大学、华南理工大学、武汉理工大学等10余所高等院校开展紧密产学研合作，设立了广东省研究生培养基地（中山）研究生工作站，迄今为止,已获授权有效专利351件(其中发明专利163件，国际PCT国家专利7件）实用新型专利177项，外观设计专利4项.

公司产品主要包括配管加工类、空调换热器加工类、环保机械类、定制类、工业机器人、新能源综合利用等设备。产品已通过ISO 9001质量管理体系认证和CE认证。旗下环保事业部，结合国内固体废弃物特点，引进了具有60多年破碎经验的欧洲技术，历时16年，陆续研发出单轴、双轴、双单轴、四轴和粗破碎机，已广泛应用于生活垃圾、工业垃圾、医疗垃圾、大件垃圾、餐厨垃圾、塑料回收等固废领域。公司致力于生活垃圾衍生燃料RDF项目的设计与制造，为实现垃圾处理的无害化、资源化、产业化贡献力量!

项目现场 Project Cases >>

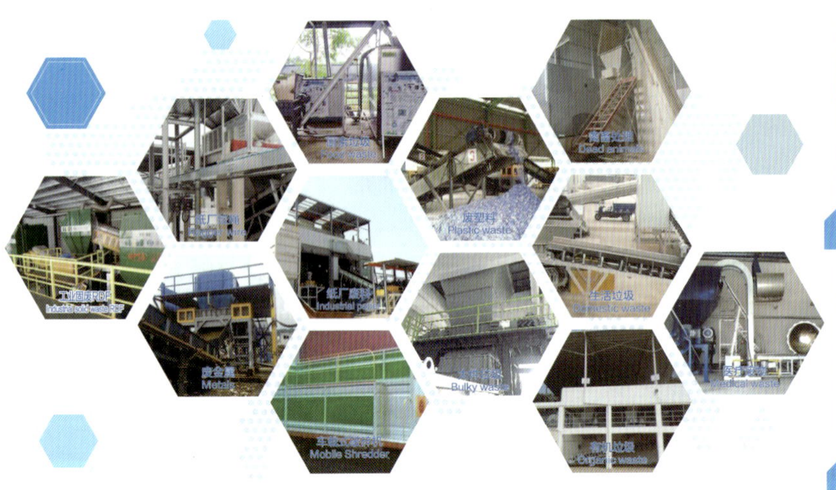

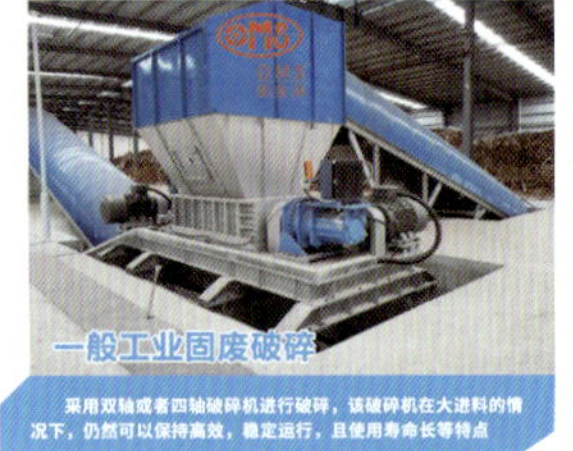

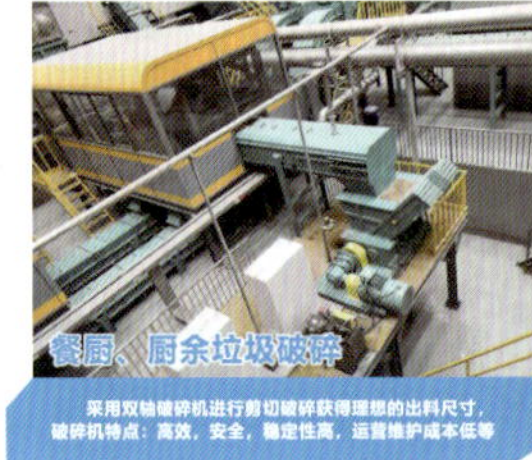

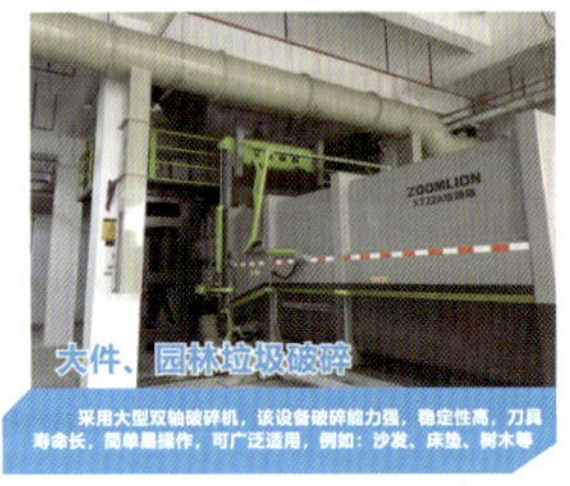

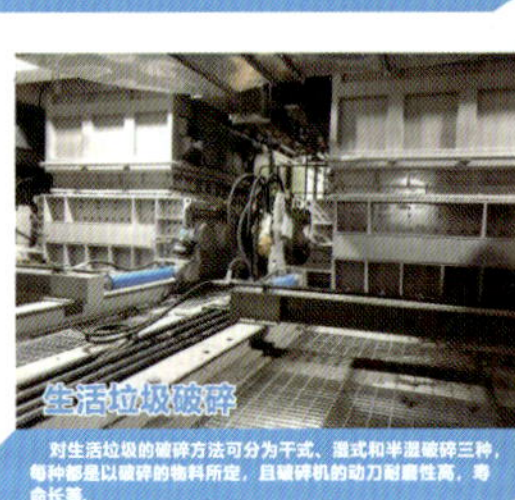

部分合作客户（不分排名） Some of our corporate clients

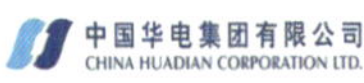

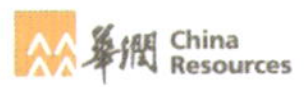

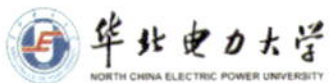

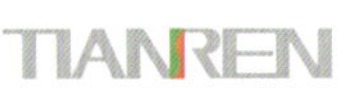

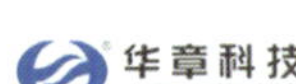

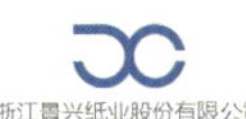

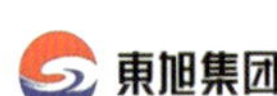

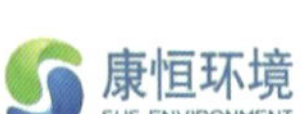

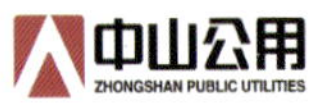

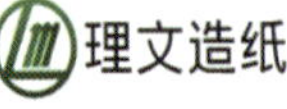

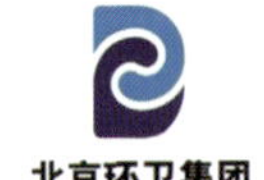

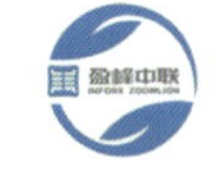
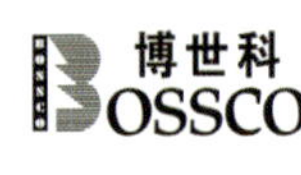

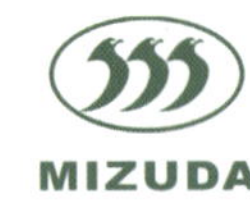

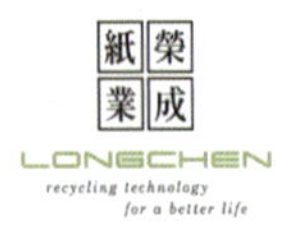

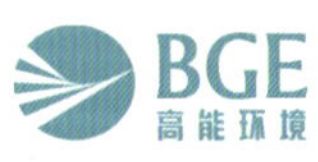

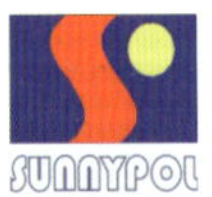

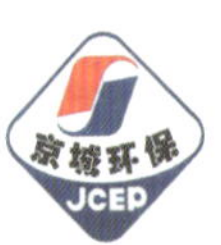

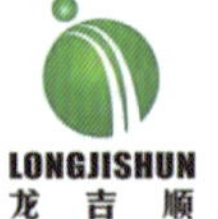

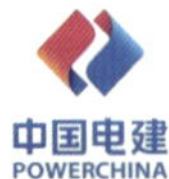

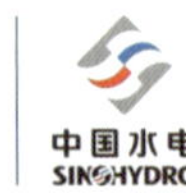

地址： 广东省中山市南区大新路1号(邮政编码: 528455)
电话： +86-760- 88786807/ 89913221/ 89923186
传真： +86-760-23324627
邮箱： oms@china-rdf.com/ sale@china-rdf.com
生产基地： 郴州智造科技有限公司
基地电话： +86-735-2168752-612
基地地址： 湖南省郴州市北湖区市郊乡长冲村奥美森(郴州)工业园
网址： www.china-rdf.com www.china-oms .com